安全药理学导论

Principles of Safety Pharmacology

汪巨峰 陆国才 杨威 主编

中山大学出版社
·广州·

版权所有　翻印必究

图书在版编目（CIP）数据

安全药理学导论/汪巨峰，陆国才，杨威主编. —广州：中山大学出版社，2022.12
ISBN 978-7-306-07680-9

Ⅰ.①安… Ⅱ.①汪… ②陆… ③杨… Ⅲ.①药理学 Ⅳ.①R96

中国版本图书馆 CIP 数据核字（2022）第 252801 号

ANQUAN YAOLIXUE DAOLUN

| 出 版 人：王天琪
| 策划编辑：鲁佳慧
| 责任编辑：罗永梅
| 封面设计：曾　婷
| 责任校对：吴茜雅
| 责任技编：靳晓虹
| 出版发行：中山大学出版社
| 电　　话：编辑部 020-84110283，84113349，84111997，84110779，84110776
|　　　　　发行部 020-84111998，84111981，84111160
| 地　　址：广州市新港西路 135 号
| 邮　　编：510275　传　　真：020-84036565
| 网　　址：http://www.zsup.com.cn　E-mail：zdcbs@mail.sysu.edu.cn
| 印 刷 者：广州市友盛彩印有限公司
| 规　　格：787mm×1092mm　1/16　11.75 印张　286 千字
| 版次印次：2022 年 12 月第 1 版　2022 年 12 月第 1 次印刷
| 定　　价：78.00 元

如发现本书因印装质量影响阅读，请与出版社发行部联系调换

主编简介

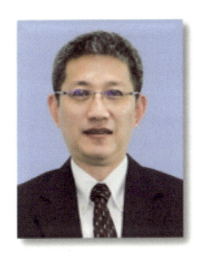

汪巨峰 毕业于中国军事医学科学院,药理学博士。现任康龙化成(北京)新药技术股份公司高级副总裁,安全评价部负责人。曾任中国食品药品检定研究院食品药品安全评价研究所所长、国家药物安全评价监测中心主任。从事药理学和毒理学研究 20 多年,先后于美国科罗拉多大学、美国哈佛大学等国外著名高校担任专家学者从事学术研究,曾获美国大学心脏协会优秀青年科技工作者奖和第 17 届国际心脏研究大会奖。发表研究论文 100 多篇。曾在美国多家制药公司担任资深科学家和技术总监,负责新药开发和非临床药物安全评价工作,具有丰富的新药安全评价工作经验,现任中国药理学会安全药理学专业委员会主任委员。

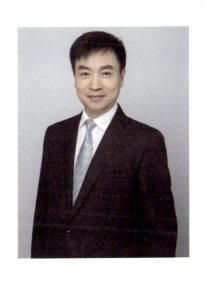

陆国才 博士,教授,博士研究生导师。曾任第二军医大学(现海军军医大学)药物安全性评价中心主任。兼任国家药品监督管理局新药审评专家、国家药品监督管理局 GLP 检查专家、中国毒理学会药物毒理与安全性评价专业委员会副主任委员、中国药理学会安全药理学专业委员会副主任委员、中国药理学会药物毒理专业委员会副主任委员。主要从事新药临床前安全性评价工作。主持或作为机构负责人负责完成了 400 多个新药的临床前安全性评价和申报工作,评价的近 100 个新药已通过国家评审获得临床批件或新药证书,多个评价的新药获美国食品药品监督管理局临床许可。共发表论文 130 多篇(其中 SCI 收载 32 篇),担任 5 部专著的主编或副主编。主持或分题主持科技部"重大新药创制"科技重大专项基金项目、科技支撑计划项目、国家自然科学基金重点项目、国家自然科学基金面上项目、上海市公共卫生重点学科建设项目等。授权专利 13 项。

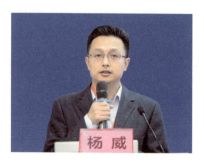

杨威 教授级高级工程师，兼职教授，广东莱恩医药研究院有限公司董事长、总经理，广州湾区生物医药研究院理事长、院长、博士后导师，广东特支计划科技领军人才，广州市高层次人才优秀专家 A 证，国家药品监督管理局新药评审专家和 GLP 检查专家，国家科技专家库专家，国家专精特新重点小巨人企业负责人，广东省高水平新型研发机构负责人，广东省药物非临床评价研究重点实验室主任，眼科学国家重点实验室（眼科药物非临床评价研究中心）主任，广东省创新药物评价与研究工程技术研究中心主任。兼任中国毒理学会药物毒理与安全性评价专业委员会副主任委员兼秘书长，中国毒理学会中药与天然药物毒理专业委员会副主任委员兼秘书长，中国药理学会安全药理学专业委员会副主任委员，中国毒理学会生殖毒理专业委员会副主任委员，中国药理学会生殖药理学专业委员会副主任委员，广东食药审评认证协会 GLP 与药理毒理专业委员会主任委员。主要从事药理药效、药物毒理与安全性评价研究，先后主持完成了 4 000 余项国内外新药药理药效和安全性评价研究，在眼科药物、新型冠状病毒疫苗与抗感染药物、细胞与基因治疗药物、儿科药物、皮肤外用制剂评价研究方面有较丰富的经验，主持或参与国家科技重大专项、国家应急攻关专项、国家科技支撑计划、国际科技合作专项、广东省重点领域研发计划等科技项目近 100 项，主编、参编专著 8 部，发表科研论文 150 多篇（其中 SCI 收载 40 多篇），申请发明专利 30 项，授权发明专利 17 项。

本书编委会

主　编　汪巨峰　陆国才　杨　威
副主编　王庆利　王三龙　张雪峰　郭健敏
编　委（按姓氏拼音排序）

丁日高（中国人民解放军军事科学院军事医学研究院毒物药物研究所）

范玉明（中国食品药品检定研究院国家药物安全评价监测中心）

郭健敏（广东省药物非临床评价研究企业重点实验室，广东莱恩医药研究院有
　　　　限公司，广东省创新药物评价与研究工程技术研究中心）

胡晓敏（国家药品监督管理局药品审评中心）

扈正桃（成都华西海圻医药科技有限公司）

贾庆文（山东省药学科学院）

居明俊（Data Sciences International，Inc）

李芊芊（中国食品药品检定研究院国家药物安全评价监测中心）

陆国才（中国人民解放军海军军医大学卫生毒理学教研室）

马仁强（广州博济医药生物技术股份有限公司药物评价中心）

马秀娟（中国人民解放军海军军医大学卫生毒理学教研室）

马玉奎（齐鲁师范学院）

苏　丹（北京生物技术和新医药产业促进中心）

苏筱琳（Data Sciences International，Inc）

汤纳平（上海益诺思生物技术股份有限公司，中国医药工业研究总院）

汪巨峰［康龙化成（北京）新药技术股份有限公司］

王　陈［江苏鼎泰药物研究（集团）股份有限公司］

王庆利（国家药品监督管理局药品审评中心）

王三龙（中国食品药品检定研究院国家药物安全评价监测中心）

闫长会（中国人民解放军军事科学院军事医学研究院毒物药物研究所）

杨　威（广东省药物非临床评价研究企业重点实验室，广东莱恩医药研究院有限公司，广东省创新药物评价与研究工程技术研究中心）

袁伯俊（中国人民解放军海军军医大学卫生毒理学教研室）

张　澄（四川大学出版社有限责任公司）

张　娜［康龙化成（北京）新药技术股份有限公司］

张文强（广东省药物非临床评价研究企业重点实验室，广东莱恩医药研究院有限公司，广东省创新药物评价与研究工程技术研究中心）

张晓芳（中国人民解放军海军军医大学卫生毒理学教研室）

张雪峰［江苏鼎泰药物研究（集团）股份有限公司］

张彦雷［霍尼韦尔（中国）有限公司］

张颖丽（中国食品药品检定研究院国家药物安全评价监测中心）

张真真（北京科学技术出版社有限公司）

张子腾（中国人民解放军海军军医大学卫生毒理学教研室）

章根木（北京艾慕卡生物技术有限公司）

赵　斌（成都华西海圻医药科技有限公司）

宗　英（湖北天勤生物科技有限公司）

David Heal（DevelRx Ltd. BioCity, Nottingham, NG1 1GF, UK）

Derek J. Leishman（Lilly Corporate Center, Eli Lilly & Co, Indianapolis, IN 46225, USA）

Jane Gosden（Non-Clinical Development, UCB-Biopharma, Belgium）

Jean-Pierre Valentin（Non-Clinical Development, UCB-Biopharma, Belgium）

John E. Koerner（Center for Drug Evaluation and Research, US Food and Drug Administration, Silver Spring, MD 20993, USA）

Josh Burton（emka Technologies, Sterling, VA, USA）

Michael J. Curtis（Cardiovascular Division, King's College London, The Rayne Institute, St Thomas' Hospital, London, UK）

Michael K. Pugsley（Department of Toxicology & Safety Pharmacology, Cytokinetics, South San Francisco, CA 94080, USA）

Sharon L. Smith（Drug Safety & Metabolism, AstraZeneca R&D, Cambridge CB22

3AT, UK)

Simon Authier (Charles River Laboratories, Laval, Quebec City, H7V 4B3, Canada)

William S. Redfern (Quantitative Systems Toxicology and Safety, Certara UK Ltd., Sheffield, S1 2BJ, UK)

序

安全药理学是研究药物在治疗剂量范围内和高于治疗剂量暴露时潜在的或不期望的药理学作用的学科。其主要研究内容包括药物对中枢神经系统、心血管系统、呼吸系统、肾脏和胃肠道功能的影响等。其中，中枢神经系统、心血管系统、呼吸系统这三大系统是可危及人体生命的，因此被称为安全药理学评价的核心组合试验，必要时也应对泌尿生殖系统、胃肠道、血液与免疫系统等（即补充试验）进行深入研究。安全药理学是新药非临床安全性评价的一个重要组成部分。与其他非临床安全性评价（如单次给药、重复给药及遗传和生殖毒性试验等）一起构成了完整的药物非临床安全性评价内容。安全药理学与毒理学是相互补充的，都能为新药的安全性评价提供较重要的信息。安全药理学在新药研发和审批监管过程中是一个十分重要的独立学科。

自瑞士毒理学家 Gerhard Zbinden 在 20 世纪 70 年代提出安全药理学的概念以来，随着毒理学和临床研究的飞速发展、各国对新药安全监管理念的提升和人用药品注册技术要求国际协调会（International Conference on Harmonization of Technical Requirements for Registration of Pharmaceuticals for Human Use，ICH）的成立，安全药理学进入一个快速发展期。临床观察表明，药物引起的功能性变化比药物引起的病理学和生物化学改变发生更频繁。例如，临床上通常用血压、心率、呼吸频率、体温及生化指标等的异常来评价药物对机体主要功能的潜在不良反应，很少用组织病理学变化来衡量其毒性反应，故药物毒理学实验与临床安全监测指标之间存在一些差异。经典的药物非临床安全性评价往往偏重于组织形态或结构学变化，以病理学为主要的评判依据，而对生理功能的影响往往无法进行全面研究，故在毒理学实验和临床安全性监测之间缺乏一个有效的桥梁。安全药理学正是起到连接毒理学与临床安全性监测的桥梁作用。

安全药理学这个术语最早于 1997 年出现在 ICH M3，即《支持药物进行临床试验和上市的非临床安全性研究指导原则》（*Guidance on Nonclinical Safety Studies for the Conduct of Human Clinical Trials and Marketing Authorization for Pharmaceuticals*）中。1998 年，ICH 执行委员会采纳"安全药理学"术语，并将其命名为 ICH S7。ICH S7 将安全药理学定义为"研究药物在治疗剂量范围内和高于治疗剂量暴露时潜在的或不期望的药理学效应的学科"。2000 年，安全药理学指导原则在 ICH 会议上定稿，重新定为 ICH S7A，即《人用药物安全药理学研究指导原则》(Safety Pharmacology Studies for Human Pharmaceuticals)。同时，ICH 执行委员会采纳专家工作组的建议形成了 ICH S7B，即《人用药物延迟心室复极化（QT 间期延长）潜在作用的非临床评价指导原则》[The Non-Clinical Evaluation of the Potential for Delayed Ventricular Repolarization (QT Interval Prolongation) by Human Pharmaceuticals]。我国安全药理学近年来有明显的发展。随着 ICH M3 和 ICH S7 指导原则的发布，我国药品监督管理部门结合国情，于 2005 年 3 月制定并发布了《中药、天然药物一般药理学研究技术指导原则》及《化学药物一般药理学研究技术指导原则》，首次在官方指导文件中将一般药理学研究纳入安全性评价的范畴，明确这 2 个指导原则中所指"一般药理学"等同于"安全药理学"的内容。2014 年 5 月，国家食品药品监督管理总局颁布了《药物安全药理学研究技术指导原则》和《药物 QT 间期延长潜在作用研究非临床研究技术指导原则》。以上 2 个指导原则的颁布和实施表明我国对新药安全药理的研究要求与国际标准基本一致。2015 年，在中国药理学会的大力支持下，"中国药理学会安全药理学专业委员会"正式成立，这标志着我国安全药理学的发展进入全新的阶段。

随着科学技术的快速发展，安全药理学面临的挑战是如何将新的技术方法整合到新药非临床安全性评价中，从而尽早发现新药的不良反应。现代电生理技术使药物对心肌离子通道和心肌动作电位的影响更易被检测到，而遥测技术的发展使药物安评工作者能用清醒非应激状态下的动物来观察药物对心血管系统生理功能的影响。另外，由 ICH 发起的 ICH E14/ICH S7B Q&A 已完成全面征求意见并进行了全球范围的 3 次培训，预计近期内将会正式颁布。ICH E14/ICH S7B Q&A 的执行对心血管系统的安全药理学研究将是一个很大的提升，同时也是一个比较严峻的挑战。

本书从国内外安全药理学指导原则的要求和修订，到中枢神经系统、心血管系统和呼吸系统安全药理及补充安全药理等的最新研究进展等方面，全面阐述了新药非临床安全药理学的重要性，对安全药理学在我国的发展起到非常重要的引导作用。

李波

国家药品监督管理局药品安全总监

中国食品药品检定研究院院长

2022 年 11 月于北京

前 言

安全药理学是一门研究药物在治疗剂量范围内和高于治疗剂量暴露时潜在的或不期望发生的药理学效应的学科。

安全药理学的概念最早由瑞士的毒理学家 Gerhard Zbinden 在 20 世纪 70 年代提出。他认为药物对机体功能的毒性反应是不能用经典的毒理学检测手段来检测的。临床上通常用血压、心率、呼吸频率、体温及生化指标等的异常来评价药物对机体主要功能的潜在不良反应，很少用组织病理学变化来衡量其毒性反应，药物的非临床毒理学评价与临床安全监测之间存在一些差异。一些药物的不良反应可认为是非期望的药理学效应。早在 1975 年，日本就发布了一些指导原则来指引新药非临床的器官功能研究，这些研究可分为级别 A 和级别 B。级别 A 是对心血管系统、呼吸系统、中枢和外周神经系统、胃肠道和肾脏进行评估，同时对试验设计（如模型的描述、剂量选择的标准和研究中应包含的观察终点）提出了特别要求。级别 B 是在级别 A 的研究中出现明显或者严重不良反应时进行的其他器官功能研究。1994 年，Kinter 等首次将安全性和药理学研究指导原则中的"次要药效学"与"安全药理学"这 2 个概念区分开来。这 2 个概念成为人用药品注册技术要求国际协调会的安全性与药理学专家工作组制定与药理学特性相关的 3 个概念（即主要药效学、次要药效学和安全药理学）的依据。

安全药理学是药物安全性评价的重要组成部分，与其他研究（如单次给药毒性试验、重复给药毒性试验及临床试验）密切相关，并与形态、结构和功能评价一起构成了完整的药物安全性评价过程。安全药理学主要评价药物在临床试验前其在治疗范围内或之外的不良反应，是评价药物对机体功能和生理系统造成的不良反应的学科，包括评价中枢神经系统、心血管系统、呼吸系统、肾脏和胃肠道功能等。而前三大系统在短时间内可危及人体生命，因此被称为安全药理学核心组合试验，必要时也应对泌尿生殖系统、胃肠道、血液与免疫系统等（即补充试验）进行深入研究。

从另一个角度来说，安全药理学是药理学中与毒理学有关的一个分支，其目的是考察影响药物临床安全性的药理学活性。安全药理学与毒理学的不同点在于安全药理学研究药物对靶器官和主要器官系统的作用及机体功能变化时组织形态学与不良反应的可能关系，偏重于在药理作用剂量水平下对相关器官的功能研究。而毒理学主要在毒性剂量下研究器官结构、形态、功能的变化，探索毒性特征，偏重于研究药物对临床化学、组织病理学和总体生存率的影响。从传统意义上来说，安全药理学研究是在毒理学范畴内进行的。此外，生理功能的变化往往不会引起器官结构的改变，而且通常发生在较低的剂量，这些剂量并不会引起组织形态或结构的改变，也并非所有的组织形态或结构改变都会引起明显的机体功能异常。因此，安全药理学与毒理学是相互补充的，都能为新药的安全性评价提供较重要的信息。安全药理学是一个在新药研发和审批监管过程中重新受到重视的学科。在当代，安全药理学有了全新的内容和研究范围，其被认为是药物非临床安全性评价的重要组成项目之一，也是为病理学和生物化学评价提供补充的关键项目，还是制药工业在药物研发中对药物安全的一个新认识，更是新药监管部门在新药审批过程中的一个新的审评领域。

编者
2022 年 11 月

目 录

第一章 安全药理学概述 ... 1
- 第一节 安全药理学定义及发展概况 ... 1
- 第二节 安全药理学研究内容 ... 5
- 第三节 安全药理学研究与药物不良反应 ... 6
- 第四节 安全药理试验特点 ... 7
- 第五节 安全药理学在新药研发中的作用 ... 10

第二章 世界各国的安全药理学技术指导原则 ... 18
- 第一节 概述 ... 18
- 第二节 世界各国指导原则介绍 ... 18
- 第三节 世界各国指导原则比较 ... 24

第三章 安全药理学研究设计需要考虑的问题 ... 32

第四章 中枢神经系统安全药理学 ... 37
- 第一节 中枢神经系统概述 ... 37
- 第二节 中枢神经系统在药物安全性评价中的重要性 ... 40
- 第三节 常用的药物安全药理评价模型及方法 ... 42

第五章 心血管系统安全药理学 ... 48
- 第一节 心血管系统概述 ... 48
- 第二节 心血管系统在药物安全性评价中的重要性 ... 51
- 第三节 常用的药物安全药理评价模型及方法 ... 53

第六章 呼吸系统安全药理学 ... 60
- 第一节 呼吸系统概述 ... 60

第二节　呼吸系统在药物安全性评价中的重要性 ………………………………… 64
　　第三节　常用的药物安全药理评价模型及方法 …………………………………… 66
　　第四节　植入式遥测和马甲式遥测方法学的比较 ………………………………… 73

第七章　补充安全药理学 ………………………………………………………………… 80
　　第一节　自主神经系统安全药理学研究 …………………………………………… 80
　　第二节　泌尿系统安全药理学研究 ………………………………………………… 82
　　第三节　胃肠系统安全药理学研究 ………………………………………………… 88
　　第四节　免疫系统安全药理学研究 ………………………………………………… 92
　　第五节　其他补充安全药理学研究常用的评价模型及方法 ……………………… 98

第八章　其他技术和方法在安全药理学研究中的应用 ………………………………… 101
　　第一节　膜片钳技术 ………………………………………………………………… 101
　　第二节　斑马鱼技术 ………………………………………………………………… 104
　　第三节　细胞微电子芯片检测技术 ………………………………………………… 107
　　第四节　高内涵筛选技术 …………………………………………………………… 108
　　第五节　核磁共振成像技术 ………………………………………………………… 110
　　第六节　生物技术在药物安全性评价中的应用 …………………………………… 112
　　第七节　干细胞在安全药理方面的应用 …………………………………………… 115
　　第八节　计算机模拟毒理学 ………………………………………………………… 116

第九章　心脏安全药理学评价新策略 …………………………………………………… 123

第十章　安全药理学研究的其他关注点 ………………………………………………… 133
　　第一节　核心组合试验的追加和补充 ……………………………………………… 133
　　第二节　评价新型中枢神经系统活性候选药物的滥用和潜在依赖性 …………… 138
　　第三节　生物制药安全药理学 ……………………………………………………… 140
　　第四节　安全药理学的生物标志物 ………………………………………………… 141
　　第五节　安全药理学的药物动力学/药效学模型 ………………………………… 144

第十一章　安全药理学研究的现状与进展 ……………………………………………… 158
　　第一节　安全药理学相关指导原则研究进展 ……………………………………… 158
　　第二节　中枢神经系统安全药理学研究进展 ……………………………………… 160
　　第三节　心血管系统安全药理学研究进展 ………………………………………… 163

第四节　呼吸系统安全药理学研究进展 …………………………………… 165
第五节　补充安全药理学研究进展 ………………………………………… 167
第六节　体外安全药理学研究进展 ………………………………………… 169

第一章 安全药理学概述

第一节 安全药理学定义及发展概况

一、安全药理学定义

安全药理学的概念最早由瑞士的毒理学家 Gerhard Zbinden 于 20 世纪 70 年代提出，他认为药物对机体功能的毒性反应是不能用经典的毒理学检测手段检测的。临床上通常用血压、心率、呼吸频率、体温及生化指标等的异常来评价药物对机体主要功能的潜在不良反应，很少用组织病理学变化来衡量其毒性反应，药物的非临床毒理学评价与临床安全监测之间存在一些差异，一些药物的不良反应可认为是非期望的药理学效应。早在 1975 年，日本就发布了一些指导原则来指引新药非临床的器官功能研究，这些指导原则可分为级别 A（Category A）和级别 B（Category B）。级别 A 是对心血管系统、呼吸系统、中枢神经系统（central nervous system，CNS）、周围神经系统（peripheral nervous system，PNS）、胃肠道和肾脏进行评估，同时对试验设计（如模型的描述、剂量选择的标准和研究中应包含的观察终点）提出了特别要求。级别 B 是在级别 A 的研究中出现明显或者严重不良反应时进行的其他器官功能研究。1994 年，Kinter 等首次将安全性和药理学研究指导原则中的"次要药效学"与"安全药理学"这 2 个概念区分开来。这 2 个概念成为人用药品技术要求国际协调理事会（The International Council for Harmonisation of Technical Requirements for Pharmaceuticals for Human Use，ICH）的安全性与药理学专家工作组制定与药理学特性相关的 3 个概念（即主要药效学、次要药效学和安全药理学）的依据。

安全药理学这个术语最早于 1997 年出现在 ICH M3，即《支持药物进行临床试验和上市的非临床安全性研究指导原则》（*Guidance on Nonclinical Safety Studies for the Conduct of Human Clinical Trials and Marketing Authorization for Pharmaceuticals*）中。1998 年，ICH 执行委员会开始采纳安全药理学，并将其命名为 ICH S7，将安全药理学定义为"研究药物在治疗剂量范围内和高于治疗剂量暴露时潜在的或不期望的药理学效应的学科"。

2000年，安全药理学指导原则在ICH会议上定稿，重新定为ICH S7A，即《人用药物安全药理学研究指导原则》(Safety Pharmacology Studies for Human Pharmaceuticals)。同时，ICH执行委员会采纳专家工作组的建议，形成了评价人用药物潜在延迟心室复极化（QT间期延长）安全药理学研究指导原则，即现在的ICH S7B《人用药物延迟心室复极化（QT间期延长）潜在作用的非临床评价指导原则》[The Non-Clinical Evaluation of the Potential for Delayed Ventricular Repolarization (QT Interval Prolongation) by Human Pharmaceuticals]。指导原则明确将安全药理学定义为：一门研究在用量高于治疗量的情况下，药物对机体的生理功能产生潜在的、与靶器官药理作用无关的药效作用的学科。ICH S7A和ICH S7B全面阐述了安全药理学的定义、目的、推荐的研究方法和规定的研究内容，以及有关的研究原则。随后，欧洲、美国和日本的药品监督管理部门以指导原则的形式起草了一般药理学的草案性文件。该指导原则阐明了安全药理学研究的目标和原则，区分了不同类别的研究（"安全药理学核心组合试验"，"追加"和"补充"的研究），建立了开展这些研究与支持临床试验不同开发阶段之间的关系，并包含了对药物非临床研究质量管理规范（good laboratory practice，GLP）的要求。

ICH S7专家工作组当时深入讨论的一个重要问题是如何评价一种新药在敏感人群中产生罕见且致命的室性心动过速（扭转型室性心动过速）的可能性。临床上，若某药物的药理学作用靶点与心脏无关，则其导致发生扭转型室性心动过速的概率比较低。但由于其发生的后果往往极其严重，很少可以纠正和治愈，因此，仍然非常有必要利用某种非临床替代系统，采用合适的技术手段，来尽可能预知药物是否可能诱发严重的心律失常和（或）扭转型室性心动过速。因此，ICH S7专家工作组向ICH指导委员会提议，立即启动制定关于药物在心室复极性方面作用的指导原则。2000年11月，ICH接受该提议，并将该指导原则命名为ICH S7B，同时将安全药理学研究的指导原则更名为ICH S7A，即《人用药物安全药理学研究指导原则》。

在ICH启动制定ICH S7B的相关准备工作1年多后，根据美国食品药品监督管理局(Food and Drug Administration，FDA)及药物研发人员的建议，ICH指导委员会起草了与S7B平行的关于可能延迟心室复极化的新药临床试验的指导原则。ICH采纳了该提议，并将该指导原则命名为ICH E14，即《非抗心律失常药物致QT/QTc间期延长及潜在致心律失常作用的临床评价》(The Clinical Evaluation of QT/QTc Interval Prolongation and Proarrhythmic Potential for Non-Antiarrhythmic Drugs)。2003年11月，ICH指导委员会要求ICH E14和ICH S7B专家工作组共同商讨并最终制定各自的指导原则，尤其是在设计评估药物对心室极性（QT间期）的临床试验时，应特别注意要综合考虑非临床研究的结果。2005年，ICH S7B和ICH E14均得以发布，至今与ICH S7A一同广泛用于指导和规范药物在非临床和临床研究中对心室复极化影响的评价。

随着ICH M3、ICH S6 [《生物制品的临床前安全性评价》(Preclinical Safety Evaluation of Biotechnology-Derived Pharmaceuticals)] 及ICH S7系列指导原则的发布，为了与国际药监部门监管要求接轨，我国药品监督管理部门结合国情，参考我国现有的指导原则和要求，于2005年3月制定并发布了《中药、天然药物一般药理学研究技术指导原则》(【Z】GPT1-1)；另外，基于我国在1999年9月形成的讨论稿，同时制定并发布了《化学药物一般药理学研究技术指导原则》（【H】GPT3-1）。至此，我国首次在上述2个法定文件中提出安全药理学的概念，首次在官方指导文件中将一般药理学研究纳入安全性评价的范畴，明确这2个指导原则中所指的"一般药理学"仅限于"安全药理学"的内容，其主要原因是国际上已将一般药理学归为药物安全性评价的重要组成部分。

2013年5月，国家食品药品监督管理总局药品审评中心网站发布了《药物安全药理学研究技术指导原则及起草说明》和《药物QT间期延长潜在作用研究非临床研究技术指导原则及起草说明》，在全国范围内进行讨论和公开征求意见。以上2个指导原则征求意见稿的发布表明我国对新药安全药理的研究要求与ICH指导原则更近一步。

二、安全药理学的产生

早在20世纪六七十年代，许多制药企业已高度重视"反应停"事件，并加强了药物的非临床毒理学检测。德国赫斯特公司（Hoechst AG）门下的制药公司开始考虑对每个开发的新药均进行全面的"一般药理学"研究，在专业化的药理学实验室内，进行了心血管和呼吸功能、肾脏病学、血液凝固、精神药理学、神经药理学、肠胃病学、糖尿病学、动脉粥样硬化和内分泌学的研究，并且强调：①动物实验应用人临床拟用给药途径；②应用比药理学活性剂量稍高的剂量，至少应有1个高10倍的剂量；③考虑应用适应证最敏感的动物种属，也可以考虑选择多个种属；④在单次给药不能检测到效应时，应采用多次给药；⑤出现非预期的结果时，一定要进行深入研究。同时，许多药理学家亦开展以器官为主的生理功能检测，作为药物开发的辅助手段。但这些生理功能检测缺乏统一的指导原则，有些指导原则仅是个别国家和地区自己的管理要求，这些指导原则除日本的之外，均不具有特异的、针对性的要求。美国和欧盟的药物管理法规仅提供了评价药物器官系统功能效应的一般参考要求。在新药研究申请和注册中，器官功能评价是不一致的，并且通常被认为是不重要的，没有得到足够的重视。日本于1975年颁布了全面的器官功能检测的指导原则，这些指导原则描述了应该如何评价中枢神经系统（CNS）、心血管系统（cardiovascular system，CVS）、呼吸系统、胃肠道、肾脏等，并对研究设计中的模型、剂量选择标准、指标等提出了特别建议，同时描述了除主要药理学功能和活性研究之外的追加药理学功能和活性研究（次要或一般药理学研究）。在当时，日本的指导原则是最全面的一般药理学研究指导原则，因此，对于器官功能安全性检测，其成为当时整个制药行业的基础。

三、安全药理学与一般毒理学的区别

在药物安全性评价过程中，对于生理功能毒性的评价亦具有极其重要的意义，它是对以病理学和生物化学异常为基础的传统毒性评价方法的加强和补充。标准化的非临床毒理学检测程序并不能检测出药物的大部分功能性不良反应。临床观察表明，药物引起的功能性变化比药物引起的病理学和生物化学改变发生更频繁。经典的非临床药物安全评价往往偏重于组织形态或结构学变化，以病理学为主要的评判依据。药物对生理功能的影响，由于缺乏有效的检测方法和观察手段，而无法被全面地研究。故在非临床毒理学评价和临床安全性监测之间缺乏一个有效的桥梁。安全药理学正是起到连接非临床毒理学评价与临床安全性监测的桥梁作用,它是一门研究与评价药物非主要药理学功效的学科。这些非预期的药理学作用通常是不期望发生的,甚至是对机体不利的。安全药理学评价与其他非临床药物安全评价的区别在于,安全药理学评价一般是在临床用治疗剂量范围内或之上进行的。安全药理学是评价药物对生理功能(如中枢和周围神经系统、心血管系统、呼吸系统、肾脏和胃肠道功能等)造成的不良反应的学科,研究药物在治疗剂量和开始出现毒性的剂量范围之间对机体的影响。安全药理学与一般毒理学研究的主要差别见表1-1。

表1-1 安全药理学与一般毒理学研究的主要异同

项目	安全药理学	一般毒理学
GLP	要求	要求
预测的不良反应类型	类型A*	主要是类型C-D*
主要指标	功能反应/效应	宏观临床体征,ECG,血压,组织病理学等
给药方案	单次给药	重复给药
关键暴露指标	C_{max}	AUC
剂量效应关系	线性或钟形曲线	剂量效应,罕见钟形曲线
化学结构相关	通常有限相关	重要
动物性别	通常用雄性	雌雄兼用
风险评价基础	安全范围	NOAEL/暴露
研究设计	已经建立稳定的技术	已经建立稳定的技术

*见第一章第三节中的表1-2。ECG:electrocardiogram,心电图;AUC:area under curve,曲线下的面积;NOAEL:no observed adverse effect level,未观察到临床不良反应的剂量水平。

从另一个角度来说,安全药理学是药理学中与毒理学有关的1个分支,其目的是考察影响药物临床安全性的药理学活性。安全药理学与毒理学的区别在于安全药理学研究药物对靶器官和主要器官系统的作用及机体功能变化时组织形态学与不良反应的可能关系,偏重于在药理作用剂量水平下研究相关器官的功能。而毒理学主要在毒性剂量下研究器官结构、形态、功能的变化,探索毒性特征,偏重于研究药物对临床化学、组织病理学和总体生存率的影响。从传统意义上来说,安全药理学研究是在毒理学范畴内进行的。此外,生理功能的变化往往不引起器官结构的改变,而且通常发生在较低的剂量,这些剂量并不会引起组织形态或结构的改变,也并不是所有的组织形态或结构改变都会引起明显的机体功能异常。因此,安全药理学与毒理学是相互补充的,都能为新药的安全性评价提供较重要的信息。临床药理学家在进行临床试验设计时通常更看重安全药理学的数据而不是毒理学中组织器官的改变。

对于已有临床试验证实的有些药物的严重不良反应,甚至是危及生命的,有可能在Ⅲ期临床试验中仍不能被观察到。例如,抗组胺药物特非那定因为引发致命的心律失常而被撤市。此案例之前,一般认为只有心脏或心血管系统药物才有引起心脏风险的可能性。当时还没有"安全药理学"这个概念,故应用传统的非临床毒理学评价方法是不可能观察到特非那定所致心律失常这一不良反应的。因为非临床毒理试验是在长期给予具有毒性反应的较高剂量药物的情况下进行的，这就很难检测到治疗剂量下发生的概率较低但却可能致命的不良反应。直到 2000 年，安全药理学才被引进新药研究领域，在药物研发过程中起衔接非临床与临床的桥梁作用。

第二节　安全药理学研究内容

理论上，安全药理学涉及以下 3 个基本方面的研究：①针对人用新治疗药物，安全药理学研究提供该药物可能对人体产生的潜在药效学危害的风险；可以通过新药对中枢神经（或周围神经）系统、心血管系统、呼吸系统，即安全药理学的核心组合试验，以及对其他重要器官系统（如胃肠道、肾脏等补充试验）的功能检测进行评价。②在非临床试验或临床试验中发现药物的有害作用时，可研究观察到的不良效应的潜在机制，可以简化和改善药物风险的综合性评价；根据临床的潜在安全性问题，实施安全药理学的核心组合试验和其他重要器官系统的补充研究。③确定发现的受试物的药效学反应与母体化合物血药峰水平及任何重要代谢物之间的短暂关系；这个信息应用于确定观察到效应的最低剂量，即产生该效应的最小剂量水平（the low-observed-effect-level，LOEL）；以及确定未观察到效应的剂量水平（no observed effect level，NOEL），即没有效应的最大剂量水平。研究母体药物/主要代谢物和药效学反应之间的关系，确定记录到的受试物的药效学改变是否与动物特异性代谢产物相关；这些数据有助于确定 NOEL 与获得临床药效剂量和血药浓度的安全范围；它们也用于确定新药对人产生的风险，以及确定反应可能发生的时间和观察到任何效应的恢复。例如，如果该反应是特定动物的特异性代谢产物引起的，则该新药具有较小的风险。安全药理学的核心组合试验和任何补充试验对确保人类用药安全非常必要，必须在临床试验开始前（人体试验开展之前）实施，使新药能够进入适当监测水平的临床阶段；当发现存在潜在严重有害效应或在人类发生不期望的药效学效应时，应在下一步的安全药理学研究进行补充研究或后续追加研究。

安全药理学面临的挑战是如何将新的技术方法与手段整合到新药安全评价的非临床模型中，从而尽早发现新药的不良反应。现代电生理技术使药物对心肌离子通道和心肌动作电位的影响更易被检测到，遥测技术的发展使药物安全评价工作者能用清醒而非应激状态下的动物来观察药物对心血管系统生理功能的影响。目前，包括安全药理学试验在内的非临床安全评价主要用正常健康的青壮年动物进行，故这些试验结果不一定能反映不同年龄段的人对药物的敏感性。另外，患有心力衰竭、肾功能不全的糖尿病患者，对药物的反应程度也与正常人有一定差别。

第三节 安全药理学研究与药物不良反应

先导化合物的安全药理学研究的主要目的在于预测临床试验中可能出现的不良反应，以保护临床试验中的受试者。据统计，约95%的先导化合物在药物发现和研发过程中（临床试验前）被淘汰，因此，法规要求在药物先导化合物进入临床试验前必须完成一定的安全药理学试验。但在进入临床试验前，对于先导化合物的安全药理学评价并非仅限于完成法规要求的内容，不过从研发角度来说，首先要完成一定的安全药理试验以符合法规的要求。

药物的不良反应可以分为 A、B、C、D、E 类（表1-2）。安全药理试验可以预测一定的药物不良反应（adverse drug reactions，ADRs）。这些不良反应中，短期、急性的安全药理试验可以预测 A 类不良反应（如剂量依赖性的），这表明约有75%的药物不良反应可以通过非临床的安全药理试验进行预测。

表1-2 药物不良反应分类

分类	描述	发生情况
A类	剂量依赖的；可以通过主要药效学、次要药效学和安全药理学进行预测	主要的药物不良反应，约占75%，很少是致命的
B类	特异质反应，不能预测，也与剂量无关	约占25%，大部分是致命性的
C类	长期的适应性改变，可以通过重复给药的毒性试验预测	在一些药中发生较为普遍
D类	迟发作用，如致癌作用、致畸作用	发生率低
E类	不连续治疗过程中出现的反弹作用	在一些药中发生较为普遍

调查研究发现，造成药物撤出市场的主要的 ADRs 是与心血管系统、中枢神经系统和肝脏相关的毒性，它们占药物撤出市场总原因的9%~26%（表1-3）。

表1-3 药物在临床前和临床阶段研发中止，发生药物不良反应或者撤出市场的主要原因

生理系统	非临床和临床/%	上市药物相关的ADRs发生率（药品标签）/%	上市药物相关的严重ADRs发生率/%	撤出市场/%
心血管系统	27~34	35	15	19
中枢神经系统	14	56	14	12
肝脏	15	11	—	9~26

续表 1-3

生理系统	非临床和临床/%	上市药物相关的 ADRs 发生率（药品标签）/%	上市药物相关的严重 ADRs 发生率/%	撤出市场/%
呼吸系统	2～3	32	8	—
胃肠道	3～4	67	14	—
肾脏	2～3	32	2～3	5

安全药理学数据可以促进先导化合物风险评估，进而使患者能够得到安全有效的药物，同时也可以保证药物的使用是在它最大的安全范围之内。安全药理试验不应局限于法规中描述的核心组合试验。在药物研发过程中，重要的是安全药理试验和数据的解释要有更广泛的目的，并结合其他数据（如药物靶点生物学、毒理学和临床药理）以更好地理解先导化合物整体临床药理。安全药理试验还能够提供一个全面的安全性评价，进而能够帮助在药物研发过程中选择更好的先导化合物，以及在研发的后期阶段降低研发风险。

第四节　安全药理试验特点

一般情况下，安全药理试验的设计并不是固定的，而是根据研究目的的不同而变化。安全药理试验主要是单次给药，其研究终点以生理功能异常为主，很少在安全药理试验中加入组织病理学的检测终点。安全药理试验中使用的动物多为雄性动物。安全药理试验中有时会考虑受试物在体内的暴露情况，但多是关注受试物在体内的最大暴露量。安全药理结果的风险评估多是考虑试验剂量与临床药理剂量之间的差别，即安全窗。安全药理试验得到的结果有时是线性的剂量反应关系，有时是钟形的剂量反应关系。

在传统的毒理试验中引入生理检测指标以评价受试化合物对器官或系统（如心血管系统、呼吸系统、中枢神经系统和肾脏等）功能的潜在作用，可以为药物安全性风险评价提供更多信息以补偿传统毒理试验的不足。如果缺乏安全药理数据，很难发现先导化合物对生理功能的潜在有害作用。这违背了非临床试验的目的和要求。

安全药理试验与传统的毒理试验之间的差别还在于安全药理试验中所观察到的药物相关性的改变不一定是有害作用，而当此作用与其他危险因素结合在一起时或者发生在小部分的易感患者身上，就成了临床安全性的关注点。例如，抑制心脏钾电流（I_{Kr}）的药物也可以导致心室复极化延迟（体表心电图上的 QT 间期延长）。这并不是一种有害作用，而且可在大多数患者中出现。但心室复极延迟是一种危险因素，当它与其他危险因素共存时可以诱导极少数患者发生心律失常。因此，有必要根据药物的临床使用情况所引起的风险对安全药理结果进行综合评估。

2002年，国际生命科学研究所对人和动物体内药物毒性的一致性进行了研究，研究方法是收集12家制药公司的资料，共计150个化学药物和221人次的毒性数据。

每个药物收集的资料包括：①适应证（如肿瘤、感染、炎症、神经疾病、心血管疾病、肾脏疾病）；②在治疗期间出现的靶器官/系统毒性，如皮肤、尿道、胃肠道、血液系统、肝胆系统、神经系统的毒性；③研究应用的药物种类和给药持续时间，在该研究时间内，首次出现对人与动物相同的毒性的时间。

结果发现：①人体不良反应与动物毒性阳性反应的一致性大约为71%，也就是说71%的人体靶器官毒性反应可由1种或多种动物的毒理试验来预测。另外29%的人体不良反应无法依靠动物试验预测。非啮齿类（首先是犬）能预测药物全部人体毒性的21%；啮齿类（首先是大鼠）能预测全部人体毒性的7%；非啮齿类加啮齿类的试验可以预测全部人体毒性的36%。②动物毒性靶器官和人的一致性研究结果表明，动物毒性试验中与人体毒性反应高度一致的器官和系统为血液系统、胃肠道和心血管系统；与人体毒性最不一致的器官是皮肤。③非啮齿类和啮齿类动物在毒理学评价中存在一些差异，如非啮齿类在预测药物心血管系统和胃肠道毒性方面优于啮齿类；对于抗肿瘤药物，犬能很好地预测胃肠道毒性，而猴则呕吐抗拒。④通过分析动物毒性与人体毒性一致性的药物类型发现，能够最佳预测其毒性的药物是抗癌药物、抗病毒药物、治疗心血管系统的药物。⑤动物研究中首次发现有关毒性的时间（与人各种毒性反应相应的动物靶器官毒性反应），94%是在1个月或更短的时间内，有些动物毒性在1次给药后就可观察到，其中25%的结论来自安全药理学研究。调查研究结果见表1-4和表1-5。

表1-4 毒理学评价中动物模型可以预测及不能预测的人类药物的不良反应

类别	临床不良反应	动物预测
中枢神经和行为的不良反应的预测	瞌睡	Y
	昏睡	Y
	视觉模糊	Y
	头晕	N
	失眠	Y
	眩晕	N
	抑郁	Y
	活动增加	Y
	头痛	N
	耳鸣	N
	紧张不安	Y
	镇静	Y
	震颤	Y
	疲劳	N
	软弱无力	Y

续表 1-4

类别	临床不良反应	动物预测
胃肠道不良反应的预测	呕吐	Y
	恶心	N
	上腹部不适	N
	腹泻	Y
	便秘	Y
	食欲增减	Y
	体重增减	Y
其他不良反应的预测	血压变化	Y
	心率变化	Y
	鼻塞	Y
	口干	Y
	出汗	Y
	皮炎	Y

Y：可以预测；N：不能预测。

表 1-5 药物对人和动物毒性在靶器官的一致性（150 个药物）

类别	皮肤	心血管	胃肠道	血液	肝胆	神经
一致	5	29	35	10	17	31
非啮齿类	1	16	16	0	7	11
啮齿类+非啮齿类	1	12	18	10	8	17
啮齿类	3	1	1	0	2	3
不一致	9	5	6	1	14	13

动物和人群的新药不良反应主要体现在结构、生化和生理状态的异常。非临床新药安全性评价中，传统毒理试验主要关注药物对结构和生化的影响，因此，对结果的评价也主要依赖于器官的病理组织学检查和临床病理检测。新药在生理上或者功能上的检测在早期却被排除于药物安全性评价之外。在几十年的药物研发过程中，人们逐渐意识到药物在临床应用中表现出来的不良反应大多都是功能性的药物不良反应，而这些药物不良反应在非临床标准毒理学研究中是观察不到或检测不到的。临床上出现的组织器官形态和生化方面的不良反应，更多是由这些功能性副作用引起，而不是来源于毒性作用。目前参加新药早期临床试验的健康志愿者和患者，其发生严重不良反应或死亡的少；但一旦发生，后果大多都很严重。这些严重不良反应所波及的器官或系统大多是心血管系统（如发生低血压、高血压和心律失常）、中枢神经系统（如发生癫痫）、呼吸系统

（如发生哮喘、支气管狭窄）和肾脏（如发生肾小球滤过障碍），并且通常是严重的突发事件。

为了保证药物安全，ICH S7A 指导原则提出了新药对器官功能影响的评价方法，即对所有候选药物除进行安全药理学的核心组合试验外，还须根据研究结果来开展后续追加研究和补充研究，总的原则是：①对于核心组合试验，根据可能对人类生命产生急性功能障碍的问题，选择心血管系统、呼吸系统、中枢神经系统功能检测。基于对人类相关安全性问题的考虑加入其他器官或系统（如胃肠道、肾脏等）检查。②选择的试验模型、指标、研究设计应该与潜在的人类反应的预测情况相关。最好选择清醒动物，在动物不紧张、没有应激的条件下试验，试验应该符合动物福利指导原则。③首先考虑采用临床给药途径，除非有理由认为其他给药途径合适。例如，静脉给药可以获得较高的母体药物的血药水平，在实验动物种属口服生物利用度较低的情况下，可以选择静脉给药。④在试验结果和分析方面，采集可能用于确定反应的产生、药理作用持续时间、药理作用恢复的一段时期的数据，这个数据采集时期将取决于所选种属给药后的药代动力学或毒代动力学特征，至少包括获得母体药物的最大血浆浓度和任何重要代谢物最大血浆浓度的时间。在终止数据采集之前，覆盖 5~7 个半衰期，以证明药效学效应的浓度-效应关系。在早期临床阶段检测到的人类特异性代谢产物，应该在非临床安全药理学研究中有所考虑，以确保药物安全性。不同的制药企业对安全药理学研究的实施可能不同，但基本采用以下原则：①药物选择阶段，主要进行体外和体内的心血管系统研究，主要关注心室复极化，而对中枢神经系统的研究较为次要；②非临床安全评价阶段，实施 ICH S7A 的核心组合试验、后续追加研究和补充研究；③临床开发早期，在具体问题具体分析的基础上选择研究方法。

从一定程度上来说，ICH S7A 指导原则对药品监管部门及制药企业进行安全药理学评价的策略与方针有多方面的影响。目前全球范围内各制药企业进行安全药理学评价的策略均有不同。在新药筛选的早期主要进行一些体外心血管系统的试验，重点是心肌的去极化方面，中枢神经系统的安全性评价较少展开。在新药开发的后期，当先导化合物选定后，通常按 ICH S7A 开展功能组合试验进行安全评价及补充和追加安全药理学评价。一旦进入临床试验，药物的安全评价有时是按个案进行的。总之，安全药理学的设计和试验研究都是以临床试验人员或患者的安全为前提的。ICH S7A 和 ICH S7B 等指导原则被制药界成功用于指导新药开发的研究。安全药理中的功能核心组合试验均须在新药首次应用于人之前完成。

第五节　安全药理学在新药研发中的作用

安全药理学的研究虽然主要关注非临床阶段，但它自始至终贯穿于整个药物研发过程，包括新药发现阶段、新药临床研究申请（investigational new drug，IND）阶段及新药临床试验阶段。

安全药理学在新药发现阶段主要利用体内、体外的筛选评价模型对拟定的候选化合物进行筛选,其结果可作为此候选化合物是否需要继续进行开发的主要依据之一。由于此阶段主要以体外筛选模型为主,因此,若出现阴性结果并不能排除此药在安全药理学方面的担忧,需要在 IND 阶段继续进行评价;如果体外筛选中出现阳性结果,视其性质和程度的不同,需要考虑是否进行体内筛选或者中止研发等。在新药发现阶段的某些安全药理试验也可能为此新候选化合物寻找到新的药效/毒性靶点,特别是小分子化合物。有些药物由于用药方式、治疗靶点及其他相关因素的影响,在新药发现阶段及整个药物研发阶段可以考虑少做或免做安全药理试验,如体内血药浓度低或在其他组织器官分布很少的局部用药(如皮肤、眼科用药等)。通常而言,当候选先导化合物确定后,在遵从 GLP 条件下进行安全药理试验是为了确定候选的先导化合物对人的安全程度。但近来,越来越多新药研发策略是在新药早期筛选阶段开展安全药理试验以利于候选先导化合物的筛选。这可以降低人用药时的风险和研发成本(图 1-1)。

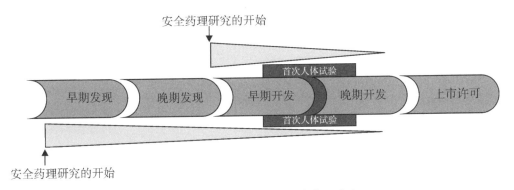

图 1-1 新药研发阶段的安全药理试验

当新药拟进入 IND 阶段,则需要在 GLP 条件下开展一系列试验,其中,安全药理试验是必须进行的项目。核心组合试验应遵守 GLP,深入的追加研究和补充试验也应最大限度地遵守 GLP。如果作为毒性试验的一部分,更应符合 GLP 的要求。在一些安全药理试验中,由于特殊的试验设计和实际情况,不可能完全符合 GLP 的要求,即使在这种情况下也要通过适当的试验记录和资料保管等手段,尽可能确保数据的完整、准确,并能够追溯整个试验。核心组合试验结果应该结合其他非临床研究信息决定是否需要进行补充和(或)追加的安全药理研究。在 GLP 条件下开展体内、体外试验的目的是得到高质量、可靠的数据,为新药临床试验提供较好的数据基础。

当新药经过 IND 批准进行临床试验后,一般不考虑做单独的安全药理试验,多数安全药理指标会整合到满足 II 期或者 III 期临床试验的毒理试验中。但临床试验中出现的安全药理学方面的不良反应可以结合非临床数据进行分析,或者对非临床数据进行再分析,或者进行相关的针对性强的安全药理试验,以确定临床安全药理不良反应的一致性和(或)不一致性。

因为在新药研发阶段的安全性评估结果对是否继续研发候选化合物起着至关重要的

作用,而安全药理结果又是重要的安全性评估结果之一,所以它在候选化合物筛选过程中的作用是不言而喻的。安全药理在候选化合物筛选中的策略和作用见表1-6、表1-7和图1-2。

表1-6 药物从发现到非临床开发过程中的安全药理试验

类型	靶标确定和证实	先导化合物选择和优化	候选药物证实	非临床药物特征描述
效应评价	—	在体外和体内疾病模型中筛选	在标准疾病模型中筛选(临床给药途径)	—
ADME资料	—	①生物信息学资料;②简单分析方法;③膜渗透性;④血浆稳定性;⑤CYP筛选;⑥微粒体;⑦肝细胞	①优化分析方法;②口服生物利用度;③基础药物动力学(PK/PD关系);④代谢方面	①被证实的分析方法;②全面的药代动力学;③GLP符合性毒代动力学;④代谢物的确定
毒理学及安全药理学	①毒理学研究概述;②识别潜在毒理学问题:结构预测、系列化学物的试剂经验、计算机模拟预测毒理学;③替代毒理学筛选:细胞毒性评价、其他替代方法	①离靶筛选;②细胞毒性;③预试Ames筛选;④hERG结合	①最大耐受量;②大鼠重复7~10天的毒性研究;③预试CVS药理学(麻醉大鼠)	法规毒理学试验:①GLP啮齿类急性毒性试验;②GLP大鼠和犬亚慢性重复给药毒性试验;③GLP遗传毒性标准组合试验;④GLP大鼠和犬安全性药理试验(CVS、CNS和呼吸系统)
药剂学	—	①原型剂型;②溶解性;③稳定性评价;④结构特征;⑤预试杂质确定和开始分析	①GLP毒理学试验剂型(较大剂量、最大限度的稳定性、较安全的溶剂等);②详细描述物理化学特征;③进一步分析杂质和剂型	①ICH稳定性试验;②GLP剂型的杂质分析;③原型临床剂型

CYP:cytochrome P450 proteins,细胞色素P450;PK:pharmacokinetics,药物动力学;PD:pharmacodynamics,药效学;Ames:bacterial reverse mutation,细菌回复突变。

表1-7 候选药物非临床及临床评价

阶段	评价
先导化合物优化/药物发现	①短期毒理学研究;②遗传毒理学研究;③受体结合研究;④确定候选药物

续表1-7

阶段	评价
非临床研究	法规毒理学研究：①GLP 一般毒理学研究（≤30 天）；②GLP 遗传毒理学研究；③GLP 毒代动力学研究；④确定 FHD
Ⅰ期临床研究	—
Ⅱ期临床研究	①GLP 长毒研究（>3 个月）；②GLP 发育毒理学研究（大鼠和家兔）、大鼠生殖毒性研究；③对环境影响的评价；④确定 PD
Ⅲ期临床研究	①GLP 致癌试验；②全面的毒理学综述；③毒理学专家评述；④确定递交新药申请
投放市场	①毒理学研究支持改变给药方式；②支持新剂型开发；③支持联合用药的研究

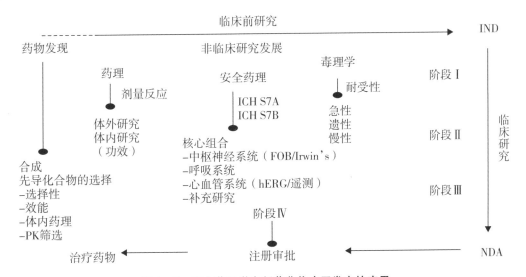

图1-2 安全药理学在新药非临床开发中的应用

小　结

安全药理学通过不断出现的新技术和新方法进行自我更新，适应药物安全性评价的要求。其结果也会不断促进药物研发和安全性评价。各个系统和器官的安全药理评价并不是一个独立的过程。由于技术的革新，许多系统或者器官可以在同1个试验中进行评价。例如，遥测系统的发展使得1个安全药理试验既可以检测心血管功能，也可以检测呼吸系统功能，同时与摄像系统合用后还可以评价新药对部分中枢神经系统的影响。根据新药的特点，有些安全药理试验不易或者不必独立进行，而是整合到毒理试验中，使从实验动物采集到的数据最大化，如生物技术药。但是与毒理试验的整合也要考虑试验设计和技术操作等因素，包括整合试验对安全药理数据可靠性的影响。

目前，新药的安全药理评价主要集中在非临床阶段。但需要将临床试验中出现的不良反应及药物上市后人群使用时出现的不良反应与非临床的试验结果进行比对整合。这样，以转化医学为背景的安全药理策略必然会促进药物研发，增强非临床安全药理数据的有效性，为药物研发的各个阶段的决定提供有力的证据。

安全药理学的将来依赖于药物的开发，科学、技术的进步和管理上的挑战。随着分子生物学和生物技术等的进步，新的药物作用靶点被不断发现，对有些全新的靶点，应用当前技术可能存在无法检测出有害效应的风险。故在药物的研发过程中，安全药理学面临的新的挑战是在非临床研究模型评价新药时，研究和建立新的安全风险检测方法与手段来识别可能对人类产生的安全风险。

参考文献

［1］ 国家食品药品监督管理局. 化学药物一般药理研究学研究技术指导原则 ［EB/OL］. （2005 – 03 – 18） https：//www. nmpa. gov. cn/xxgk/fgwj/gzwj/gzwjyp/20050318010101201. html.

［2］ 国家食品药品监督管理总局. 药物 QT 间期延长潜在作用研究非临床研究技术指导原则 ［EB/OL］. （2014 – 05 – 13） https：//www. nmpa. gov. cn/xxgk/ggtg/qtggtg/20140513120001448. html.

［3］ 国家食品药品监督管理总局. 药物安全药理学研究技术指导原则 ［EB/OL］. （2014 – 05 – 13） https：//www. nmpa. gov. cn/xxgk/ggtg/qtggtg/20140513120001448. html.

［4］ 国家食品药品监督管理局. 中药、天然药物一般药理研究学研究技术指导原则 ［EB/OL］. （2005 – 03 – 18） https：//www. nmpa. gov. cn/directory/web/nmpa/xxgk/ggtg/qtggtg/20140513120001448. html.

［5］ 李波. 安全药理学的国内外发展概况 ［J］. 中国新药杂志, 2004, 13 (11)：964 – 968.

［6］ 王玉珠, 王海学, 王庆利. 新药临床试验前安全药理学研究的发展过程 ［J］. 中国临床药理学杂志, 2011, 27 (7)：557 – 560.

［7］ 袁伯俊, 廖明阳, 李波. 新药毒理学实验方法与技术 ［M］. 北京：化学工业出版社, 2007.

［8］ AUTHIER S, TANGUAY J F, FOURNIER S, et al. Conscious and anesthetized non-human primate safety pharmacology models：hemodynamic sensitivity comparison ［J］. Journal of pharmacological and toxicological methods, 2008, 58 (2)：94 – 98.

［9］ AUTHIER S, TANGUAY J F, GAUVIN D, et al. A cardiovascular monitoring system in conscious cynomolgus monkeys for regulatory safety pharmacology：part 1：non-pharmacological validation ［J］. Journal of pharmacological and toxicological methods, 2007, 56 (2)：115 – 121.

［10］ BAHRI S, CURIS E, EL WAFI F Z, et al. Mechanisms and kinetics of citrulline uptake in a model of human intestinal epithelial cells ［J］. Clinical nutrition, 2008, 27 (6)：872 – 880.

[11] BALDRICK P. Safety evaluation to support first-in-man investigations I: kinetic and safety pharmacology studies [J]. Regulatory toxicology and pharmacology, 2008, 51 (2): 230-236.

[12] BASS A S, VARGAS H M, VALENTIN J P, et al. Safety pharmacology in 2010 and beyond: survey of significant events of the past 10 years and a roadmap to the immediate-intermediate-and long-term future in recognition of the tenth anniversary of the safety pharmacology society [J]. Journal of pharmacological and toxicological methods, 2011, 64 (1): 7-15.

[13] CASARETT L J, DOULL J, KLAASSEN C D. Casarett and Doull's toxicology: the basic science of poison [M]. 7th ed, New York: Mcgraw-hill companies, Inc, 2008.

[14] CAVERO I. Safety pharmacology society: 7th annual meeting: 19-20 september 2007, Edinburgh, UK [J]. Expert opinion on drug safety, 2008, 7 (1): 91-100.

[15] CHAVES A A, KELLER W J, O'SULLIVAN S, et al. Cardiovascular monkey telemetry: sensitivity to detect QT interval prolongation [J]. Journal of pharmacological and toxicological methods, 2006, 54 (2): 150-158.

[16] CHIANG A Y, SMITH W C, MAIN B W, et al. Statistical power analysis for hemodynamic cardiovascular safety pharmacology studies in beagle dogs [J]. Journal of pharmacological and toxicological methods, 2004, 50 (2): 121-130.

[17] DAVILA J C, CEZAR G G, THIEDE M, et al. Use and application of stem cells in toxicology [J]. Toxicological sciences, 2004, 79 (2): 214-223.

[18] DEWHURST M, ADEYEMI O, HARRIS J, et al. Application of modified ECG lead placement technique in rat telemetry safety studies: outcome and potential use [J]. Journal of pharmacological and toxicological methods, 2008, 2 (58): 158.

[19] EASTER A, SHARP T H, VALENTIN J P, et al. Pharmacological validation of a semi-automated in vitro hippocampal brain slice assay for assessment of seizure liability [J]. Journal of pharmacological and toxicological methods, 2007, 56 (2): 223-233.

[20] EGAN W J, ZLOKARNIK G, GROOTENHUIS P D J. In silico prediction of drug safety: despite progress there is abundant room for improvement [J]. Drug discovery today: technologies, 2004, 1 (4): 381-387.

[21] HODGSON E. A textbook of modern toxicology [M]. 4th ed, New Jersey: John Wiley & Sons, Inc, 2010.

[22] GAD S C. Animal models in toxicology [M]. 2nd ed, Boca Raton: CRC press, 2007.

[23] GAD S C. Preclinical development handbook: toxicology [M]. New Jersey: John Wiley & Sons, Inc, 2008.

[24] GAD S C. Safety evaluation of pharmaceuticals and medical devices: international regulatory guidelines [M]. New York: Springer, 2011.

[25] GAUTIER J C. Drug safety evaluation: methods and protocols [M]. New York: Springer, 2011.

[26] HAMDAM J, SETHU S, SMITH T, et al. Safety pharmacology: current and emerging concepts [J]. Toxicology and applied pharmacology, 2013, 273 (2): 229-241.

[27] HUANG J S, CHUANG L Y, GUH J Y, et al. Effect of taurine on advanced glycation end products-induced hypertrophy in renal tubular epithelial cells [J]. Toxicology and applied pharmacology, 2008, 233 (2): 220-226.

[28] ICH. ICH guidance for industry ICH S7A: Safety pharmacology studies for human pharmaceuticals [EB/OL]. (2000-11-08). http://www.ich.org/fileadmin/Public website/ICH_ products/Guidelines/Safety/S7A/Step4/S7AGuideline.pdf.

[29] ICH. ICH guidance for industry ICH S7B: The nonclinical evaluation of the potential for delayed ventricular repolarization (QT interval prolongation) by human pharmaceuticals [EB/OL]. (2005-05-12) http://www.ich.org/fileadmin/publicwebsite/ICHproducts/guidelines/safety/S7B/step4/S7Bguideline.pdf.

[30] JORKASKY D K. Biomarkers in drug development: a handbook of practice, application and strategy [J]. British journal of clinical pharmacology, 2010, 70 (1): 151.

[31] KENNEDY T. Managing the drug discovery/development interface [J]. Drug discovery today, 1997, 2 (10): 436-444.

[32] LAVERTY H G, BENSON C, CARTWRIGHT E J, et al. How can we improve our understanding of cardiovascular safety liabilities to develop safer medicines? [J]. British journal of pharmacology, 2011, 163 (4): 675-693.

[33] LAZAROU J, POMERANZ B H, COREY P N. Incidence of adverse drug reactions in hospitalized patients: a meta-analysis of prospective studies [J]. JAMA, 1998, 279 (15): 1200-1205.

[34] MURPHY D J. Assessment of respiratory function in safety pharmacology [J]. Fundamental & clinical pharmacology, 2002, 16 (3): 183-196.

[35] O'BRIEN P J. Cardiac troponin is the most effective translational safety biomarker for myocardial injury in cardiotoxicity [J]. Toxicology, 2008, 245 (3): 206-218.

[36] PIRMOHAMED M, JAMES S, MEAKIN S, et al. Adverse drug reactions as cause of admission to hospital: prospective analysis of 18 820 patients [J]. The British medical journal, 2004, 329 (7456): 15-19.

[37] PROZIALECK W C, EDWARDS J R, VAIDYA V S, et al. Preclinical evaluation of novel urinary biomarkers of cadmium nephrotoxicity [J]. Toxicology and applied pharmacology, 2009, 238 (3): 301-305.

[38] REDFERN W S, WAKEFIELD I D, PRIOR H, et al. Safety pharmacology: a progressive approach [J]. Fundamental & clinical pharmacology, 2002, 16 (3): 161-173.

[39] RICHARDS F M, ALDERTON W K, KIMBER G M, et al. Validation of the use of zebrafish larvae in visual safety assessment [J]. Journal of pharmacological and toxicological methods. 2008, 58 (1): 50-58.

[40] TIWARI R M, SINHA M. Veterinary toxicology [M]. Narayan Niwas: Oxford book

company, 2010.

[41] VALENTIN J P, BASS A S, ATRAKCHI A, et al. Challenges and lessons learned since implementation of the safety pharmacology guidance ICH S7A [J]. Journal of pharmacological and toxicological methods, 2005, 52 (1): 22-29.

[42] VALENTIN J P, HAMMOND T. Safety and secondary pharmacology: successes, threats, challenges and opportunities [J]. Journal of pharmacological and toxicological methods, 2008, 58 (2): 77-87.

[43] VARGAS H M, AMOUZADEH H R, ENGWALL M J. Nonclinical strategy considerations for safety pharmacology: evaluation of biopharmaceuticals [J]. Expert opinion on drug safety, 2013, 12 (1): 91-102.

[44] VENKATAPATHY R, WANG C Y, BRUCE R M, et al. Development of quantitative structure-activity relationship (QSAR) models to predict the carcinogenic potency of chemicals I. Alternative toxicity measures as an estimator of carcinogenic potency [J]. Toxicology and applied pharmacology, 2009, 234 (2): 209-221.

（张雪峰　贾庆文　范玉明　汪巨峰）

第二章 世界各国的安全药理学技术指导原则

第一节 概 述

安全药理学使用技术指导原则可使安全性评价或新药注册时所进行的安全药理试验能有一个标准的、科学规范的试验方法,有助于更准确、恰当地评价新药的安全性,使获得的安全药理学评价资料和信息准确、真实、可靠,保证试验质量,从而科学、公正地对药物的安全性做出评价。但是,由于新药的种类繁多,作用机制各不相同,毒性作用特点也各不一样,因此,对所有不同类型的新药制订出相同的安全药理试验方法是不合适的,也不符合新药评价的"具体问题具体分析、处理"的原则。况且,随着科学技术的发展和应用,安全药理试验方法也不断更新和发展。因此,安全药理学技术指导原则是以得到的试验结果能客观、准确地反映新药的安全性为原则,而不是固守技术指导原则,按部就班地套用技术指导原则中所描述的试验方法进行试验。如果能提出科学的、更适合评价新药安全性的数据,其试验方法的细节等并不一定要完全符合技术指导原则。安全药理学技术指导原则是方法学的指导,不是强制性要求,往往只反映在某一阶段管理机构对某些共性问题的基本认识和建议。随着新药安全药理学研究技术的不断发展和进步,管理机构也会定期对技术指导原则进行修订,以满足不同时期新药安全性评价研究的需要。

第二节 世界各国指导原则介绍

一、我国安全药理学相关指导原则

1985年7月,卫生部颁布了我国最早的一部关于新药审批的管理性文件,即《新药审批办法》。该文件附件五《新药药理、毒理研究的技术要求》首次对新药安全药理学（原为"一般药理学"）的研究方法和内容提出了初步的概括性要求和指导，即"各种药理作用的新药，都要用产生主要药效作用的剂量与给药途径（溶于水的药物应静脉注射），对清醒或麻醉动物进行一般药理学研究"（当时的一般药理学研究主要包括核心组合试验，即对中枢神经系统、心血管系统和呼吸系统的研究）。同时对研究的观察内容提出了概括性要求，即神经系统研究应仔细观察给药后动物的活动情况和行为变化；心血管系统研究应观察记录药物对动物的心率、心电图、血压等的影响；呼吸系统研究应测试药物对动物呼吸频率和深度的影响。而在该技术要求中并没有对追加和补充安全药理学研究进行规定。另外，尽管《新药审批办法》已将新药分为中药和西药两大类，但在附件五中的"一般药理学""研究技术要求"部分并没有将中药和西药分开进行描述。

1993年7月和1994年年底，卫生部药政局分别颁布了《新药（西药）非临床研究指导原则汇编》和《中药新药研究指南》，对西药和中药的非临床研究进行了规范和要求。并在《新药（西药）非临床研究指导原则汇编》的"新药一般药理研究的指导原则"和《中药新药研究指南》的"中药新药一般药理学研究"中均对新药"一般药理学研究"进行了定义，即对新药主要药效作用以外的广泛药理作用的研究，但未提及可能发现药物新的作用、不良反应的观察。另外，尽管在2个指导原则中分别对西药和中药的一般药理学研究进行分开描述，但两者对一般药理学研究的要求基本一致。在西药和中药的一般药理学研究指导原则中，均对动物种属的选择、观察的系统指标、药物的给药途径、给药剂量及给药频率提出了相对细化的要求。例如，动物常用小鼠、大鼠、猫、犬等，性别不限，但在观察循环系统和呼吸系统时一般不宜用小鼠或兔；同时提出尽量采用清醒动物进行试验。在核心组合试验观察的系统指标方面，对于精神神经系统（《新药审批办法》中称为神经系统），要求对动物的一般行为表现、姿势、步态进行观察，并对有无流涎、肌颤、瞳孔变化进行观察，同时还提出须对行为活动进行定性、定量评价；对于心血管系统，明确要求检测血压、心率，并观察心电图的P波、QRS波、ST波、T波、心率及心律的变化。药物给药途径要求与临床拟用给药途径一致；给药剂量要求选择产生主要药效作用的2～3个剂量，且低剂量应参照在相同动物上产生的主要药效的半数有效剂量（50% effective dose，ED_{50}），同时还提出应设置溶剂对照组；给药频率可1次或多次，但未提供给药频率的选择依据。

在上述指导原则中，尽管没有提出追加和补充安全药理学研究的概念，但在该版指导原则中还是对核心组合试验出现的阳性改变提出需要进行进一步试验的要求，并根据不同药物的药理作用特点，提出可再适当观察其他系统的指标。例如，在精神神经系统研究中出现明显兴奋或抑制现象时，要求根据不同药物，采用不同实验方法测定其对小鼠或大鼠自发活动的影响；在心血管系统研究中，当有效治疗剂量出现明显的血压或心电图改变时，要求进行相应血流动力学、离体心脏等整体或离体分析性实验，以确定心血管系统的变化对主要治疗作用的影响；在呼吸系统研究中，当有效治疗剂量出现明显的呼吸兴奋或抑制时，要求进行相应整体或离体分析性试验，如呼吸中枢抑制的实验法、肺溢流法、膈肌膈神经等实验方法，初步分析对呼吸系统的影响。

1999年9月，国家药品监督管理局发布了《一般药理学研究指导原则》。该指导原则讨论稿在《新药（西药）非临床研究指导原则汇编》的基础上，参考了国外发表的相关文献，强调应根据药物的药理作用特点，在广泛研究不同系统功能的基础上，根据药物治疗领域、作用特点等进行系统的专项研究。但在该版指导原则讨论稿中未对一般药理学及确定或推测药物与人用安全性的关系方面进行深入探讨。

随着ICH M3、ICH S6及ICH S7A的发布，为了与国际药物监管部门的监管要求相接轨，2005年3月，我国国家食品药品监督管理局颁发了《化学药物一般药理学研究技术指导原则》和《中药、天然药物一般药理学研究技术指导原则》。上述两项指导原则最大的特点是在我国当时药物安全性评价研究现状的基础上，参考和接纳了ICH相关指导原则的相关要求。除了对受试物、生物材料、样本量、给药剂量、给药途径、给药次数、试验对照、观察时间、观察指标提出较为具体的要求外，还首次对"安全药理学"进行了定义，即"研究药物在治疗范围内或治疗范围以上的剂量时，潜在的、不期望出现的对生物功能的不良影响"，提出广义的一般药理学包括安全药理学和次要药理学，而两项指导原则中所指的"一般药理学"仅限于"安全药理学"的研究内容。另外，还明确了追加和补充安全药理学研究的内容，同时指出核心组合试验应执行GLP，追加和补充安全药理学研究应尽可能最大限度地遵守GLP。上述两项指导原则仅针对化学药和中药、天然药物提出相关指导和要求，关于生物制品相关安全药理学研究并未提及。

2007年，国家食品药品监督管理局药品审评中心颁发了《治疗用生物制品非临床安全性技术审评一般原则》，提出治疗用生物制品的一般药理学试验可单独进行，也可结合其他毒性试验同时进行。另外，该原则还强调应采用合适的动物模型研究药物潜在的、非预期的药理作用，也可采用离体器官或其他非整体动物的试验系统进行试验。

目前，安全药理学研究已经成为新药安全性评价不可或缺的重要组成部分。随着生物工程技术的不断发展和进步，安全药理学研究的方法和技术也得到了突飞猛进的发展，新技术和新方法的应用使得原有的指导原则已不能完全满足当前试验的要求。因此，2011年4月，国家食品药品监督管理局药品审评中心在2005年版指导原则的基础上对安全药理学相关指导原则进行起草、修订、合并，并在2013年5月在网上公开征求意见。2013年12月，完成送审稿。2014年5月，发布终稿。该指导原则与2005年版相比主要差别在于：①将"一般药理学"修订为"安全药理学"；②将原《化学药物一般药理学研究技术指导原则》和《中药、天然药物一般药理学研究技术指导原则》进行整合，统一为《药物安全药理学研究技术指导原则》，适用于中药、天然药物、化学药物；③对中药、天然药物和化学药物受试样品提出明确且详细的要求；④考虑到安全药理学是安全性研究的内容，而药物的充分暴露是评价安全性的必要条件，因此，在给药途径部分，将原指导原则中要求的"整体动物试验，首先应考虑与临床拟用途径一致，如果有多个临床拟用途径时，分别采用相应的给药途径"修订为"整体动物试验，首先应考虑与临床拟用途径一致，可以考虑充分暴露的给药途径"；⑤随着目前国内创新药研究的不断增加，国内GLP研究水平不断提高，在心血管系统研究方面增加了采用清醒动物进行心血管系统指标测定的建议。

另外，在 2013 年安全药理学指导原则修订过程中，国家食品药品监督管理总局药品审评中心在结合我国实际国情并参考 ICH S7B 和 ICH E14 的基础上，起草了《药物 QT 间期延长潜在作用研究非临床研究技术指导原则》，并于 2014 年 5 月发布终稿。该指导原则从 GLP 执行要求、受试物、生物材料、样本量、给药剂量、试验对照、给药途径及观察时间方面，对评价中药、天然药物及化学药物延迟心室复极化和延长 QT 间期的研究进行了规范和要求。同时，该指导原则为我国首份关于 QT 间期延长评价的指导原则，其提供了较为详细的试验方法。

二、美国安全药理学相关指导原则

美国国会最早于 1906 年通过食品药品法——《药政法规》。然而直到 1938 年，美国发生了令人震惊的"磺胺制剂"事件（在该事件中磺胺酏剂造成 107 人中毒死亡）后，美国药事管理部门才觉察到新药临床及投入市场的规定有很大漏洞，必须修改条例，加强非临床安全性评价试验。然而当时只是提出相关的法规要求，并没有针对如何进行非临床安全性评价研究出台相关指导原则。更没有关于器官功能检测相关的指导原则。1968 年 5 月，FDA 通过文章的形式发布了在当时情况下其对药物安全性评价的观点。然而，在该文中并没有提及安全药理学或靶器官毒性评价相关内容。1987 年 2 月，FDA 发布的《非临床药理学/毒理学申请资料格式和研究内容指导原则》（*Guideline for the Format and Content of the Nonclinical Pharmacology/Toxicology Section of an Application*）首次涉及安全药理学研究的相关内容。尽管该指导原则没有提出安全药理学研究的相关概念，但在药理学研究中提出应在 ED_{50} 剂量基础上进行主要药效学和次要药效学研究，并且研究药物可能产生的不良反应相关的作用及与其他药物的相互作用。研究所涉及的系统或器官主要包括神经系统、心血管系统、呼吸系统、胃肠道、泌尿生殖系统、内分泌系统。另外，在该指导原则中，对给药途径和动物种属选择等只是针对毒理学/药理学实验提出概括性要求，未提出较为详细的试验方法相关要求。

首次真正提及"一般药理学"的是 FDA 于 1989 年颁发的《用于治疗非致命性疾病的抗病毒药物的非临床毒理学研究指导原则：Ⅰ期临床试验前的药物毒理学评价》（*Reference Guide for the Nonclinical Toxicity Studies of Antiviral Drugs Indicated for the Treatment of Non-Life Threatening Diseases: Evaluation of Drug Toxicity Prior to Phase Ⅰ Clinical Studies*）。该指导原则提出，在进行抗病毒药物Ⅰ期临床试验前，除了须完成药代动力学研究、单次给药、重复给药毒性试验、免疫毒性试验、遗传毒性外，还须完成一般药理学研究。但在该指导原则中仅提及关于中枢神经系统、自主神经系统、心血管系统的研究，未提及关于呼吸系统或其他系统的研究。另外，也未提及相对具体的试验方法。

2000 年 8 月，在 ICH S7A 发布前，美国 FDA 在 ICH M3 和 ICH S6 的基础上起草了《人用药品安全药理学研究指导原则草稿》（*Draft Guideline on Safety Pharmacology Studies for Human Pharmaceuticals*）。随着 ICH S7A 的发布，该指导原则最终没有生效。

三、日本安全药理学相关指导原则

20 世纪 60 年代初，日本的新药研究开始逐步走上正轨，针对此前药品制造、生产管理比较混乱的局面及"反应停"事件的发生，日本政府于 1960 年颁布了"药事管理法"，并在 1967 年确定了以"安全、有效、可控"为原则的严格的医药审查制度。在该制度中明确规定申报临床试验必须提供急性毒性、亚急性毒性、致畸试验及其他特殊毒性研究（如局部刺激试验）相关研究资料。1975 年，日本厚生省发布了《生产（进口）新药申请的注意事项》[Notes on Application for Approval to Manufacture (Import) New Drugs]，首次提出在进行新药生产/进口申请前应进行受试物对重要器官（如中枢神经系统、外周神经系统、感觉器官、呼吸系统、心血管系统，包括子宫在内的平滑肌、外周器官及肾功能等）影响的评价，并且当临床试验中发现不良反应时也应进行受试物对相关重要脏器功能影响的研究。

1991 年，日本在以往器官功能研究的相关指导原则的基础上，结合当时日本国内一般药理学试验技术的发展状况，颁发了《一般药理学试验指导原则》。该指导原则提出，一般药理学研究的目的是发现不期望出现的对器官功能影响的作用及阐明主要药效学以外的药理作用。同时，该指导原则还对试验动物、给药途径、给药次数、给药剂量、试验对照及检测项目提出了较为具体的要求。检测项目包括一般症状和行为活动、中枢神经系统、自主神经系统和平滑肌、呼吸和心血管系统、消化系统、水电解质代谢及其他重要的药理学作用。并根据上述测试结果判断是否需要对重要器官或系统（如中枢神经系统、躯体神经系统、自主神经系统、平滑肌、呼吸系统、心血管系统、消化系统等）进行进一步研究。

1995 年，日本东京药事日报社出版了《药物非临床试验指导原则手册》(Japanese Guidelines for Non-Clinical Studies of Drugs Manual 1995)。该指导原则规定，心血管系统、呼吸系统、中枢和周围神经系统、胃肠道及肾脏等器官或系统应作为级别 A 器官或系统进行评估，并对模型的描述、剂量选择的标准和研究中应包含的观察终点等试验设计提出了较为具体的要求。同时，这些指导原则还指出，应根据第一级器官或系统研究中的重要发现，进行针对级别 B 器官或系统的研究。在当时，由于日本的指导原则应用最广泛，因此，它们实际上成为当时制药企业进行器官功能的安全性评价研究的理论基础和依据，并一直沿用至 2001 年 ICH S7A 发布。

四、欧洲共同体/欧盟安全药理学相关指导原则

20 世纪 50 年代末 60 年代初的"反应停"事件使当时的欧盟理事会意识到，药品作为一类特殊的商品，在进行人体试验或使用前进行安全性评价极为重要。1965 年 1 月，欧盟理事会根据保证公众健康的原则颁布实施了 65/65/EEC 法令《关于药品法律、法规及管理的规定》，对欧洲共同体内药品的生产和流通进行了一系列规定，其中最为重要的内容就是不仅对药品的定义做出了界定，还规定药品必须经过成员国主管当局的批准方能上市销售，同时还首次规定了上市申请需要呈报的一系列文件、材料及产品概述，并确立了药品研发和生产的 3 个标准，即"使用安全、产品有效、品质可靠"。但是在该法令中并没有提及一般药理学或安全药理学研究相关内容。1975 年 5 月，欧盟理事会颁布了 75/318/EEC 法令《有关药品检查方面分析，药物毒理学和临床标准的法律》，该法令首次提出在药效学研究部分应提供受试物的一般药理学研究结果，尤其

是一些间接的药理学作用的研究结果。同时还强调，当产生副作用的剂量接近药物起效剂量时，应增加研究的深度。1989年，欧洲共同体在新药申请须知（notice to applicants）中再次提出，新药申请药效学研究部分应递交特殊药效学试验资料、一般药理学试验资料及药物相互作用研究资料。1997年年底，欧洲药品评价局（European Agency for the Evaluation of Medicinal Products，EMEA）在ICH M3和ICH S6的基础上发布了《非心血管药物潜在的致QT间期延长评价的关注点》（Points to Consider：The Assessment of the Potential for QT Interval Prolongation by Non-Cardiovascular Medicinal Products），对非心血管药物致QT间期延长的非临床和临床研究的具体内容和方法提出了详细的要求，该指导原则也成为ICH S7B起草的蓝本。

五、人用药品技术要求国际协调理事会相关指导原则

制药工业趋向国际化并寻找新的全球市场，但是各国药品注册的技术要求不同，使得制药企业要在国际市场销售一个药品，需要长时间地多次重复试验和重复申报，导致新药研究和开发的费用逐年提高，医疗费用也逐年上升。因此，为了降低药价并使新药能早日用于治疗患者，各国政府纷纷将"新药申报技术要求的合理化和一致化的问题"提到议事日程上来。20世纪80年代，欧洲共同体要求一国药品能在整个欧洲市场销售，在欧洲首先开展了药品注册技术要求的协调工作，实践证明是可行的。此后，美国、日本、欧洲开始了双边对话，研讨协调的可能性，直至1989年在法国巴黎召开的国家药品管理当局会议后，才开始制订具体实施计划。1990年4月，欧洲制药工业联合会在比利时布鲁塞尔召开由三方注册部门和工业部门参加的国际会议，讨论了ICH异议和任务，成立了ICH指导委员会。1991年11月，在比利时布鲁塞尔召开第一次会议。

1997年7月，ICH发布了综合类技术指导原则ICH M3和安全类技术指导原则ICH S6，这2个指导原则首次将"安全药理学"运用到非临床安全性评价指导原则中，同时要求在非临床安全性评价中必须进行安全药理学研究，以支持药物的人体临床试验。但在ICH M3和ICH S7A中并没有对"安全药理学"进行确切的定义。ICH S7A仅描述了安全药理学的研究目的，即研究受试物对重要生理系统（如心血管系统、呼吸系统、泌尿系统及中枢神经系统）产生的任何影响。1999年第一季度，ICH S7专家工作组开始致力于指导原则的协调工作，并形成了统一的安全药理学指导原则，于2000年11月发布ICH S7A。2000—2001年，ICH S7A逐步被欧盟和以美国及日本为首的多个国家或地区的药品监管机构所采纳。该指导原则对安全药理学进行了明确定义，即"研究某受试物在治疗剂量及以上剂量的暴露水平时，对生理机能潜在的非预期的药效学作用"，同时阐明了进行安全药理学研究的目的和原则，并将安全药理学研究划分为核心组合试验及在此基础上的追加和补充试验。另外，该指导原则还明确了开展安全药理学研究的时间安排及GLP遵从性要求。

尽管非心血管系统药物诱导QT间期延长进而导致尖端扭转型室性心动过速（torsade de pointes，TdP）发生的概率较低（约为1/120 000），但是其导致的后果非常严重，甚至可导致猝死，因此，ICH S7专家工作组在《人用药物安全药理学研究指导原

则》制定后即开始讨论如何评价新药在敏感人群中诱发 TdP 的潜在风险，并向 ICH 指导委员会提议，立即启动制定关于药物延迟心室复极化（QT 间期延长）潜在作用相关指导原则的工作。2000 年 11 月，ICH 接受了该议案，并将该指导原则命名为 ICH S7B。2005 年 10 月，ICH S7B 最终稿发布。

ICH S7B 发布后不久，美国 FDA 与美国药物研究和生产联合会向 ICH 指导委员会提议，起草与 ICH S7B 平行的关于可能延迟心室复极化的新药临床试验的指导原则。ICH 指导委员会接受了该提议，并将该指导原则命名为 ICH E14。

2010 年 3 月，ICH 发布了 ICH S9，即《抗肿瘤药物非临床评价指导原则》（*Non-clinical Evaluation for Anticancer Pharmaceuticals*）。该指导原则提出，在进行临床试验前应评价抗肿瘤药物对重要脏器（包括心血管系统、呼吸系统及中枢神经系统）功能的影响，而这些脏器功能研究的参数可在一般毒理学研究中进行检测。同时对于支持以晚期癌症患者为受试对象的临床试验，无须提供单独进行的安全药理学研究资料。另外还强调，当有证据提示导致临床受试者出现异常的风险较大时，应考虑进行 ICH S7A 和/或 ICH S7B 中要求的相关安全药理学研究。

第三节　世界各国指导原则比较

1995 年之前，关于器官功能检测的指导原则较少，各个国家或地区根据自己国情及新药研发的技术状况制定了相关的指导原则，但各国或各地区对试验的要求差异很大，具体见表 2-1。从表中可以看出，在 1995 年之前，欧盟和美国并没有发布真正意义上的安全药理学研究相关指导原则，由此可见，当时欧盟和美国针对药物对器官功能影响的评价并不十分重视，并将安全药理学研究（当时称为"一般药理学研究"）作为药效学研究的一部分进行。日本是 1995 年之前最早发布一般药理学指导原则的国家，其于 1991 年颁发的《一般药理学试验指导原则》全面地描述了一般药理学研究的定义、目的、内容和方法，并要求在重要器官和（或）系统的初步研究中发现有影响时应进行进一步的研究。尽管中国在 1995 年之前并没有针对一般药理学研究颁布专门的指导原则，但在 1993 年 7 月底颁布的《新药（西药）非临床研究指导原则汇编》和 1994 年年底颁布的《中药新药研究指南》均对一般药理学研究提出了详细的要求。

表2-1 1995年之前各国地区安全药理学研究相关指导原则比较

项目	欧共体/欧盟	美国	日本	中国
主要指导原则	1975年颁发的75/318/EEC法令和1989年颁发的《新药申请须知》	1987年颁发的《非临床药理学/毒理学申请资料格式和研究内容指导原则》和1989年颁发的《用于治疗非致命性疾病的抗病毒药物的非临床毒理学研究指导原则：Ⅰ期临床试验前的药物毒理学评价》	1991年颁发的《一般药理学试验指导原则》	1993年颁发的《新药（西药）非临床研究指导原则汇编》和1994年颁发的《中药新药研究指南》
名称	一般药理学	一般药理学	一般药理学	一般药理学
定义	未提供	药物产生的主要药理或生理方面的不良反应的研究	药物治疗目的以外的药理作用的研究	新药主要药效学作用以外的广泛药理作用的研究
生物材料	未提供	主要为动物，包括小鼠、大鼠、仓鼠、其他啮齿类动物、兔、犬、猴、其他非啮齿类哺乳类动物、其他哺乳类动物	整体动物包括小鼠、大鼠、豚鼠、兔、猫、犬等，离体的组织或器官、血液成分及细胞等	主要为动物，包括小鼠、大鼠、猫、犬等；但在观察循环和呼吸系统时一般不宜用小鼠或兔
给药途径	未提供	首选临床拟用给药途径	动物：临床拟用给药途径，或可以评价其药理作用的给药途径，如静脉给药。离体器官：可直接加入营养液中	临床拟用给药途径
给药剂量	未提供	应设多个剂量，并在ED_{50}剂量基础上设置给药剂量	应设置多个剂量以体现剂量-反应关系；应充分达到药效作用剂量	选择主要药效作用的2~3个剂量，低剂量应参照相应动物上产生主要药效的ED_{50}
给药频率	未提供	未提供	动物试验原则上为单次给药，可根据情况增加给药次数	可单次或多次给药
对照设置	未提供	要求设置未处理对照组、赋形剂对照组	要求设置阳性对照组和阴性对照组	要求设置溶剂对照组

续表 2-1

项目	欧共体/欧盟	美国	日本	中国
研究项目和/或指标	未提供	主要器官、系统包括：中枢神经系统、心血管系统、呼吸系统、消化系统、泌尿生殖系统、内分泌系统	一般症状和行为。中枢神经系统：自发活动、镇静麻醉、痉挛、痛觉、体温。自主神经系统及平滑肌：对离体回肠的影响。呼吸系统和心血管系统：呼吸运动、血压、血流量、心率、心电图。消化系统：胃肠道运输能力。水及电解质代谢：尿量，尿中钠、钾、氯离子。其他重要的药理作用	精神神经系统：一般行为表现、姿势、步态、有无流涎、肌颤及瞳孔变化，并对动物的行为活动进行定性定量评价。心血管系统：血压，心电图的P、QRS、ST、T波，心率及心律。呼吸系统：呼吸频率及深度
进一步研究项目和/或指标	未提供	未提供	中枢神经系统：脑电波、脊髓反射、条件回避反应、协调运动。体神经系统：对神经肌肉接头影响、肌肉松弛作用、局部麻醉作用。自主神经系统及平滑肌：瞳孔大小、血管、气管、输精管、子宫等。呼吸系统和心血管系统：自主神经作用药物，迷走神经刺激及颈总动脉夹闭对血压、脉搏的影响，对在体/离体心脏、心房、乳头肌、血管床的影响。消化系统：对胃液、唾液、胆汁及胰液分泌的影响，对在体/离体胃、肠管蠕动的影响，对胃、十二指肠黏膜的影响。其他：对凝血系统、血小板聚集、溶血、肾功能等的影响	精神神经系统：小鼠或大鼠自发活动。心血管系统：进行整体或离体分析试验，如血流动力学、离体心脏等。呼吸系统：进行整体或离体分析试验，如呼吸中枢抑制实验法、肺溢流法、膈肌膈神经相关实验等

1995年以后,随着ICH的成立及关于安全药理学研究的专用指导原则ICH S7A、ICH S7B的发布,欧洲、美国、日本的药品监管机构开始采纳并应用这些统一的指导原则。2014年,我国药品审评中心也发布了《药物安全药理学研究技术指导原则》和《药物QT间期延长潜在作用研究非临床研究技术指导原则》。尽管我国的安全药理学研究相关指导原则参考了ICH指导原则,但是从表2-2和表2-3可以看出,两者之间还是存在一定的差异,主要表现在:①适用范围;②样本量要求;③观察时间要求;④代谢产物、异构体和制剂研究相关要求。另外,药品审评中心考虑到《药物QT间期延长潜在作用研究非临床研究技术指导原则》所涉及的试验方法在国内尚未普及,因此,在该指导原则中提供了较为详细的试验方法及相关参考文献,以供研究者参考。上述差异很大程度上与我国特殊的新药类别及现阶段我国药物安全性评价技术的发展状况相关。

表2-2　我国现行安全药理指导原则与ICH相关指导原则比较

项目	ICH	中国
主要指导原则	2000年颁发的《人用药品安全药理学试验指导原则》	2014年颁发的《药物安全药理学研究技术指导原则》
定义	研究某物质在治疗剂量及以上的暴露水平时,对生理机能潜在的非预期的药效学作用	研究药物在治疗范围内或治疗范围以上的剂量时,潜在的不期望出现的对生理功能的不良影响
适用范围	适用于人用新化合物实体和生物技术产品	中药、天然药物和化学药物
研究内容	核心组合:中枢神经系统、心血管系统、呼吸系统,追加和/或补充安全药理学	核心组合:中枢神经系统、心血管系统、呼吸系统,追加和/或补充安全药理学
研究阶段	可分阶段进行,但在人体首次用药前应完成核心组合试验	可分阶段进行,但在药物进入临床试验前应完成核心组合试验
GLP遵从性要求	核心组合应执行GLP,追加或/和补充的安全药理学研究应尽可能地最大限度遵循GLP	核心组合应执行GLP,追加或/和补充的安全药理学研究应尽可能最大限度地遵循GLP
生物材料	动物模型、半体内和体外模型。体内试验优先考虑清醒动物	整体动物、离体器官及组织、体外培养的细胞、细胞片段、细胞器、受体、离子通道和酶等。体内研究建议尽量采用清醒动物
样本量	试验组样本大小应足以允许对所获得的数据进行有意义的科学解释,足以显示或排除受试物在生物学上的显著性,未提出具体的样本数	明确提出了每组样本数,小动物每组一般不少于10只,大动物每组一般不少于6只,一般雌雄各半

续表2-2

项目	ICH	中国
给药剂量	体内试验剂量应包括和高于主要药效学的剂量或治疗剂量范围,但未提出剂量数;体外研究选择的浓度范围应能增加检测到试验系统反应的可能性	体内研究一般设3个剂量,并包括或超过主要药效学的有效剂量或治疗范围;体外研究应确定受试物的浓度-效应关系
对照设置	试验设计中应包括阳性和阴性对照组。在特性清楚的体内试验系统中,可以不设阳性对照	一般选溶媒和/或辅料做阴性对照。若为了说明受试物的特性与已知药物的异同,也可选用阳性对照药
给药途径	一般采用临床拟用给药途径	动物试验优先考虑临床拟用给药途径,可以考虑充分暴露的给药途径
给药次数	一般为单次给药,可根据具体情况合理设计确定给药次数	一般为单次给药,但根据具体情况可合理设计给药次数
观察时间	未提出相关要求	结合受试物的药效学和药代动力学特性、受试动物、临床研究方法等选择观察时间点及观察时间
代谢产物、异构体和制剂的研究	ICH S7A 提出对主要代谢药物、异构体和制剂进行研究的要求	中国未提出相关要求

表2-3 我国现行安全药理技术指导原则与 ICH S7B 比较

项目	ICH S7B	《药物 QT 间期延长潜在作用研究非临床研究技术指导原则》
颁发机构	ICH	中国
适用范围	适用于人用药的新化合物和已上市的药物	中药、天然药物和化学药物
研究内容	体外/离体电生理研究、体内 QT 间期研究及追加研究	体外/离体电生理研究、体内 QT 间期研究及追加研究
研究阶段	要求在首次给予人以前应考虑实施 S7B 的非临床研究	同《药物安全药理学研究技术指导原则》
GLP 遵从性要求	体外 I_{kr} 和体内 QT 研究应执行 GLP,追加研究应尽可能最大限度地遵守 GLP	体外试验建议执行 GLP,体内试验遵循 GLP,追加研究应在最大可行限度内遵循 GLP
生物材料	体外研究生物材料来源:兔、雪貂、豚鼠、犬、猪;整体动物包括犬、猴、猪、兔、雪貂及豚鼠	体外研究生物材料来源:兔、雪貂、豚鼠、犬、猪;整体动物包括犬、猴、猪、兔、雪貂及豚鼠

续表 2-3

项目	ICH S7B	《药物 QT 间期延长潜在作用研究非临床研究技术指导原则》
样本量	参考 ICH S7A	体外试验：每组不少于 4 个平行样本，一般 3~5 组。体内试验：小动物每组一般不少于 10 只，大动物每组一般不少于 6 只，一般雌雄各半
给药浓度/剂量	体外试验：受试物浓度应涵盖和超过预期临床最大治疗血药浓度。体内试验：同 ICH S7A	体外试验：受试物浓度应涵盖和超过预期临床最大治疗血药浓度体内试验，同《药物安全药理学研究技术指导原则》
对照设置	每个体外实验应设阳性对照；体内研究在验证时使用，不必在每次试验中使用	每个体外实验应设阳性对照；整体试验研究中，验证时使用，不必在每次试验中使用
给药途径	同 ICH S7A	同《药物安全药理学研究技术指导原则》
观察时间	未提出相关要求	结合受试物的药效学和药代动力学特性、受试动物、临床研究方法等选择观察时间点及持续时间
试验方法	未提供相关试验方法	提供详细的试验方法

随着制药工业逐渐趋于国际化及全球经济的一体化，目前尽管各国或地区在安全药理学评价指导原则的某些细节方面存在一定的差异，但是大体的关键性原则均趋于相同，这不仅有利于制药部门开拓国际市场，减少研发和申报成本，而且有助于加快药品的上市进程，及早用于治疗患者。

参考文献

[1] 国家食品药品监督管理局. 化学药物一般药理学研究技术指导原则 [EB/OL]. (2005-03-18). https://www.cde.org.cn/zdyz/downloadAtt?idCODE=f2f356618976f5987d1e84a3f8a1e730.

[2] 国家食品药品监督管理局. 治疗用生物制品非临床安全性技术审评一般原则 [EB/OL]. (2007-01-31). https://www.cde.org.cn/zdyz/downloadAtt?idCODE=b78e4cf801c6ecd423996634307fad3e.

[3] 国家食品药品监督管理局. 中药、天然药物一般药理学研究技术指导原则 [EB/OL]. (2005-03-01). https://www.cde.org.cn/zdyz/downloadAtt?idCODE=56debef772b6153559bc2b22d7767c90.

［4］ 国家食品药品监督管理总局. 药物QT间期延长潜在作用非临床研究技术指导原则［EB/OL］. (2014-05-13). https://www.cde.org.cn/zdyz/downloadAtt?idCODE=8cd28befce33fc68d03eb15c23db8336.

［5］ 国家食品药品监督管理总局. 药物安全药理学研究技术指导原则［EB/OL］. (2014-05-13). https://www.cde.org.cn/zdyz/downloadAtt?idCODE=096ee37d154552064a480e8113aac70b.

［6］ 国家市场监督管理总局. 药品注册管理办法. 国家市场监督管理总局令第27号［EB/OL］. (2022-10-23). https://gkml.samr.gov.cn/nsjg/fgs/202003/t20200330_313670.html#.

［7］ 徐叔云, 卞如濂, 陈修. 药理实验方法学［M］. 北京: 人民卫生出版社, 2001.

［8］ 中华人民共和国卫生部药政管理局. 中药新药研究指南［G］. 北京: 中华人民共和国卫生部药政管理局, 1994.

［9］ 中华人民共和国卫生部药政局. 新药（西药）临床前研究指导原则汇编［G］. 北京: 中华人民共和国卫生部药政局, 1993.

［10］ BASS A, KINTER L, WILLIAMS P. Origins, practices and future of safety pharmacology［J］. Journal of pharmacological and toxicological methods, 2004, 49 (3): 145-151.

［11］ BROCK W J, HASTINGS K L, MCGOWN K M. Nonclinical safety assessment: a guide to international pharmaceutical regulations［M］. New Jersey: John Wiley & Sons, Ltd, 2013.

［12］ Committee for Proprietary Medicinal Products. Points to consider: the assessment of the potential for QT interval prolongation by non-cardiovascular medicinal products［G］. London: Committee for Proprietary Medicinal Products, 1997.

［13］ FDA. Guideline for the format and content of the nonclinical pharmacology/toxicology section of an application［EB/OL］. (1987-02-01). https://www.fda.gov/media/72223/download.

［14］ FDA. Reference guide for the nonclinical toxicity studies of antiviral drugs indicated for the treatment of non-life threatening disease: evaluation of drug toxicity prior to phase Ⅰ clinical studies［EB/OL］. (1989-02-03). https://www.fda.gov/media/72272/download.

［15］ ICH. ICH E14: Clinical evaluation of QT/QTc interval prolongation and proarrhythmic potential for non-antiarrhythmic drugs［EB/OL］. (2005-05-12) https://database.ich.org/sites/default/files/E14_Guideline.pdf.

［16］ ICH. ICH M3 (R2): Nonclinical safety studies for the conduct of human clinical trials for pharmaceuticals［EB/OL］. (2009-06-11). https://database.ich.org/sites/default/files/M3_R2_Guideline.pdf.

［17］ ICH. ICH S6 (R1): Preclinical safety evaluation of biotechnology-derived biopharmaceuticals［EB/OL］. (2011-06-12). https://database.ich.org/sites/default/

files/S6_ R1_ Guideline_ 0. pdf.

[18] ICH. ICH S7A: Safety pharmacology studies for human pharmaceuticals [EB/OL]. (2000 - 11 - 08). https://database.ich.org/sites/default/files/S7A_Guideline.pdf.

[19] ICH. ICH S7B: Safety pharmacology studies for assessing the potential for delayed ventricular repolarization (QT interval prolongation) by human pharmaceuticals [EB/OL]. (2005 - 05 - 12). https://database.ich.org/sites/default/files/S7B_ Guideline.pdf.

[20] ICH. ICH S9: Nonclinical Evaluation for anticancer pharmaceuticals [EB/OL]. (2009 - 10 - 29). https://database.ich.org/sites/default/files/S9_ Guideline.pdf.

[21] PUGSLEY M K, AUTHIER S, CURTIS M J. Principles of safety pharmacology [J]. British journal of pharmacology, 2008, 154 (7): 1382 - 1399.

[22] VOGEL H G, HOCH F J, MAAS J, et al. Drug discovery and evaluation: safety and pharmacokinetic assays [M]. Berlin: Springer. 2006.

（汤纳平　胡晓敏　王庆利）

第三章 安全药理学研究设计需要考虑的问题

药物安全药理学研究的目的主要是为了确定药物可能关系到人的安全性的非期望药理作用、评价药物在毒理学和（或）临床研究中所观察到的药物不良反应和（或）病理生理作用、研究中观察到的和（或）推测的药物不良反应机制。安全药理研究的范畴不仅仅适用于药物非临床研究阶段，在药物临床研究阶段和（或）临床应用阶段，若发现了药物的不良反应也应进行非临床安全药理研究。因此，安全药理研究贯穿药物研发和应用的全过程。

一、安全药理学研究试验系统和研究内容的选择

试验系统和（或）动物模型是安全药理学研究的必要手段，安全药理学研究需要借助合适的试验系统来考察药物可能出现的不良反应。因此，试验系统的选择是安全药理学研究方案设计的重点。所选择的试验系统首先应对药物进行相关性分析，只有在试验系统适合评价药物时方能达到客观、准确评价药物的效果，因此，根据具体的研究内容采用一系列合理的模型和方法，针对药物特点设计具体的"安全药理学研究试验系统"是药物安全药理学评价研究成功的关键。

安全药理学研究内容的选择和试验设计还需要依据药物的特点、非临床药理毒理研究情况、适应证、临床使用方法、特定使用条件等具体情况进行考虑。一般首选适用于被研究的药物、并被国际国内认可的方法，鼓励依据科学合理的原则，使用和验证新的技术和方法，以利于设计出更能评价药物特点的具体的安全药理学试验研究技术体系。安全药理学研究内容包括但不限于下述介绍的内容。

（一）核心组合试验的主要内容

安全药理学的核心组合试验的目的是研究受试物对重要生命功能的影响，中枢神经系统、心血管系统、呼吸系统通常作为重要器官系统进行考虑，也是核心组合试验主要的研究内容。

1. 中枢神经系统

定性和定量评价给药后动物的运动功能、行为改变、协调功能、感觉/运动反射和体温的变化等，以确定药物对中枢神经系统的影响。可进行动物的功能组合试验。

2. 心血管系统

测定给药前后血压（包括收缩压、舒张压和平均动脉压等）、心电图（包括 QT 间

期、PR 间期、QRS 波等）和心率等的变化。建议采用清醒动物进行心血管系统指标的测定（如遥测技术等）。

若药物在适应证、药理作用或化学结构上属于易引起人 QT 间期延长类的化合物，如抗精神病类药物、抗组胺类药物、抗心律失常类药物和氟喹诺酮类药物等，应进行深入的试验研究，观察药物对 QT 间期的影响。

3. 呼吸系统

测定给药前后动物的呼吸频率和呼吸深度等的变化。

（二）追加的安全药理学试验的主要内容

（1）中枢神经系统：对行为、学习记忆、神经生化、视觉、听觉和（或）电生理等指标的检测。

（2）心血管系统：对心排血量、心肌收缩作用、血管阻力等指标的检测。

（3）呼吸系统：对气道阻力、肺动脉压力、血气分析等指标的检测。

（三）补充的安全药理学试验的主要内容

（1）泌尿系统：观察药物对肾功能的影响，如对尿量、比重、渗透压、pH、电解质平衡、蛋白质、细胞和血生化（如尿素、肌酐、蛋白质）等指标的检测。

（2）自主神经系统：观察药物对自主神经系统的影响，如与自主神经系统有关受体的结合，体内或体外对激动剂或拮抗剂的功能反应，对自主神经的直接刺激作用和对心血管反应、压力反射和心率等指标的检测。

（3）胃肠道：观察药物对胃肠道的影响，如胃液分泌量和 pH、胃肠损伤、胆汁分泌、胃排空时间、体内转运时间、体外回肠收缩等指标的测定。

（四）QT 间期延长作用评价

评价新药 QT 间期延长作用时，一般推荐的非临床评价的总体思路如下：①评价药物是否属于在药理作用或化学结构上易引起人 QT 间期延长的家族成员，如抗精神病类药物、抗组胺类药物、抗心律失常类药物和氟喹诺酮类药物；②心肌离子电流测定的结果；③动作电位测定的结果；④体内 ECG 上 QT 间期的测定结果。假如上述结果提示存在潜在的危险性时，应进行深入的体内和体外试验研究。最后，结合其他方面的试验结果综合评价进一步开发的可能性。

选择试验方法时，体内和体外试验相互补充，至少应选择 2 种方法进行评价。非临床评价的方法包括 4 个水平上的模型：①采用动物或人类的离体心肌细胞、培养的心肌细胞系或转染有人类离子通道基因的异源细胞表达系统研究离子电流的变化；②用离体心肌组织或麻醉动物测定动作电位或特异的电生理指标的变化；③在清醒或麻醉的动物上测量药物对 ECG 的影响；④在动物或离体心肌组织上评价药物的致心律失常前期作用（proarrhythmic effects）。

各种水平上的模型具有不同的优缺点，体外电生理研究模型可以进行体内试验不具备的细胞水平的作用机理探讨，动作电位的研究反映了心脏中多个离子通道的整体反应的结果；而体内试验的 ECG 结果则同时反映了心肌传导特性和非心脏因素的影响等总的结果，体内试验还可以同时评价代谢产物的影响和安全范围。体内、体外各种水平上的试验互相补充和印证，更有利于综合评价药物的作用。

（五）其他

1. 其他研究内容

在其他相关研究中，尚未研究药物对某些器官或系统是否具有潜在的影响，且尚未开展相关系统性研究时，如潜在的依赖性，以及对骨骼肌、免疫功能、内分泌功能及血液系统等的影响，则应在安全药理学研究中考虑药物对这方面的影响，并做出相应的评价。

2. 结合在其他试验研究中进行安全药理学研究

安全药理学试验一般单独进行。如果设计合理，一些安全药理学研究的内容也可以结合在一般毒理学、药效学和临床试验中进行，但前提是这些试验能满足安全药理学的评价需要，且安全药理学研究不影响其他试验的评价。

二、安全药理学研究的阶段性

安全药理学研究贯穿在新药研究全过程，可伴随新药开发进程分阶段进行。在药物进入临床试验前，通常需要完成对中枢神经系统、心血管系统和呼吸系统的核心组合试验的研究，追加和（或）补充的安全药理学研究视具体情况，可在非临床或临床试验过程中完成。

三、可免做安全药理学试验的情况

对药理作用清楚、体内血药浓度很低、其他组织器官分布很少的局部用药，可考虑不进行安全药理学试验。对用于治疗晚期癌症患者的细胞毒类药物，第一次用于人体之前，可不进行安全药理学试验；但当其作为全新作用机制的药物时，进行安全药理试验还是有价值的。对具有高度受体选择特异性的生物技术药物，常把安全药理学的评价指标作为毒理和药效试验的一部分。但对新作用机制或没有高度受体特异选择性的生物技术药物则应考虑更广泛的安全药理学评价。

四、安全药理学研究设计中各功能系统的研究顺序

安全药理学研究的目的是研究药物不期望出现的不良反应及其作用机制，然而药物的种类繁多，结构复杂，在无同类药物研究结果参考的前提下，对药物可能会出现的不良反应的预测有限。在此情况下，进行药物安全药理学研究时首先要考虑的问题是各系统功能考察的先后顺序。

心血管系统、中枢神经系统、呼吸系统出现不良反应时能够快速影响生命的存活，在ICH指导原则中被定义为重要的生命系统，因此，在考察药物的安全药理学时，重要的生命系统被列为首先需要考虑的问题。

消化系统、泌尿系统、免疫系统等其他的功能系统在出现药物不良反应时通常不会直接影响机体的存活，因此，这些系统在安全药理学研究中被列为"二线"系统，在安全药理学研究中其研究时间通常晚于对重要的生命系统的研究。

但是在研究临床试验或患病人群的某些特定因素情况下，如克罗恩（Crohn）病的胃肠道功能、原发性肾性高血压的肾脏功能、免疫损伤患者的免疫功能，这些器官系统

的安全药理学试验评价可能具有特别重要的作用，可考虑优先进行。总之，需要根据具体药物特点、临床试验特点、患病人群特点，具体问题具体考虑。

五、安全药理学研究中实验动物的选择

实验动物种属、品系、性别和年龄的选择是否合理，影响到安全药理学的评价。一般情况下，比格犬、大鼠、小鼠是最常选用的安全药理学实验动物，其原因与上述种属的遗传背景清楚、各生理指标相对稳定、背景数据丰富等因素有关。但当开展特殊药物的安全药理学研究或因药物作用机制等因素需要在安全药理学研究中有特殊考虑时，动物种属的选择至关重要。

在进行生物药物研究时，应先考虑动物的选择问题，考虑动物是否适合药物的研究，若药效学和（或）安全性研究资料或其他研究资料表明某种动物适合该药物的研究，则可直接选择该动物进行安全药理学研究。例如，在进行聚乙二醇干扰素 α-2a 注射液的安全药理学研究时，由于其前身产品 α-干扰素已经进行过免疫组织交叉反应研究，并且在 α-干扰素研究中选用了猴作为研究对象，而 α-干扰素和聚乙二醇干扰素 α-2a 二者的药效、毒理作用的物质基础均为干扰素，因此，在进行聚乙二醇干扰素 α-2a 研究时可直接选用猴作为研究对象。

当生物药缺乏药效学和其他安全性评价资料时，就应先进行组织交叉反应研究，确定最合适的动物种属。例如，在进行西妥昔单克隆抗体安全性评价之前，研究者已先进行了大量的免疫组织交叉反应研究，研究结果表明只有猴出现了阳性反应，犬、山羊、兔、大鼠、小鼠组织交叉反应均为阴性，因此，在进行西妥昔单克隆抗体安全药理学研究时选择猴作为实验动物。

在进行儿科药物、妇科药物、老年用药等特殊群体的药物研究时，动物的性别、年龄则成为安全药理学研究的关键因素，应根据被试药物具体的要求进行科学的选择。

小 结

药物安全药理学研究贯穿药物研发和应用的全过程，其研究的目的主要是确定药物可能关系到人的安全性的非期望药理作用、评价药物在毒理学和（或）临床研究中所观察到的药物不良反应和（或）病理生理作用、研究所观察到的和（或）推测的药物不良反应机制，这是一个系统、复杂的研究体系。其设计除了充分考虑上述第一至第五节的问题外，还需要考虑试验系统与药物的相关性问题、研究模型的评价效力和效率等，特别是结合受试物的药效学和药代动力学特性、受试动物、临床研究方案等因素，依据具体问题具体分析的原则选择安全药理学试验中各指标观察时间点和观察频率。只有考虑充分，才能设计出更能充分暴露药物安全药理学特点的安全药理学试验研究方案，这也是创新药物安全药理学评价研究是否成功的关键。

参考文献

[1] 国家食品药品监督管理局. 化学药物一般药理研究学研究技术指导原则 [EB/OL]. (2005-03-18). https://www.nmpa.gov.cn/wwwroot/gsz05106/13.pdf.

[2] 国家食品药品监督管理总局. 药物安全药理学研究技术指导原则 [EB/OL]. (2014-05-13). https://www.nmpa.gov.cn/directory/web/nmpa/images/MjAxNMTqtdo0usXNqLjmILi9vP4uZG9j.doc.

[3] ICH. ICH S7A: Safety pharmacology studies for human pharmaceuticals [EB/OL]. (2000-11-08). https://database.ich.org/sites/default/files/S7A_Guideline.pdf.

[4] ICH. ICH S7B: Safety pharmacology studies for assessing the potential for delayed ventricular repolarization (QT interval prolongation) by human pharmaceuticals [EB/OL]. (2005-05-12). https://database.ich.org/sites/default/files/S7B_Guideline.pdf.

（杨威　王庆利　郭健敏）

第四章 中枢神经系统安全药理学

神经系统是机体内结构和功能最为复杂的系统，也是人体生命活动过程的主要调节系统，可分为中枢神经系统和周围神经系统。中枢神经系统是神经系统的主要部分，其结构和功能较周围神经系统更为复杂。药物的中枢神经系统作用主要是通过影响中枢突触传递的不同环节（如神经递质、受体及受体后的信号转导）而产生药理作用，仅有全身麻醉药物、酒精等少数药物可通过作用于膜的非特异性机制而发挥作用。目前，市场或临床上使用的药物大多数能够影响中枢神经系统的功能，产生各种中枢效应，其中一些被作为药效而应用于临床的治疗，而有些则成为药物的不良反应，甚至会诱发生理或精神依赖性，成为严重的社会问题。

中枢神经系统一直是药物安全性评价的核心内容，安全药理学研究的目的已经从确定药物可能关系到人的安全性的非期望药理作用、评价药物在毒理学和/或临床研究中所观察到的药物不良反应和/或病理生理作用，扩展到研究所观察到的和/或推测的药物不良反应机制。对中枢神经系统安全的评价要求越来越高，中枢神经系统的安全药理学评价方法，已经不局限于经典的行为学试验，逐渐从整体、组织延伸到细胞和分子水平，以便更好地为临床试验和临床用药服务。

第一节 中枢神经系统概述

中枢神经系统接受机体各部位的信息，或将这些信息整合加工后成为协调的运动传出，或将信息储存在中枢神经系统内成为学习、记忆的神经基础。中枢神经系统含有大量的神经元，神经元间存在着多种形式的突触联系、多种作用的递质，并通过作用于多种神经递质与调质，使神经传递和调节的形式更加精细和多样化，从而完成繁杂的信息传递、储存和加工，产生各种心理活动，支配与控制各种行为。本节简单介绍中枢神经系统的功能组织、突触及递质的概况，以便更好地了解药物对中枢神经系统的作用及药物对中枢神经系统影响的评价。

一、中枢神经系统的结构和功能

中枢神经系统由脑和脊髓构成，是神经组织最集中的部位。神经元是中枢神经系统的基本结构和功能单位。神经元的主要功能是传递信息，突触是神经元间或神经元与效应器间实现信息传递的部位。神经胶质细胞是中枢神经系统中数量最多的细胞类型（占90%左右），在脑内其数量达神经元数量的10倍之多，脑内神经元间的空隙几乎全由神经胶质细胞填充。

神经胶质细胞有多种类型，按形态主要分为星形胶质细胞、少突胶质细胞和小胶质细胞。星形胶质细胞是神经胶质细胞的主要组分，也是胶质细胞中体积最大的。星形胶质细胞比脑内其他任何类型的细胞具有更广泛的缝隙连接，因此使得星形胶质细胞类似于合胞体样结构。少突胶质细胞的突起较少，分支也少，主要位于神经元胞体附近及神经纤维周围。少突胶质细胞主要起到支持轴突的作用，如周围神经中产生髓磷脂的施万（Schwann）细胞，包裹中枢神经细胞轴突的胶质细胞也是少突胶质细胞。小胶质细胞在数量上约占全部胶质细胞的5%，在结构和功能上类似巨噬细胞，中枢神经系统损伤或炎症时，小胶质细胞激活，具有吞噬活性。小胶质细胞是中枢神经系统中的第一道也是最主要的一道免疫防线。

中枢神经系统的主要功能为协调与整合作用，而机体的反射活动在中枢神经系统的表现就是把不同空间和时间的传入冲动进行整合，从而使神经元之间在机能上发生突触联系，使中枢神经系统的活动表现为兴奋的扩散、抑制和反馈。从而实现对呼吸中枢、体温调节中枢、语言中枢等某一特定生理功能的神经元群的调节。

二、中枢神经递质

作用于中枢神经系统的药物主要通过影响中枢突触传递的不同环节（如递质、受体、受体后的信号转导等），进而调节突触信息传递而产生药理作用，从而改变机体的生理或病理过程。神经递质是由神经末梢释放、作用于突触后膜受体、导致离子通道开放并形成兴奋性突触后电位或抑制性突触后电位的化学物质，其特点是传递信息快、作用强、选择性高。已知中枢递质达30余种，其中，乙酰胆碱（acetylcholine，Ach）是第一个被发现的脑内神经递质，中枢 Ach 主要参与觉醒、学习、记忆和运动的调节。γ-氨基丁酸（γ-aminobutyric acid，GABA）是脑内重要的中枢抑制性递质，是镇静催眠药和一些抗癫痫药的作用靶点。谷氨酸（glutamate，Glu）是中枢神经系统内主要的兴奋性神经递质，不但参与快速的兴奋性突触传导，而且在学习、记忆、神经元的可塑性及神经系统发育中发挥重要作用，Glu 受体的研究为寻找高效、安全的新药提供了有益的靶标。去甲肾上腺素（noradrenaline，NA）受体分α型和β型，其功能与警觉、睡眠、情绪等的调节相关，是许多抗抑郁药物作用的靶点之一。5-羟色胺（5-hydroxytryptamine，5-HT）主要功能是维持情绪和情感的稳定，参与心血管活动、体温、睡眠、内分泌等调节，突触前膜摄取转运体是抗抑郁药的主要作用靶标之一；中枢 5-HT_3 受体与痛觉传递、焦虑、认知、药物依赖等有关，5-HT_3 受体阻断药在临床上有很强的镇吐作用，可开发为肿瘤化疗的辅助治疗药物。

近年来，分子生物学知识与技术的应用极大地促进了中枢神经系统药理研究的进展，在神经递质的基础上又提出神经调质概念。神经调质的特点在于作用发生慢而持久，但范围较广，尽管神经调质也是由神经元释放，但其本身不具有递质活性，不能直接引起突触后生物学效应，大多需要与 G 蛋白耦联受体结合后诱发缓慢的突触前或突触后电位，近年来研究较多的一氧化氮、花生四烯酸等均为重要的神经调质。

三、屏障结构

（一）血-脑屏障

血-脑屏障由血管内皮、软脑膜和神经胶质细胞构成，与脉络丛一起将脑组织和血液循环系统分隔开来。血-脑屏障几乎包括了全部脑组织中的血管内皮细胞及脑组织周围部分的软脑膜和胶质细胞膜之间的间隙。血-脑屏障中的毛细血管内皮细胞、内皮细胞之间紧密连接及星形胶质细胞的终足连接，阻止大分子、离子及水溶性非电解质通过。但某些药物可以直接穿透血-脑屏障，到达脑敏感部位，发挥药效或者诱发中枢毒副作用。同时，血-脑屏障中的内皮细胞液可以通过载体介导的转运系统，选择性转运一些特定的分子，把一些与生理性底物结构相近的药物转运入大脑。另外，某些药物也可改变血-脑屏障的通透性而诱发中枢神经系统的毒性作用。

（二）超室管膜结构

超室管膜结构存在于脑脊液中，可以阻止一些分子进入大脑的深层组织。这些屏障组织的开放允许特定的内源性分子进入大脑，因此，一些药物也可以借此结构进入中枢神经系统而导致中枢毒副作用。

（三）血-神经屏障

血-神经屏障由神经纤维内的毛细血管壁、神经束膜和毛细血管内皮细胞组成，在神经间质液和血液之间形成屏障。脂溶性分子可以自由通过，但大分子物质、离子、水溶性不带电的物质会被限制通过，其中，毛细血管内皮细胞可以选择性地将某种分子从血液转运到神经纤维。

四、药物对中枢神经系统的作用特点与机制

中枢神经系统特殊的结构和功能决定了其成为药物作用的独特靶标的可能性。首先，中枢神经系统的结构和功能复杂，与其他器官系统的联系广泛，各种生理功能均受中枢神经系统的影响或控制。药物作用于中枢神经系统后，不仅中枢神经系统可以快速地出现效应，而且能够通过各种神经递质的调控，影响机体其他器官系统做出相应的功能调整。其次，中枢神经系统具有较高的代谢率，正常成人脑只占体重的 2.5%，供血量却占全身的 15%，耗氧量占全身的 20%，因此，除了药物的直接作用，中枢神经系统更易于受到低氧、低血流量、低血糖等诱发的间接损害。另外，中枢神经系统包含血-脑屏障、血-脑脊液屏障、血-神经屏障，这些结构对药物及其代谢产物的转运具有重要影响。最后，神经细胞再生能力很差，死亡的神经元不能再生，受损部位将由胶质细胞增殖而填充，上述特点决定了中枢神经系统对药物反应的独特性。目前，临床上

使用的很多药物能产生不同程度的中枢作用，并影响中枢神经系统的功能，其中有些被用于疾病的治疗，有些则成为药物不良反应的基础。

药物对中枢神经系统的作用根据其功能可分为两大类，即中枢兴奋药和中枢抑制药。抑制性递质释放增多或激动抑制性受体，均可引起抑制性效应，反之则引起兴奋；兴奋性递质释放增多或激动兴奋性受体，产生兴奋效应，反之则导致抑制。中枢神经兴奋时，表现为欣快、失眠、不安、幻觉、妄想、躁狂、惊厥等，而中枢神经抑制则表现则为镇静、抑郁、睡眠、昏迷等。

大多数药物作用于中枢的作用方式是影响突触传递的某一环节，引起相应的功能变化。根据递质作用的方式可分为两类：突触前机制和突触后机制（受体的激动或拮抗）。

突触前机制主要是影响递质的代谢，一些药物通过影响递质的合成、储存、释放和灭活，从而实现对突触的信息传递调节。例如，氯苯丙氨酸通过阻断5-HT的合成而发挥药效；利血平干扰突触前囊泡内儿茶酚胺的储存和释放而导致去甲肾上腺素能神经末梢囊泡内递质的耗竭而降压；三环类抗抑郁药主要是通过抑制NA和5-HT的再摄取，增加其在突触间隙的浓度，促进突触传递功能而发挥抗抑郁的治疗作用。

突触后递质受体是药物作用的主要靶点。有些药物通过激动受体而发挥药理作用，如阿片类药可以模拟内啡肽的作用；有些药物通过阻断受体而产生药理作用，如典型的抗精神病药氯丙嗪通过阻断多巴胺（dopamine，DA）受体而发挥镇静作用。对受体的拮抗也是引起中枢神经系统症状的常见机制，如士的宁通过阻断甘氨酸与其受体的结合而发挥作用。药物也可以通过直接作用于离子通道或受体激活后的任何下游环节而发挥药效。

第二节　中枢神经系统在药物安全性评价中的重要性

中枢神经系统是维持生命的重要系统，控制机体的运动、思维、情绪、意识、免疫系统及神经内分泌系统。因此，中枢神经系统在药物非临床安全性评价中具有重要的地位，安全药理学研究应以充分的指标来达到对该系统的重点观察。

一、中枢神经系统毒性是药物研发阶段的重要限制因素

中枢神经系统接收周围神经、内分泌和免疫系统的信息，通过综合和分析，对各系统的神经行为或行为功能进行调节，从而保证生命活动的正常进行。正是因为中枢神经系统结构的复杂性和功能的特殊性，药物易诱发中枢神经系统的毒副作用，所以中枢神经系统毒性一直是药物研发的重要限制因素。Redfern等2011年的调查显示：新药非临床研发阶段由于神经系统毒性而终止研发的比例约为14%，而在临床试验（Ⅰ～Ⅲ期）阶段该数据达到21%，且该数据近10年一直持续在22%左右。

由于中枢神经毒性而被迫终止研究的例子很多。例如，美国Jazz药物制剂公司研发

的羟丁酸钠（sodium oxybate），其活性成分γ-羟基丁酸盐是已上市药物羟丁酸钠（主要用于减少日间嗜睡症的日间睡眠及发作性睡病的猝倒的治疗）的成分之一，Jazz拟将小剂量的γ-羟基丁酸盐用于纤维肌痛的治疗。目前，美国纤维肌痛的患者已将近600万，而上市的治疗药物仅有3个：盐酸度洛西汀（duloxetine hydrochloride）、米那普仑（milnacipran）及普瑞巴林（pregabalin）。Rekinla被认为是很有希望上市的第4个纤维肌痛治疗药物。然而，在Ⅲ期临床试验中，研究人员发现其可产生无力、头痛、眩晕等中枢症状及无法解释的滥用倾向性，其在2011年未能获得FDA的批准，同时在欧洲也被淘汰。

勃林格殷格翰公司研发的Girosa也由于在临床试验中被发现具有中枢神经系统毒性而终止研发。其曾被预言投放市场后每年销售额将达到3亿美金，然而它的4次临床试验（招募了包括美国、加拿大和欧洲的5 000多名女性，220多家医院）均因具有严重的中枢神经系统症状（如抑郁、头晕、头痛、烦躁、无力等）而未能得到FDA的批准。

二、中枢神经系统毒性影响药物的临床应用

药物在临床应用过程中诱发的中枢症状非常普遍，Budnitz等的调查结果显示，药物应用于临床所诱发的严重毒副作用中，神经系统症状大约占39%。药物诱发的中枢症状（如头痛、头晕、恶心、呕吐、感觉异常、抽搐等）不仅给患者带来痛苦，严重影响生活质量，而且可能诱发中枢神经系统的机能紊乱，表现为兴奋不安、精神错乱、惊厥甚至昏迷等致死性的损伤。

近年来，很多药物因为严重的中枢神经系统毒性而影响其在临床的广泛应用。齐拉西酮（ziprasidone）是美国上市的第15个非典型抗精神病药，主要用于精神分裂症、急性躁狂及双相情感障碍的治疗。齐拉西酮的临床毒副作用几乎囊括了所有的中枢症状：眩晕、晕厥、抑郁、焦虑、意识错乱、嗜睡、发热、寒战、颤抖、出汗、肌肉僵硬等。另外，除了在老年痴呆精神患者中因诱发死亡而遭到黑框警示外，其还因为在儿科临床试验中诱发运动障碍而被警告并贴黑框警示。

无独有偶，H1N1疫苗Pandremix在2009年9月得到欧洲药品管理局（European Medicines Agency，EMA）的批准，用于H1N1流感大流行的预防，随后在世界范围内开始用于H5N1的大流行预防。2010年8月，瑞士药品管理局（The Swedish Medical Products Agency，MPA）和芬兰国家卫生福利研究所（The Finnish National Institute for Health and Welfare，THL）就Pandremix的毒副作用开始调查。调查结果显示，Pandremix除引起头痛、疲惫、寒战、多汗等常见中枢症状外，在4～19岁儿童中还可增加发作性睡眠症的发生。2011年，其被禁止在20岁以下人群中使用。

三、中枢神经系统毒性导致药物退出市场

有很多药物由于严重的中枢神经系统毒性而退出市场。例如，利莫那班（rimonabant），作为全球第一个选择性CB1内源性大麻素受体抑制剂，主要用于人体质量指数（body mass index，BMI）超过30 kg/m^{2}或者BMI达到27 kg/m^{2}并同时存在2型糖尿病或血脂异常等肥胖的高危险因素的患者。2004年8月，利莫那班的Ⅲ期临床试验结果

公布。这项 500 个临床中心参与的随机、双盲、安慰剂对照临床试验，纳入 3 000 多例超重或肥胖患者，其中许多人伴有高血压、血脂异常和代谢综合征。实验分为利莫那班大剂量组（20 mg/d）、小剂量组（5 mg/d），以及安慰剂组，各组患者均在用药的基础上采取低能量饮食。在为期 2 年的临床试验结束时，利莫那班大剂量组、小剂量组和安慰剂组的患者腰围分别从基线水平减少 7.9 cm、4.8 cm 和 3.8 cm，3 个剂量组的患者体重自基线下降 5% 以上的患者比例分别为 62.5%、36.7% 和 33.2%。该研究结果表明，利莫那班不仅抑制食欲的疗效十分明显，可以达到有效减肥的目的，而且可以使 32% 的受试者维持减重成果至少 2 年；同时还发现，利莫那班作用于与心脏疾病有关的另 2 种风险因子——吸烟和高胆固醇，即具有辅助戒烟和改善脂代谢紊乱的作用。由于临床上肥胖患者常常伴发心脏损伤，该药的治疗将对患者带来更大的益处，因此，利莫那班一度被认为是最有前景的减肥药物。自 2006 年 7 月利莫那班开始在欧洲投放市场，至 2008 年已经在全球 56 个国家销售。但由于临床研究结果显示中枢 CB1 受体抑制可以诱发严重的抑郁症，并增加自杀危险性，2006 年并未得到美国 FDA 的批准，基于临床资料的支持，欧盟 EMA 于 2008 年 10 月建议暂时停止销售利莫那班，并于 2009 年 1 月宣布其正式撤市。

第三节 常用的药物安全药理评价模型及方法

鉴于安全药理学研究的阶段性，在药物进入临床试验前，应完成对中枢神经系统、心血管系统和呼吸系统有影响的核心组合试验的研究。核心组合试验对于中枢神经系统的要求：直接观察给药后动物的一般行为表现、姿势、步态，有无流涎、肌颤及瞳孔变化等；定性和定量评价给药后动物的自发活动、机体协调能力及与镇静药物的协同/拮抗作用和体温等的变化。出现明显的中枢兴奋、抑制或其他中枢神经系统反应时，应进行相应的体内或体外试验的进一步研究。下面就目前常用的评价模型进行简单的阐述。

一、核心组合试验

我国 2014 版的《药物安全药理学研究技术指导原则》建议：中枢神经系统的核心组合试验应定性和定量评价给药后动物的运动功能、行为改变、协调功能、感觉/运动反射和体温的变化等，以确定药物对中枢神经系统的影响。

（一）功能组合试验

功能组合（functional observational battery，FOB）试验起初用于评价受试物对机体中枢和周围神经系统影响的观察性试验方法，主要评价机体行为、感觉/反射等功能的改变，用于受试物神经和行为毒性的筛选。最早仅限于小鼠，目前已广泛用于大鼠，并开始在犬和猴试验中应用。因其操作简单、指标系统而全面，已经成为 ICH 推荐使用的人用药中枢神经系统的评价方法之一。

FOB 试验在试验操作上通常分为观察性评估和操作性测试。观察性评估是直接观察动物的活动度、姿态、运动、步态等，是基于动物的本能反应，观察者与动物没有直接接触，判断指标是按照一定的标准定性或分级评定。操作性测试主要是检测动物特异性的神经功能，需要借助一定的试验装置。试验的操作应遵循一定的顺序，即对动物刺激小的操作（观察性评估）在前，动物抓取等操作在后，最后进行体温检测。其具体的检测指标应结合动物及药物的作用特点，结合各实验室的实际情况选择，但应包含行为、运动、感觉的定性和定量测定。

中枢神经系统是一个复杂的系统，其功能的改变涉及复杂的调控，仅以一两项指标难以全面反应药物对中枢神经系统的影响。FOB 试验不仅可以系统地对中枢神经系统的功能改变进行评价，而且可较早地检测到这些改变，其优点主要表现为方法简单、经济、有效、指标敏感、全面。

目前，国外一些实验室逐渐结合心血管系统、呼吸系统试验，开始在犬、猴、小型猪等大动物的安全药理评价中应用 FOB 试验。

（二）旷场试验

旷场试验（open field test，OFT）又称开放场试验，最初应用于对大鼠情绪状态的研究，其原理是基于动物畏惧开放场地同时又因为对新鲜事物好奇而去探索的天性。OFT 是定性、定量研究啮齿类动物自发活动和探索行为的常用方法，几乎可应用于啮齿类动物所有的行为学评价中。经过不断创新推广，OFT 已经被应用于犬、猪、猴等其他动物品系的评价中。

目前，OFT 中自发活动测试方法应用最多的是红外光束法，即将动物阻挡红外光束的次数作为动物活动的数据，并通过计算机系统记录下来。该方法通常获得的简单指标包括活动总路程、活动次数、活动时间等。

随着科技的进步，采用啮齿动物活动自动识别装置可以分辨足、尾部、面部等的细微动作，并结合动物的主要身体姿势和修饰动作更加准确地反映动物的自发行为。例如，某一肢体越过的格子数为水平得分（crossing），后肢站立次数为垂直得分（rearing），修饰次数，同时对于大动物（如比格犬、恒河猴）也有了相应的评价和识别手段。

OFT 是评价实验动物在新环境中的自主行为、探究行为，以及焦虑、抑郁状态的常用方法。操作简便，方法可靠，特别是计算机技术和图像处理技术的引入，使动物行为分析的检测指标大为增加，且具有高效、无创、灵敏、客观等诸多优点，但应该注意环境和操作可引起动物紧张，从而对结果产生影响。

（三）协调平衡运动试验

协调平衡运动试验是药理学的经典试验方法，其原理为动物经过训练后能够在转动的杆上爬行并能够保持协调运动。如果药物影响其协调平衡能力或者肌肉张力，动物则从转杆上跌落。依据检测指标的不同，可选择转杆匀速转动（记录给药后大鼠自转杆上跌落的次数）或者转杆加速转动（记录动物在杆上停留的时间）。

一般使用转杆法进行协调平衡运动试验，动物可以采用大鼠或小鼠，一般协调平衡能力测定选择雄性动物。实验前先对动物进行训练，在转杆上 10 min 内不落下或落下次数少于 1 次者为合格动物，3 min 内落下 2 次以上（含 2 次）者为阳性动物。

协调平衡运动试验操作简单，动物依从性好，但指标比较单一，有时候需要区别动物是因为肌张力降低、疲劳，还是因为协调平衡能力下降而造成的落杆。

（四）大鼠、小鼠步态分析系统

大鼠、小鼠步态分析系统是一个定量评估啮齿类动物模型脚步和步态的系统。一般采用脚印光亮折射技术，基于颜色的自动跟踪软件，能够捕获每一个足印的详细信息并进行足印分析，并通过测量动物的体重分布获得脚步的压力差异，可以对大鼠、小鼠的运动功能进行客观和定量的分析评价。

大鼠、小鼠步态分析系统可用于评价受试物的中枢及周围神经损伤、神经性疼痛，以及运动失调等。

步态分析系统的检测指标包括脚印面积、悬空和触地时间、触地速度、支撑时相比、压力、脚间距离、步周长、同侧脚印间的距离、单位时间脚步数、支撑方式、步序、时相延迟、行走速度等。

（五）大鼠、小鼠抓力测定试验

通过仪器对大鼠、小鼠抓力进行测试，评价药物对动物肢体力量的影响程度，也可对动物的衰老、神经损伤、骨骼损伤、肌肉损伤、韧带损伤程度及其恢复程度进行评价。

动物采用大鼠或小鼠，将动物放置在抓力板，轻轻后拽鼠尾，待动物用力抓住抓力板时适当增加后拉力度，以测定动物的最大抓力。操作步骤：用右手将大鼠抓住后按放在抓力板上，左手向前推住抓力板，然后右手向后滑至鼠尾部，左手轻轻松开抓力板，抓力板随右手拉鼠尾的力量向前滑行，待动物用力抓住抓力板时应及时加力后拉，使其测到动物的最大抓力，如果不及时加力动物会主动松爪回身攻击或逃避。连续测量 3 次，取平均值。试验时使抓力板呈水平方向运动，避免由于抓力板倾斜而造成测试不准。

（六）睡眠协同试验

睡眠协同试验的原理是催眠药和镇静药可延长单次给予戊巴比妥钠诱发动物睡眠的时间。在戊巴比妥钠催眠的基础上观察受试物是否能够延长睡眠时间，试验方法以翻正反射消失为指标，观察受试物与戊巴比妥钠有无协同作用。

试验动物一般选择昆明小鼠，因为巴比妥类药物在小鼠体内具有快速代谢排泄的特点。使用戊巴比妥钠阈下催眠剂量，即 90% ~ 100% 的小鼠翻正反射不消失的最大剂量。预先给予受试药，在给药后合适的时间（一般是药物峰作用值前 10 ~ 15 min），在小鼠腹腔注射最大阈值下催眠剂量的戊巴比妥钠。凡是 30 min 内翻正反射消失 1 min 以上者，表明已发生睡眠。也可同时记录动物睡眠持续时间以进行组间比较。

（七）小鼠热板法测痛试验

当小鼠置于 55 ℃ 的热板之上时，小鼠由于对热刺激不能耐受而会产生踢后腿、舔后足和跳跃等反应，因此，这 2 种反应被确定为反应疼痛强度的指标，而将小鼠放置在热板上到其出现上述反应为止的时间为痛阈。

试验选用昆明种雌性小白鼠，将小鼠放在预热至 55 ℃ 的金属板上，记录其足底接触热板到出现舔后足的时间，以小鼠舔后足或跳跃反应的潜伏期为痛阈指标。

（八）小鼠醋酸扭体法测痛试验

化学药物注入小鼠腹腔内，刺激脏腹膜和壁腹膜，引起深度较大面积的较长时间的炎性疼痛，致使小鼠出现腹部内凹、躯干与后肢伸张、臀部高起等行为，称为扭体反应。试验一般选用昆明种小白鼠，给予待测药物一定时间后（依据药代资料确定），每只小鼠腹腔注射醋酸溶液，记录扭体开始时间（扭体潜伏期）和 15 min 内小鼠扭体次数。

二、追加的安全药理学试验

当核心组合试验、临床试验、流行病学、体内外试验及文献报道提示药物存在潜在的、与人体安全性有关的不良反应时，应进行追加的安全药理学研究。追加的安全药理学试验是除了核心组合试验外，反映受试物对中枢神经系统的深入研究。追加的安全药理学试验根据已有的信息，具体情况具体分析，选择追加的试验内容。对中枢神经系统的研究包括对行为、学习记忆、神经生化、视觉、听觉和/或电生理等指标的检测。

（一）Morris 水迷宫

Morris 水迷宫试验是 1981 年由美国科学家 Morris 建立的，基于鼠类天生会游泳且会本能地寻找水中的休息场所的原理，用强迫大鼠、小鼠游泳并学习寻找隐藏在水中平台的方法来测试其空间定位的学习与记忆能力。最初用于研究脑内结构对学习和记忆的调节作用，后来逐步发展成为目前最常用的评价动物学习与记忆的模型。Morris 水迷宫测定指标客观，实验重复性强，有计算机管理和摄像监控，使用方便，可将实验结果重放，是学习与记忆功能测定的国际通用方法。

Morris 水迷宫法使用大鼠或小鼠，实验时，将大鼠头部朝池壁轻轻地放入水中，记录其入水时间及在水中的游泳运动轨迹，根据试验需要选择反映其记忆能力的指标进行分析，如潜伏期、游泳距离、平均游泳速度、20% 区域时间等，并将此作为分析动物搜索目标时采用何种策略的依据。

根据试验目的，可以研究药物对动物空间导航任务的信息采集和记忆能力的影响，常用的有：探查训练（probe trial）、对位训练（reversal phase）[即空间逆转实验（spatial reversal）]、重复学习（repeated learning）、信号学习（cued learning）、辨别学习（discrimination learning）等，也可以用来研究工作记忆（working memory）、参考记忆（reference memory）和任务策略。

（二）高架十字迷宫

高架十字迷宫是利用动物对新环境的探究特性和对高悬敞开臂的恐惧心理而形成动物的矛盾冲突状态，以此反映动物的焦虑情绪。高架十字迷宫具有一对开臂和一对闭合臂，啮齿类动物由于嗜暗性倾向在闭合臂中活动，但出于其探究天性又会在开臂中活动。在面对新奇环境刺激时，动物同时产生探究的冲动与恐惧，这就造成了探究与回避的冲突行为，从而产生焦虑心理。抗焦虑药物能明显增加进入开臂的次数与时间，致焦虑剂则相反。考察动物进入开臂的次数及滞留时间，可以同时反映抗焦虑药物和致焦虑剂的作用，且快速简单，是行为学研究尤其是焦虑抑郁研究的经典试验，在精神药理学研究中使用非常普遍。

正常动物对开臂保持一定的探究活动，而焦虑动物对开臂的探究减少。如果药物增加动物对开臂的偏爱（即增加进入开臂的次数和在开臂滞留时间的百分比），而不改变入臂总次数，则认为其有抗焦虑作用；如果药物减少动物对开臂的偏爱，同时又不改变入臂总次数，则认为该药有致焦虑作用。进入开臂次数及滞留时间与大鼠的焦虑情绪呈负相关，进入开臂次数越少，滞留时间越短，说明老鼠的焦虑情绪越严重。

（三）大鼠脑电图测定

脑电图是一种反映中枢神经系统瞬间突触活性整合的非创伤性检测方法，能够评价药物对大脑不同区域和不同结构的作用，也适用于睡眠的研究。

首先进行实验动物模型的制备，大鼠用水合氯醛经腹腔注射麻醉后，俯卧位固定于脑立体定向仪。剔除大鼠头部的毛发，局部消毒。沿大鼠头部正中线切开头皮 8～10 mm长的切口，暴露前囟及冠状缝。根据试验需要确定电极的位置，植入单极电极。鼻骨埋植钟表螺丝，引出接地电极，2 个电极均接入 USB 两孔插件端子，自凝牙托水和牙托粉固定于颅骨上。端子经皮下隧道于大鼠背部引出，缝合头部和背部皮肤切口。待动物伤口愈合后进行脑电描记（一般于术后 2 周），将大鼠背部电极端子经插件导线与记录导线相连后，记录脑电图。在大鼠清醒状态下，连续描记脑电图 120 min，作为背景数据。

（四）长时程增强效应

长时程增强效应（long time potentiation，LTP）是指给突触前纤维一个短暂的高频刺激后，突触传递效率和强度增加几倍且能持续数小时至数天。LTP 最初于 1973 年被发现，研究者用电刺激麻醉兔的内嗅皮层，使海马表层的穿通纤维兴奋，可在海马齿状回记录到场电位。先用高频电刺激几秒钟后，再用单个电刺激，记录到的部分场电位幅度大大超过原先记录的对照值，这种强度增加可持续几小时、甚至几天，这一现象后来就被称为LTP。1983 年，研究者又发现 N - 甲基 - D - 门冬氨酸受体通道复合体在 LTP 过程中起重要作用，进一步深化了对 LTP 在大脑学习、记忆中作用的理解。目前，海马 LTP 被认为是学习、记忆存在的分子基础。

参考文献

[1] BUDNITZ D S, POLLOCK D A, WEIDENBACH K N, et al. National surveillance of emergency department visits for outpatient adverse drug events [J]. The journal of American medical association, 2006, 296 (15)：1858 - 1866.

[2] GUMILAR F, LENCINAS I, BRAS C, et al. Locomotor activity and sensory-motor developmental alterations in rat offspring exposed to arsenic prenatally and via lactation [J]. Neurotoxicology and teratology, 2015, 25, 49：1 - 9.

[3] HALL C S, BALLACHEY E L. A study of the rat's behavior in a field：a contribution to method in comparative psychology [J]. University of California publications in psychology,

1932 (6): 1-12.

[4] MONTERO A J, ESCOBAR M, LOPES G, et al. Bevacizumab in the treatment of metastatic breast cancer: friend or foe? [J]. Current oncology reports, 2012, 14 (1): 1-11.

[5] NOHYNEK H, JOKINEN J, PARTINEN M, et al. AS03 adjuvanted AH1N1 vaccine associated with an abrupt increase in the incidence of childhood narcolepsy in Finland [J]. PLOS one, 2012, 7 (3): e33536.

[6] PRYT L, BELZUNG C. The open field as a paradigm to measure the effects of drugs on anxiety-like behaviors: a review [J]. European journal of pharmacology, 2003, 463 (1-3): 3-33.

[7] PUGSLEY M K, DALTON J A, AUTHIER S, et al. Safety pharmacology in 2014: new focus on non-cardiac methods and models [J]. Journal of pharmacological and toxicological methods, 2014, 70 (2): 170-174.

[8] PUGSLEY M K, TOWART R, AUTHIER S, et al. Innovation in safety pharmacology testing [J]. Journal of pharmacological and toxicological methods, 2011, 64 (1): 1-6.

[9] REDFERN W S, VALENTIN J P. Trends in safety pharmacology: posters presented at the annual meetings of the Safety Pharmacology Society 2001-2010 [J]. Journal of pharmacological and toxicological methods, 2011, 64 (1): 102-110.

[10] STANFORD S C. The open field test: reinventing the wheel [J]. Journal of psychopharmacology, 2007, 21 (2): 134-135.

[11] STEVENS J L, BAKER T K. The future of drug safety testing: expanding the view and narrowing the focus [J]. Drug discovery today, 2009, 14 (3-4): 162-167.

（闫长会　丁日高）

第五章 心血管系统安全药理学

心血管系统不仅供给机体组织细胞适当的营养物质、呼吸气体、激素、代谢产物，并且将组织和细胞的代谢废物及外源性物质（如侵入机体的微生物）去除。另外，心血管系统通过流向全身各组织的血液循环维持机体内环境的稳态，调控体温并维持组织和细胞的 pH。因此，心血管系统在保持机体各主要器官（尤其是依靠血液运输营养物质和氧气的血管丰富的器官）活性和功能方面起着非常重要的作用。如果心血管系统由于药物的作用而受到损伤，将对机体产生深远的影响。

第一节 心血管系统概述

心血管系统有 2 个主要组成部分：心脏和血管。其中，血管由动脉、静脉、毛细血管构成。这两部分都有非常重要的作用，掌握心脏的正常解剖和生理有利于更好理解外源性化学物对心功能的影响。心脏的主要功能是将血液泵到肺和全身的动脉中以供给机体各组织氧气及营养物质。安全药理试验一般根据血压和心电图的相关生理指标的变化评价药物对心血管系统的影响。因此，了解血压和心电图形成的生理学基础有助于更深入理解药物作用的机制，从而更全面、准确地评价其对心血管系统的影响。

一、血压的生理学基础

血压（blood pressure）是指血管内流动的血液对单位面积血管壁的侧压力，即压强，常用高于大气压的千帕（kPa）或毫米汞柱（mmHg）值表示（1mmHg = 0.133 kPa）。

血压形成的前提是循环系统内有足够的血液充盈，其充盈的程度可用循环系统平均充盈压来表示，即血液停止流动时，血液对血管壁的侧压力。此时循环系统各处的压强均相同，其大小取决于循环血量和血管容量之间的相对关系。如果循环血量增多或血管容量减小，则循环系统平均充盈压增高；反之，循环血量减少或血管容量增大，循环系统平均充盈压就降低。在犬的实验中，测得犬的循环系统平均充盈压为 7 mmHg（0.93 kPa），人的循环系统平均充盈压也接近这一数值。

形成血压的另一个基本因素是心脏射血。心室收缩所释放的能量可分为两部分，一部分用于推动血液流动,是血液的动能,表现为推力;另一部分形成对血管壁的侧压,并使血管壁扩张,是血液的势能,表现为血压。在心舒期,扩张的大动脉弹性回缩,可将一部分势能转变为动能,推动血液继续向前流动。在推动血流的过程中,由于不断地克服血流阻力,消耗能量,势能不断地转变为动能,故从主动脉到静脉,血压逐步递减,血液由大静脉回到右心房时,压力已接近于零。但各部血压的降落是不均匀的,由于小动脉、微动脉的血流阻力最大,此段血压降落的幅度也最大。

二、心电图的生理学基础

心脏动作电位的特征性表现说明了离子流动是如何产生膜电位的(图 5-1)。细胞在静息状态时,肌纤维膜两侧的电荷密度称为 4 相或舒张期膜电位,一般是 -90 mv 左右(细胞内相对细胞外为负值)。当动作电位产生时,电压门控 Na^+ 通道开放,Na^+ 迅速内流,细胞去极化,膜电位由 -90 mv(非起搏细胞)上升到 0 mv 以上,因而形成 Na^+ 电流和动作电位的升支(0 相)。随后,Na^+ 通道关闭,电压门控 K^+ 外流通道暂时激活,产生发生在 0 相后的短暂的快速除极化(1 相)。在 Na^+ 快速内流和紧接着的细胞膜除极化过程中,电压门控 Ca^{2+} 通道开放,Ca^{2+} 在 -30 mv ~ -40 mv 时开始缓慢持续内流,形成 Ca^{2+} 电流(I_{Ca})。当 Na^+ 流停止,Ca^{2+} 持续进入细胞,形成 2 相的特征性平台期,之后电压门控的 Ca^{2+} 通道关闭,K^+ 通过 2 个主要通道外流:一个通道负责抵消内向电流,另一个通道负责抵消延迟电流,这就形成了最终的复极化(3 相),使膜电位回到静息水平,但是细胞必须不断通过 $Na^+ - K^+$ 泵的活动排除多余的 Na^+,并从细胞膜外摄入 K^+ 以维持 Na^+、K^+ 的正常浓度梯度。

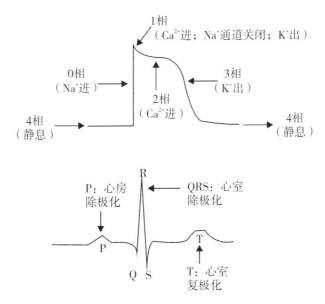

图 5-1 心脏动作电位和心电图

心脏的周期性由起搏细胞开始,产生自发除极化并将除极化电流传给相邻细胞。起搏细胞并不收缩,但它负责诱发动作电位并将其传给心肌细胞。自发除极化可以发生在心脏的不同部位：窦房结，房室结，房室束和浦肯野纤维。在生理状态下，窦房结细胞的动作电位发生频率最快，因此它主导心脏节律（称为起搏点），如果窦房结受到损伤或者被抑制，去极化第二快的细胞（房室结）就承担起搏作用，房室结自发除极化要比窦房结慢，而房室束和浦肯野纤维比房室结更慢。非窦房结起搏细胞被称作潜在起搏点，一旦正常起搏失效，它们将接替主导心脏节律。但是，由于由潜在起搏点发起的频率比正常慢，正常心功能就会因自发除极化频率减慢而受到影响。

心动周期一般起始于窦房结细胞的自发除极化。电冲动通过心房肌传到房室结，它的密集纤维组织使得传导速度由于缓慢的 Ca^{2+} 依赖的升支而下降。这种房室之间的传导延迟使心房在心室除极化前可以充分收缩。房室结冲动再传给房室束、束支和纤维，引起心室肌的除极化和收缩。

心脏除极化和复极化产生的电流传遍整个心脏、体液和体表，因此，心脏电活性可以通过皮肤表面的电极进行监测，这就形成了特征性心电图。心电图检查可以用于诊断异常的心率、心律不齐和心肌损伤，如图 5-1 中的心电图，记录下的波分别和心房除极（P 波）、心室除极（QRS 波群）和心室复极（T 波）一致；但是心室复极的波在心电图中一般看不出来，因为它被 QRS 波群掩盖了。心电图中有几个有意义的间隔：PR 间期主要对应传导通过房室结；QRS 时程对应心室除极化；ST 波段对应心室复极；QT 间期对应心室除极和复极过程。PR 间期延长表示房室传导受阻；而 QRS 波群变宽表明有房室束传导阻断可能；ST 段明显偏离等电基线说明心脏有缺血性损伤可能。异常心电图中 QT 间期节律常随心率改变并经常以心率来校正，QTc 间期延长经常见于能延长心脏动作电位持续时间的药物。因此，心电图记录的有用信息可以用来说明外源化学物质损伤心功能的机制。

三、药物作用于心血管系统的特点和机制

心血管系统是一个封闭的管道系统，由心脏和血管组成。心脏是动力器官，血管是运输血液的管道。心脏通过有节律性收缩与舒张，推动血液在血管中按照一定的方向不停地循环流动，称为血液循环。血液循环是机体生存最重要的生理机能之一。通过血液循环，血液的全部机能才得以实现，并随时调整分配血量，以适应活动的器官、组织的需要，从而保证了机体内环境的相对恒定和新陈代谢的正常进行。目前，用于治疗心血管疾病的药物非常多，同时也有一些药物在应用中出现了心血管系统的毒副作用。本书仅简要介绍安全药理学所关注的药物作用于心血管系统引起的血压和心电图指标改变的作用机制。

药物对心血管系统的作用简要概括为：血压的升高和降低、心电图传导的变异。影响血压的药物的作用机制主要通过改变外周血容量和外周血管阻力达到升压或降压的效果。升血压药物相对较少，主要用于危重患者的急救，如肾上腺素类药物。降血压药物相对较多，根据其作用机制的不同可以分为以下几类：利尿剂、β 受体阻滞剂、钙通道阻滞剂、血管紧张素转换酶抑制剂、血管紧张素受体拮抗剂、复合制剂。药物对心电图的影响主要是通过对 Na^+ 通道、K^+ 通道的作用实现的。因此，一般作用于 Na^+、K^+ 等离子通道的药物存在影响心电图的风险。例如，抗心律失常药物胺碘酮可阻断 K^+ 通道，

苄普地尔对 Na^+ 通道有阻断作用、抗生素中的大环内酯类药物红霉素对 K^+ 通道有阻断作用等。

第二节　心血管系统在药物安全性评价中的重要性

药物安全性评价，即在药物上市之前对药物的安全性进行系统性的判断与评价。它分为非临床评价和临床评价，非临床评价是整个新药评价系统工程中不可逾越的桥梁阶段，其所获得的结论对新药进一步的研究至关重要。在新药的非临床评价中，心脏毒性是影响药物安全性的主要因素。更有学者指出，1990—2006 年，约有 1/3 的药物因为心脏毒性的问题而直接被淘汰。由此可见，心血管系统在安全评估中的重要性。

新药在进入非临床评价必须进行动物的在体和离体心脏安全性评估，这在关于心脏安全评估的 ICH S7B 文件中做出了明确的规定，这使得近年来一些已投入临床使用的药物因为具有致心律失常的不良反应陆续被召回。

为了有针对地开展新药心血管系统的安全性评价，对药物引起的心脏毒性还要进行分析整合。药物引起的心脏毒性主要表现为：心率异常、缺血性心脏疾病、心脏肥大、心力衰竭和心肌病等。

据统计，在临床药品不良反应事件的报告中，心血管毒性占 16%；47 个上市后撤市的药品中，15 个因肝毒性问题撤市，21 个因心脏安全性问题撤市，其中包括 11 个药品导致尖端扭转型室性心动过速而撤市。下面将以 1 例撤市药物及 1 例待观察药物为例说明心血管安全性的重要性。

一、万络（罗非昔布）撤市的启示

非甾体抗炎药（nonsteroidal anti-inflammatory drugs，NSAIDs）是一类不含有甾体结构的抗炎药。NSAIDs 自阿司匹林于 1898 年首次合成后，100 多年来已有 100 多种共 1 000 多个品牌上市，该类药物具有抗炎、抗风湿、止痛、退热和抗凝血等作用，在临床上广泛用于骨关节炎、类风湿性关节炎、多种发热和各种疼痛症状的缓解。目前，NSAIDs 是全世界使用最多的药物种类之一，每天大约有 3 000 万人使用。随着 NSAIDs 使用的增多，这类药物的安全使用问题也越来越受到临床医师、药师、患者、社会和政府的关注。

NSAIDs 的药理作用机制主要是通过抑制环氧合酶，减少炎性介质前列腺素的生成，产生抗炎、镇痛、解热的作用。

万络属于昔布类药物，昔布类药物是一类新型非甾体解热镇痛抗炎药，能选择性抑制环氧合酶 - 2（cyclooxygenase-2，COX-2），而对环氧合酶 - 1（cyclooxygenase-1，COX-1）影响较小。因较 COX-1 抑制剂的胃肠道不良反应小，该类产品自 1998 年问世后在非甾体解热镇痛抗炎药的市场中占有较大份额。这类药物现已成为治疗风湿性关节炎的主要药物，被广泛应用于临床。然而，2004年8月25日，美国FDA药物安全部在法国波尔多市召开的第20届国际药物流行病学和治疗风险处理国际会议上公布：服用大剂量万络（>25 mg）及其他传统NSAIDs（如萘普生、吲哚美辛等）的患者，其心肌梗死和心源性猝死发病的危险程度是很少使用NSAIDs患者的3倍。为此，默沙东公司于2004年9月30日主动从全球市场撤回万络。这是国内继中美史克公司的康泰克、拜耳公司的拜斯停之后的第三起药品召回事件，也是国内第一起制药企业自愿回收药品事件，被称为"万络事件"。万络事件不仅影响万络药品本身，还有可能影响COX-2抑制剂这一类药。该类药如果长期大剂量应用都有增加心血管方面的风险。万络事件提示：如果某一类药有潜在的心血管毒性，在其应用过程中应加强不良反应监管，严重的话可能会限制其使用甚至撤市。

万络事件也让我国医药界深刻认识到，加强药物上市前安全性评价及上市后的监测势在必行，从而最大限度地避免药物对患者的损害。

二、罗格列酮安全性讨论

罗格列酮为噻唑烷二酮类药物，通过增加胰岛素敏感性而改善血糖水平，单独或联合其他降糖药（如二甲双胍或磺酰脲类）治疗非胰岛素依赖型糖尿病，即2型糖尿病。

罗格列酮于1999年在国外上市，并先后在100多个国家或地区销售和使用。在我国，葛兰素史克公司于2000年首先上市罗格列酮。目前，国内罗格列酮的生产企业达10余家，产品包括马来酸罗格列酮、盐酸罗格列酮、酒石酸罗格列酮和罗格列酮钠，均为口服制剂。除单方制剂外，马来酸罗格列酮与二甲双胍的复方制剂也可用于2型糖尿病的治疗。

罗格列酮上市之初，该产品的心血管安全性就引起了药品监管部门的高度警惕。因其可导致液体潴留和充血性心力衰竭，欧盟将其作为二线治疗药使用，美国也多次修改产品说明书，将心力衰竭风险加入了黑框警告。2006年，葛兰素史克公司向药品监管机构提供了一项有关罗格列酮临床试验的荟萃分析研究，该研究结果提示，罗格列酮引起心肌梗死的风险较对照组的高30%。罗格列酮缺血性心血管风险的暴露，促使各国监管部门启动了对该药品的效益/风险评估工作。在当时可获得的证据的基础上，欧美药监部门倾向认为罗格列酮可增加缺血性心血管事件的发生风险，但其总体效益仍大于风险。此后，FDA发布信息称基于使用罗格列酮发生心血管事件（如心脏病发作和卒中）的风险可能升高的数据，将严格限制罗格列酮的使用，仅用于那些其他降血糖药物不能控制病情的2型糖尿病患者。欧洲药品管理局在结束对罗格列酮的评估后也发布信息称，目前已累积的数据支持罗格列酮可增加心血管风险这一结论，在无法找到其他方法来降低其风险后，其认为罗格列酮的效益不再大于其风险，并建议欧盟委员会暂停罗格列酮及其复方制剂的上市许可。在我国，专家认为因以心血管事件为终点的长期临床试验结果尚在评估中，且目前罗格列酮与缺血性心血管事件的因果关系尚无最终定论，在这种情况下，考虑到尚无其他降糖药可替代罗格列酮，从保护患者的角度出发，支持在我国对罗格列酮采取严格的风险管理措施，建议通过限制适应证、适用人群、增加警示信息等方式严格规范罗格列酮的临床使用。

纵观罗格列酮争议的风云变幻，我们清晰地认识到药物安全性评价是一项长期而持续的任务，对在心血管系统方面有毒性的药物进行安全性评价尤为重要。

第三节　常用的药物安全药理评价模型及方法

鉴于安全药理学研究的阶段性，在药物进入临床试验前，应完成药物对中枢神经系统、心血管系统和呼吸系统影响的核心组合试验的研究。而核心组合试验对于心血管系统的要求是测定给药前后动物血压、ECG 和心率等的变化。如果药物属于易引起人类 QT 间期延长的化合物，应进行深入的试验研究，观察药物对 QT 间期的影响。

我国 2014 版的《药物安全药理学研究技术指导原则》建议：心血管系统药物安全药理评价试验应测定给药前后动物血压（包括收缩压、舒张压和平均动脉压等）、心电图（包括 QT 间期、PR 间期、QRS 波时程等）和心率等的变化，建议采用清醒动物进行心血管系统指标的测定（如植入式遥测技术等）。根据所使用的动物状态，可将生理信号采集模式分为清醒动物和麻醉动物生理信号采集模型。

一、清醒动物的心血管安全药理学研究

根据 ICH S7A 的要求，进行心血管系统安全药理学的研究时，首选的实验模型是无压力生理条件下的清醒动物模型。这包括评价药物诱导的作用对动脉血流动力学和心电图等系统性的影响。然而，重要的心血管参数只能通过可与动物的生理系统直接关联的侵入性技术进行测量。遥测系统可以在动物的饲养笼内监测血流动力学参数，包括心率、动脉血压、ECG 等，从而减少与收集数据相关的压力。因此，遥测技术的引入可以实现对清醒动物生理信号的采集。

遥测系统在药物安全性评价中主要应用于安全药理学研究，是目前较为先进且科学的一项研究方法，逐渐被国内的 GLP 实验室采纳。目前主要有 2 种遥测技术：全植入式遥测（implanted telemetry）系统和马甲式遥测（jacketed external telemetry，JET）系统。JET 系统主要检测 ECG、体表温度，目前多用于毒理试验中的安全药理数据采集；全植入式遥测系统可以同时监测 ECG、血压、体温、心收缩力和血液学指标等等。通过遥测技术可以采集心率和 ECG 相关指标，如 QRS 间期、QT 间期、ST 段和 PR 间期等。

植入式遥测技术（图 5 - 2）是通过手术在动物体内植入一个植入子，将收集到的生理信号发射到体外的接收器上，再传输至计算机系统，由软件采集并分析得到数据。植入式遥测系统主要由植入子、接收器、数据转换器、环境压力参考仪、数据采集卡及计算机系统组成。植入子集成了传感器、放大器和无线信号发射器，根据研究的需要，有多种型号的植入子可采集不同类型的生理信号并可植入不同种属的动物体内。研究人员将植入子埋入动物皮下或腹腔内，生理信号被植入子采集到并转换成相应的电信号后用无线电发射出来，由接收器接收并传递给数据转换器，完成数据转换后传输至计算机

进行数据处理。

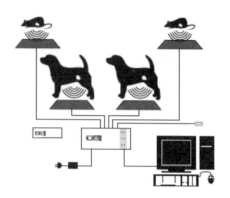

图 5-2 植入式遥测技术示意

常用的植入子有 D70-PCT 和 D70-PCTR，可对清醒比格犬进行植入手术。该 2 种型号植入子均有 1 对心电电极，可埋置于皮下采集 ECG 信号；1 个压力导管，插入动脉内可用于采集血压信号；以及位于植入子主体内的温度传感器，可监测动物的体温。D70-PCTR 在 D70-PCT 的基础上多 1 对呼吸阻抗电极，埋植于胸廓两侧用于检测呼吸参数。

D70-PCTR 植入子的手术方法为：犬麻醉后采用仰卧位保定于手术台，在位于腹部正中腹白线的位置，沿腹白线开口约 2 cm，切开皮肤、腹直肌，打开腹腔，用穿引器在皮下贯穿；将植入体的血压导管插入皮下穿引器孔中，将导管由腹腔切口引至腹股沟切口，穿刺股动脉后将血压导管插入 8~10 cm，固定导管后缝合腹股沟切口。在动物胸廓左侧对应模拟 II 导联正极的位置切开皮肤 1~2 cm，将皮下穿引器从腹腔切口向左侧胸廓切口推进后，将正电极导线从腹腔切口穿过腹壁肌肉，再利用皮下穿引器引导穿过皮下引向正极切口，暴露正电极导线并制成环状结，固定于肌肉层组织上后，缝合皮肤。在动物胸廓右侧对应模拟 II 导联负极的位置切开皮肤 1~2 cm，同上所述，安置好负极电极后缝合皮肤。呼吸电极对分别置于第七肋骨的前侧和后侧，电极环需要放到肌肉层上。用剪刀或者止血钳在皮下钝性分离出放置电极线的空间。要确保电极不要置于背阔肌上，如果电极已经放到了背阔肌上，那么应将其向腹侧肌肉移动，因为背阔肌运动比较频繁，肌电干扰较强。但是不要过度分离肌肉以至于穿透胸膜，电极环需要平贴到肌肉上。在表层肌肉之下，电极对之间的距离约为 2.5 cm。在关闭皮肤切口之前需要进行基线阻抗的确认，在最终固定电极之前，一定要使波幅在 (60±10) ohms 之内。将植入体主体放入腹腔内，植入体标签侧朝向外，将植入体用缝线固定于腹壁上，用生理盐水冲洗腹腔，然后闭合腹腔。术后给予抗生素预防感染并进行疼痛管理。观察动物一般状态，根据情况给予适当护理；观察术部愈合情况，加强饲养管理，防止犬舔咬、摩擦术部。至少恢复 14 天后，评估动物情况及植入子信号采集的质量，合格后即可用于遥测试验。全植入式遥测评估药物的心血管效应被认为是安全药理学研究的黄金标准模型。因为动物不受外部因素的干扰，而且也没有麻醉依赖效应的影响，试验可以在动物最优的生理条件下进行。这种方法被认为是最好的临床模型，可很好地研究药物诱导的作用。而仪器装备后的动物在遥测评估心血管参数时可以重复利用，这一点可以减少所需动物的数目。此外，这样的研究也有一些实际问题，如建立和维持这一系统涉及已埋入植入子的动物护理，以及定期的信号检测。为了较成功地植入遥测设备，还必须进行高水平的培训。事实上，因为需要连续长时间收集数据，因此要非常注意数据的收集、管理和统计等问题。

非植入式遥测技术使用外置单元将信号采集并发射至接收器，然后传输至计算机。该技术无须手术，因此为无创技术。非植入式遥测系统主要由外置的传感器、接收器和计算机系统组成。研究人员将对应的电极贴片（图5-3）固定在动物的胸廓皮肤上用于采集心电信号，两条呼吸绷带安置于胸廓及腹部的位置用于采集呼吸信号，无创血压模块的袖带固定于尾根处用于测量血压。外置单元需要装入动物穿戴的马甲（图5-4）并固定在动物身体上，因此也称为马甲式遥测技术，它最初是为毒理试验研发的，后来结合了全植入式微创血压技术，也可用于安全药理学试验。

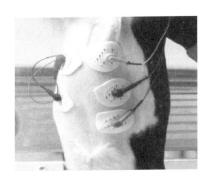 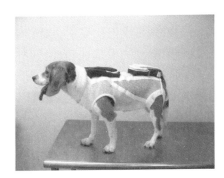

图5-3 电极贴片　　　　　　　　图5-4 动物马甲

非植入式遥测技术操作简单，不会对动物造成创伤，一个接收器可以同时接收多个动物发射的信号且传输距离远，可适合于不同的动物饲养方式，故其更符合动物福利的要求。相对于植入式遥测技术来说，其除了免去手术创伤还避免了手术可能带来的感染及动物的各种不适，并且也可以得到稳定连续的心电和呼吸数据。但非植入式遥测技术的无创血压测量是充气式，每次充气压迫动物尾部会造成动物不适，并且该技术自身的限制会使测得的血压不如植入式方法的准确且波动较大，也无法连续记录血压波形，一般不适用于需要连续数据的安全药理学试验。

非植入式遥测结合使用全植入式微创技术测量血压，可以解决非植入式遥测技术在血压测量上的弊端。通过给动物植入一个微型植入子，将血压导管植入动物腹股沟分支动脉里，即可连续地获得准确的血压数据，并且不需要后期对导管进行日常维护。使用马甲式遥测系统需要对犬进行适应性训练，防止其在试验过程中撕咬马甲。

二、麻醉动物的心血管安全药理学研究

对药物心血管效应的安全药理学研究所需的基本参数有心率、动脉血压和心电图，可以在麻醉犬或其他适当的动物身上测定这些参数。但是麻醉剂对参数测定会有一些影响。在使用麻醉动物的时候，需要应用很多侵入性的技术，因此要充分考虑药物对心脏和血管功能的影响。一个良好的使用麻醉动物的研究的特征为：测量的参数变动小，有

稳定的血流动力学状态，而且对药物诱导作用的检测能力强。但是，对于麻醉动物，一般不采取口服给药的方式，只有当静脉注射不合适的时候才选择十二指肠给药作为替代。总之，评估药物的心血管影响时，尽管 ICH S7A 的指导原则比较偏向于以清醒动物为研究对象，但是麻醉动物也是不可缺少的。

在麻醉动物模型中，可能要测量的参数包括左心室舒张压和收缩压、心脏收缩性、心率、心脏输出和在给定局部灌注条件下的动脉血流量。

在麻醉时，可采用注射给药（如戊巴比妥钠，α-氯醛糖）或者吸入给药（如异氟烷）。给予动物机械通风，要注意监测动物的血液气体相关参数，确定合适的通风强度和深度。为了形成一个血管通路并更好地测量动脉血压（使用外部压力传感器）、取样、静脉给药，需要在动物的颈部（颈总动脉）或腹股沟处放置静脉和动脉导管。

直到最近，在研究药物引起的心血管系统影响时，这种试验方法才最常用，并且作为前面提到的日本药理学标准测试准则。因此，这种类型研究的相关经验和相关数据都比较多。麻醉剂特别是戊巴比妥钠会对心室复极化产生作用，从而对 QT 间期持续时间产生影响，这使麻醉动物模型在药理研究中失去主导作用。然而，最近日本 PRODACT 开始支持一个比较好的使用麻醉动物的研究，这一研究可以比较敏感地检测出药物对 QT 间期的影响大小。此外，这个模型可以很敏感地检测出药物对动脉血压、心率和心室收缩性的影响。

如果犬因为某种原因不适合作为实验动物，可选用猪（幼年农场猪或小型猪）作为此类研究的实验动物，小型猪比较适合这类研究。国内成年猪的大小不适合，因此不能用。猪对麻醉剂的反应与犬的不一样，因此应先肌内注射镇静剂（如氯胺酮），再使用麻醉剂。氟烷不能用于猪的麻醉，因其引起超热反应的风险很高。

三、其他心血管安全药理学研究模型

除遥测系统之外，其他体外细胞、离体器官、动物疾病模型等也用于心血管安全药理学研究。体外细胞模型主要包括膜片钳技术、膜片钳技术与单细胞 RT-PCR 技术、人源诱导的多能干细胞分化的心肌细胞模型等。离体器官模型主要包括兔离体心脏、豚鼠离体心脏、犬离体心脏、豚鼠离体心室乳头肌模型等。动物疾病模型主要有甲氧明诱导的家兔心律失常模型、流动力学分析、犬心尺寸测量研究、压力感受器反射研究、心排血量和血流量研究等。

小　结

心血管系统是由心脏、动脉、毛细血管、静脉和流动于其中的血液组成的系统，它的正常运行是保持机体内环境的稳态、新陈代谢的进行和维持正常的生命活动的基础。在临床应用中，因心血管系统毒性而被暂停甚至撤市的新药比例较高。因此，科学、高

效地评价新药对心血管系统功能的影响尤为重要。

目前，非临床安全药理学中心血管系统评价研究引入了膜片钳技术用于新药对心脏毒性的快速筛查，引入生理信号遥测技术用于长时间监测清醒自由活动状态动物的心电及血压指标等。以上新技术的引入为心血管系统毒性研究提供了更可靠、质量更高的数据基础。相信随着新技术、新方法的应用，新药非临床安全药理学研究中获得的数据可以为其临床研究提供更可靠、更有力的支持。

参考文献

[1] 董怡. 从非甾体类抗炎药不良反应得到的启示 [J]. 英国医学杂志中文版, 2004, 7 (6): 373.

[2] 周华, 崔慧先. 人体解剖生理学 [M]. 北京: 人民卫生出版社, 2016: 84.

[3] BACHMANN A, MUELLER S, KOPP K, et al. Inhibition of cardiac potassium currents by pentobarbital [J]. Naunyn-Schmiedebergs archives of pharmacology, 2002, 365 (1): 29 – 37.

[4] BERS D M. Ca transport during contraction and relaxation in mammalian ventricular muscle [J]. Basic research cardiology, 1997, 92 (1): 1 – 10.

[5] BOYETT M R, HARRISON S M, JANVIER N C, et al. A list of vertebrate ionic Currents: Nomenclature, properties, functions, and cloned equivalents [J]. Cardiovascular research, 1996, 32 (3): 455 – 481.

[6] DEVENEY A M, KJELLSTROM A, FORSBERG T, et al. A pharmacological validation of radiotelemetry in conscious, freely moving rats [J]. Journal of pharmacological toxicological methods, 1998, 40 (2): 71 – 79.

[7] FERMINI B, HANCOX J C, ABI-GERGES N, et al. A new perspective in the field of cardiac safety testing through the comprehensive in vitro proarrhythmia assay paradigm [J]. Journal of biomolecular screening, 2016, 26 (1): 1 – 11.

[8] HAMDAM J, SETHU S, SMITH T, et al. Safety pharmacology: current and emerging concepts [J]. Toxicology and applied pharmacology, 2013, 273 (2): 229 – 41.

[9] HAMLIN R L, KIJTAWORNRAT A, KEENE B W, et al. QT and RR intervals in conscious and anesthetized guinea pigs with highly varying RR intervals and given QTc-lengthening test articles [J]. Toxicological sciences, 2003, 76 (2): 437 – 442.

[10] HAMLIN R L, KIJTAWORNRAT A, KEENE B W. How many cardiac cycles must be measured to permit accurate RR, QT, and QTc estimates in conscious dogs? [J]. Journal of pharmacological and toxicological methods, 2004, 50 (2): 103 – 108.

[11] HEY J A, DEL PRADO M, KREUTNER W, et al. Cardiotoxic and drug interaction profile of the second generation antihistamines ebastine and terfenadine in an experimental model of torsade de pointes [J]. Arzneimittel forschung drug research, 1996, 46 (2): 159 – 163.

[12] ICH. ICH E14: Clinical evaluation of QT/QTc interval prolongation and proarrhythmic potential for non-antiarrhythmic drugs [EB/OL]. (2005 – 05 – 12). https://data-

base. ich. org/sites/default/files/E14_ Guideline. pdf.

[13] ICH. ICH guidance for industry ICH S7A: Safety pharmacology studies for human pharmaceuticals [EB/OL]. (2000-11-08). http://www. ich. org/fileadmin/Public website/ICH_ products/Guidelines/Safety/S7A/Step4/S7AGuideline. pdf.

[14] ICH. ICH S7B: The nonclinical evaluation of the potential for delayed ventricular repolarization (QT interval prolongation) by human pharmaceuticals [S/OL]. (2005-05-12). http://www. ich. org/fileadmin/publicwebsite/ICHproducts/guidelines/safety/S7B/step4/S7Bguideline. pdf.

[15] DAVILA J C, CEZAR G G, THIEDE M, et al. Use and application of stem cells in toxicology [J]. Toxicological sciences, 2004, 79 (2): 214-223.

[16] LI F, WANG X, CAPASSO J M, et al. Rapid transition of cardiac myocytes form hyperplasia to hypertrophy postnatal development [J]. Journal of molecular and cellular cardiology, 1996, 28 (8): 1737-1746.

[17] MARKERT M, KLUMPP A, TRAUTMANN T, et al. A novel propellant-free inhalation drug delivery system for cardiovascular drug safety evaluation in conscious dogs [J]. Journal of pharmacological toxicological methods, 2004, 50 (2): 109-119.

[18] MARTIN X J, WYNNE D G, GLENNON P E, et al. Regulation of expression of contractile proteins with cardiac hypertrophy and failure [J]. Molecular and cellular biochemistry, 1996, 157 (1/2): 181-189.

[19] METZGER J M, WAHR P A, MICHELE D E, et al. Effects of myosin heavy chain isoform switching on Ca^{2+}-activated tension and development insingle adult cardiac myocytes [J]. Circulation research, 1999, 84 (11): 1310-1317.

[20] MEYNERS M, MARKERT M. Correcting the QT interval for changes in HR in preclinical drug development [J]. Journal of pharmacological and toxicological methods, 2004, 43 (5): 445-450.

[21] PUGSLEY M K, DALTON J A, AUTHIER S, et al. Reprint of "safety pharmacology in 2014: new focus on non-cardiac methods and models" [J]. Journal of pharmacological and toxicological methods, 2014, 70: 199-203.

[22] SHAH R R. Drugs, QT Interval prolongation and ICH E14: the need to get it right [J]. Drug Safety, 2005, 28 (2): 115-125.

[23] SCHIEROK H, MARKERT M, PAIRET M, et al. Continuous assessment of multiple vital physiological functions in conscious freely moving rats using telemetry and a plethysmography system [J]. Journal of pharmacological and toxicological methods, 2000, 43 (3): 211-217.

[24] USUI T, SUGIYAMA A, ISHIDA Y, et al. Simultaneous assessment of the hemodynamic, cardiomechanical and electrophysiological effects of terfenadine on the in vivo canine model [J]. Heart vessels, 1998, 13 (2): 49-57.

[25] VALENTIN J P, HAMMOND T. Safety and secondary pharmacology: successes, threats, challenges and opportunities [J]. Journal of pharmacological toxicological

methods, 2013, 58 (2): 77-87.

[26] WEISSENBURGER J, NESTERENKO V V, ANTZELEVITCH C. Transmural heterogeneity of ventricular repolarization under baseline and long QT conditions in the canine heart in vivo: torsades de pointes develops with halothane but not pentobarbital anesthesia [J]. Journal of cardiovascular electrophysiology, 2000, 11 (3): 290-304.

（马玉奎　张真真　王三龙　李芊芊　汪巨峰）

第六章 呼吸系统安全药理学

呼吸系统是机体维持生命活动的基本生理系统之一,为机体组织提供生存必需的氧气,其和中枢神经系统、心血管系统共同组成生命体最重要的三大生理系统。呼吸系统的主要功能是呼吸,呼吸功能由通气和换气两大功能组成。通气功能指气体的运输效率,与肺部机械性相关。换气功能指气体交换的效率,与肺部能否进行有效的气体交换、为机体提供足够的养分相关。但呼吸系统的功能不仅局限于呼吸,还有防御作用(鼻腔的过滤、吞噬作用)、内源性物质的代谢作用、血液凝固作用等。因此,呼吸系统在受到损伤时,还会影响除呼吸之外的其他功能。呼吸系统与其他生理系统关系密切,能相互影响引起全身性的综合反应。另外,呼吸系统将人体血液循环系统与外界直接相连,能非常迅速地吸收药物,使其进入血液循环产生作用。如果药物存在毒副作用,毒性也会迅速进入血液循环系统扩散至全身,带来生命危险。

因此,在药物研发和临床用药时,对呼吸系统的毒性监测是非常重要的。ICH指导原则也明确地将呼吸系统试验研究纳入了核心组合试验当中,规定对所有药物都需要进行呼吸系统安全性评价,一旦发现有潜在风险,需要进行追加试验,更深入地解析毒副作用的影响结果和原理,以更好地为药物研发和临床用药的安全服务。

第一节 呼吸系统概述

呼吸系统的主要功能在于完成呼吸过程,提供和维持生命必需的气体。此外,呼吸系统也是吸入类药物的运送通道。18世纪末期,通过化学家和生物学家的合作,人们才发现呼吸是一个消耗氧气、生成二氧化碳、涉及多结构组织和功能的复杂过程,其中涉及了气体交换、肺部做功、细胞功能等。本节将概括性地对呼吸系统的整体结构、主要功能和运作机制进行简要介绍,以便更好地理解在药物安全性评价试验中如何开展呼吸系统试验研究。

一、呼吸系统的结构和功能

完整的呼吸系统由鼻、咽喉、气管、支气管、肺泡小管和肺泡(肺)组成,呼吸为其主要功能。呼吸是指机体与外界环境之间气体（主要是氧气和二氧化碳）交换的过程，为血液提供必需的氧气，通过血液的运输为机体其他组织细胞提供氧气。呼吸功能由两大功能组成：气体的运输和气体的交换。这两大功能在整个呼吸过程中相互衔接、配合运作，并不能完全割裂独立存在。

呼吸过程包括3个相互关联的环节：外呼吸（肺呼吸）、气体在血液中的运输和内呼吸（组织呼吸）。外呼吸包括肺通气（肺与外界环境之间的气体交换过程）和肺换气（肺泡与肺毛细血管血液之间的气体交换过程）。内呼吸包括组织换气（组织毛细血管内血液与组织细胞之间的气体交换）和细胞内的氧化过程。

在外呼吸中，胸廓的节律性呼吸运动是实现肺通气的原动力。跨肺压是外呼吸时气体交换的最根本动力，肺泡内和外界环境之间的压力差则是最直接动力。气体进出肺的速度取决于推动气体流动的动力和阻止气体流动的阻力的相互作用。当肺泡内压力小于外界环境压力时，气体流入体内形成吸气。而当肺泡内压力大于外界环境压力时，气体从体内流出形成呼气。在自然呼吸的情况下，肺泡与外界环境之间的压力差产生于肺扩张和缩小所引起的肺内压的变化。但是，肺本身不具备主动扩张和缩小的能力，这都是由胸廓的扩张和缩小引起跨肺压的改变导致，而胸廓的变化又通过呼吸肌运动来实现。由此可见，影响呼吸的因素很多，包括呼吸肌的功能、肺器官的状态、吸入气体的氧分压和二氧化碳分压、肺泡毛细血管气体交换的能力、通气与血流的比值、肺的顺应性、血液内血红蛋白的量和功能、血液氧分压和二氧化碳分压、全身循环系统组织摄氧能力、神经内分泌调节等。

在肺通气过程中，气体运输需要通过鼻腔、气管、支气管等呼吸通道，气体在通道中的通过率可以反映呼吸道的气道阻力。气道阻力的增加通常与呼吸系统的一些病变或受损相关，如哮喘、慢性阻塞性肺疾病（chronic obstructive pulmonary disease，COPD）等均可见气道阻力的增加。

肺泡是血液和空气进行氧气和二氧化碳交换的主要场所，也是药物在肺部的主要吸收部位。其特征是表面积大且肺泡壁很薄，吸入性物质（如气体、蒸气、液体、气溶胶类物质）可被迅速吸收，直接进入血液循环。肺泡受损会引发纤维化、肺气肿等问题。

呼吸过程中气体交换的程度会影响血液中氧气和二氧化碳的浓度，引起血液酸碱度的不平衡，如过度换气（过快或过深的呼吸所造成）会导致血液中二氧化碳浓度过低、pH偏高，引起呼吸性碱中毒的现象。这会影响神经系统的正常电生理过程，导致心跳加速、晕眩、手脚麻痹、抽搐等症状。此外，呼吸系统还可影响其他生理系统（如中枢神经系统、心血管系统），与这些生理系统有着密切的关系和相互作用。呼吸系统除了主要的呼吸功能外，还有防御、参与代谢、吞噬和包含药物的作用（图6-1）。

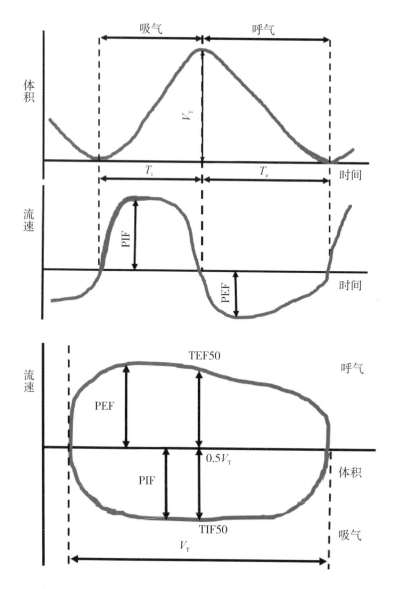

T_i, inhalation time, 吸气时间; T_e, expiratory time, 呼气时间; V_T, tidal volume, 潮气量; PIF, peak of inhalation flow, 最大吸气流速; PEF, peak of expiratory flow, 最大呼气流速; TIF50, time at half inhalation flow, 50%潮气量时的吸气流速; TEF50, time at half expiratory flow, 50%潮气量时的呼气流速。

图 6-1　呼吸运动过程

二、呼吸系统的生理指标

在呼吸系统试验中，通过测定呼吸系统的多项生理指标，我们可以判断呼吸系统各组成部分是否运转正常。通常生理指标的检测重点是外呼吸和气体运输这 2 个环节，而内呼吸的检测则更多地通过生化指标测得。

呼吸功能由通气功能和换气功能组成。监测呼吸功能的时候通常需要对这两方面进行监测。监测通气功能时，主要监测呼吸系统的"泵气"结构运输气体的功能和效率。

它负责规律地将所需的足够的总通气量(如分钟通气量)以足够的深度(如潮气量)、稳定的频率(呼吸频率)输送到体内,再将代谢产生的废气排出体外。这整个过程需要呼吸肌、神经、各类化学和机械刺激受体的参与,协同控制呼吸的频率和深度。反映通气功能的生理指标一般有呼吸频率(每分钟呼吸的次数)、潮气量(静态呼出或吸入的气量)、每分通气量、血液中的气体浓度(如血氧饱和度、二氧化碳浓度)等。监测换气功能时,则主要监测气体交换单位(肺泡,或统称肺)是否能有效地将进入体内的气体与血液进行交换。在吸气阶段,氧气能否顺利地进入肺泡的毛细血管;在呼气阶段,废气能否成功地从血液中转出。这个过程需要气道、肺泡、脉管系统和弹性纤维共同协作完成。与换气功能相关的指标一般为气体扩散度等。通气功能和换气功能相互作用又各自独立,它们的变化不一定是同步的。已有动物实验研究结果表明,在通过支气管紧张素刺激使气道阻力增大 2~3 倍的情况下,并未出现明显的通气功能的变化,因此,在评价呼吸功能的时候需要结合肺通气功能和肺换气功能两方面的参数综合评价才能得到正确的结论(图 6-2)。

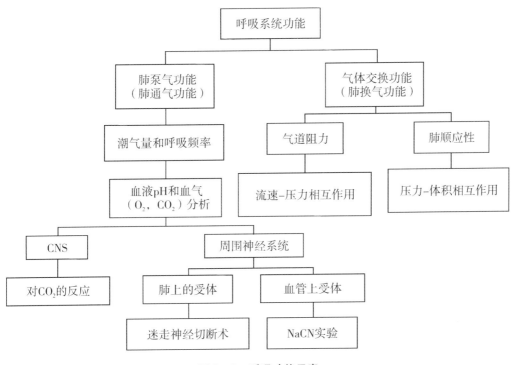

图 6-2 呼吸功能示意

此外,还有一些临床监测指标也常用于更深入的呼吸系统评价试验,如肺容量(指肺活量、功能残气和残气的总和,等于潮气量、补吸气量、补呼气量三者之和)、血氧饱和度、氧和二氧化碳的解离曲线等。

三、呼吸系统药物的作用特点和机制

直接作用于呼吸系统的药物一般为吸入式,其也可以通过其他途径吸收再作用于呼吸系统。药物在肺泡被吸收后直接进入血液循环,吸收速度比口服经消化道吸收的药物快几十倍,此外肺部血液含氧量高,也利于药物代谢转化,一般都为速效药。

呼吸系统类的药物作用一般分为呼吸抑制和呼吸兴奋两类,其作用部位不是单一的,涉及多个器官组织和多个系统,如感受器、呼吸肌、中枢神经系统等,因此,呼吸类药物的作用机制一般比较复杂,并不是单一途径的。例如,抗咳嗽的药物可以通过拮抗呼吸道感受器发挥作用,即在呼吸道受到刺激引起支气管收缩和水肿的情况下,阻断感受器对刺激的反应,使呼吸肌松弛,减小气道阻力以消除咳嗽症状。也可以通过抑制神经节的兴奋和抑制咳嗽中枢达到同样的效果,这种方式则是通过作用于其他生理系统来达到调节呼吸系统功能的目的。在研究呼吸类药物作用特点和机制的时候通常通过两方面来完成:一是测定呼吸功能的生理参数用以评价药效,一般包括呼吸频率、潮气量、每分通气量等;二是通过模型动物寻找药物作用机制和途径,通过不同方法诱导兴奋或抑制呼吸,来观测呼吸功能的改变。现在通常把2种方式结合起来,从模型机制开始到药物治疗,可以更全面地评价整体效果。

第二节 呼吸系统在药物安全性评价中的重要性

呼吸系统作为人体最重要的三大生理系统之一,为机体组织器官提供必需的氧气并排出废气以保证机体的平衡。并且呼吸系统与其他生理系统(如中枢神经系统和心血管系统)联系紧密,因此,在药物研发的过程中,对呼吸系统进行安全性评价是至关重要的。

一、呼吸系统毒性分析

呼吸系统毒副作用包括全身性的或是仅限于呼吸系统的。具有全身性毒副作用的药物,经由呼吸系统直接快速地进入血液循环分布到身体各个组织器官,引起全身性的毒副反应。例如,吸入式的麻醉类药物,如果带有毒性则会迅速传至机体各个部位,特别是对中枢神经系统会造成严重的伤害。

仅限于呼吸系统的毒副作用则可分为对肺部的损伤和对上呼吸道的损伤。肺部由呼吸性细支气管、肺泡管和肺泡组成。作用于肺部的毒性一般是影响和破坏肺泡的组织形态和功能,主要目标为肺泡表皮细胞(主要分为Ⅰ型扁平细胞和Ⅱ型分泌细胞)和肺泡巨噬细胞,他们与肺部的损伤有密切的关系。常见的肺部损伤主要表现为支气管收缩、细胞损伤引起的炎症和水肿、肺纤维化、肺气肿、变态反应及肺癌等。其中,最常见的为水肿和变态反应。肺部如果没有屏障防护,容易受到刺激性物质(如吸入性药物

等）的刺激，引起支气管收缩和水肿导致呼吸困难。某些药物吸收后能与肺内的蛋白质结合产生抗体，抗原和抗体结合的变态反应会引起支气管痉挛导致过敏性哮喘。这些毒副作用均会对肺造成可逆（如收缩、痉挛等）或不可逆（如肺气肿、纤维化等）的损伤，促使肺功能的减退，损害健康或导致肺癌危及生命。

对上呼吸道的毒副作用通常见于药物对上呼吸道的刺激（如化学刺激、气味刺激、大颗粒刺激等），其引起上呼吸道剧烈疼痛，呼吸道充血、增生和溃疡，影响和破坏嗅觉系统，引发鼻窦炎，造成暂时或永久性的伤害。氯气、甲基异氰酸盐、甲醛、香烟等物质均能对上呼吸道造成刺激，长期暴露会对呼吸系统带来严重的损害。

二、呼吸系统毒性影响药物的临床应用和导致药物退出市场的情况

在临床上，药物出现呼吸系统毒副作用会引发呼吸抑制；或者引起肺部器官损伤导致呼吸道损伤、咳嗽、哮喘、肺水肿等情况，造成呼吸困难或窘迫，这些毒副作用会严重影响疾病的治疗，给患者带来痛苦或永久性的功能损害。严重的过敏性哮喘发作速度极快，会迅速导致窒息、危及生命。治疗慢性疾病需要长期服用药物，如果这些药物存在呼吸系统毒副作用，可能导致肺部细胞异常增生和变异，有造成肺癌的风险。在药物研发历史中，也出现过因为呼吸系统毒副作用而停止开发或撤出市场的药物。

（一）呼吸系统毒性影响药物的临床应用

最常见的具有呼吸抑制作用的药物为镇静类药物，镇静类药物可以缓解焦虑和烦躁的情绪，帮助改善睡眠，常用于治疗焦虑症和失眠症，但一般具有呼吸抑制的副作用。例如，阿普唑仑会抑制呼吸中枢神经的兴奋，抑制呼吸。并且长期使用阿普唑仑会出现耐药性，剂量会越用越大，毒副作用也越易出现，因此，该类药物的剂量和用药方法必须严格监测，以避免事故的发生。

除具有呼吸抑制作用的药物以外，对肺部有器质性损害的毒副作用的药物也是临床用药时必须注意的。例如，大量使用吗啡会引起支气管收缩，诱发或者加重哮喘症状；抗哮喘药沙美特罗、沙美特罗和氟替卡松复合制剂及福莫特罗在用于临床治疗时，发现有加重哮喘症状甚至死亡的情况，美国FDA成立了专家组对此进行调查研究，并严格监控其在临床的继续使用情况，再最终做出处理意见。

对于需要长期服用的药物（如博来霉素等），监测其对肺部的毒副作用也是极为重要的。博来霉素是一种用于治疗肿瘤的化疗药物，它会破坏Ⅰ型细胞和Ⅱ型细胞的功能，引起急性化学性肺炎或慢性肺纤维化，表现为呼吸困难、咳嗽、啰音、间质水肿等。在临床使用时，老年患者、肺部经过放射治疗者及肺功能不良者慎用。

（二）呼吸系统毒性导致药物退出市场的情况

历史上也有因为出现严重呼吸系统毒副作用而被撤出市场的药物。例如，佐美酸是一种非甾体抗炎药，于1980年被批准上市，其由于出现严重过敏反应、过敏性休克、支气管痉挛，1983年宣布撤出市场。瑞库溴铵是一种常用于辅助麻醉的快速、非去极化肌松药拮抗剂，但因其会引发非常严重的可致命的支气管痉挛（一种能导致永久性损伤或死亡的轻至重度呼吸困难），2001年3月已被撤出市场。

由此可见,对药物在呼吸功能方面的影响进行全面的安全性评价是非常重要和必要的。这也是为什么ICH指导原则将呼吸系统试验归为三大核心试验的原因之一。

第三节 常用的药物安全药理评价模型及方法

目前,在药物安全性评价试验中,ICH指导原则的核心组合试验规定,必须对心血管系统、呼吸系统和中枢神经系统进行安全药理评价试验以保证药物在临床用药剂量下的安全性。对于呼吸系统的安全性评价,主要是通过测定呼吸的两大功能(即通气功能和换气功能)的相关生理参数来评价药物对呼吸系统存在的潜在副作用和风险。ICH指导原则中的呼吸系统核心组合试验要求测定给药后动物的呼吸频率和呼吸深度等通气功能相关的指标。追加试验则要求监测气道阻力、肺顺应性、肺动脉压力、肺弥散指数、血气分析等参数。本节对常用于呼吸系统安全药理学核心组合试验的模型进行简单的概述:①麻醉动物插管法。②呼吸面罩,呼吸头盔或者露头式呼吸腔。③整体式呼吸腔。④绷带式呼吸体积描记法,包括束缚连线式和遥测式。⑤遥测测定呼吸(电阻抗法和血压数据衍生法)。⑥其他方法。

一、核心组合试验

根据我国2014年版的《药物安全药理学研究技术指导原则》建议,呼吸系统的核心组合试验需要定量评价给药前后动物的呼吸频率和呼吸深度的变化,以确定药物在临床剂量下对呼吸系统的影响。

(一)麻醉动物气管插管法

长期以来,麻醉动物气管插管法是最直接且能准确测定呼吸参数的方法。在传统呼吸实验中,通常将动物麻醉,将导管一端插入动物气管内,另一端连接压差压力流速转化放大器,直接测呼吸流量。可测得的参数有呼吸频率、潮气量、每分通气量、呼吸流速等。

该方法操作简单,所需要的测定仪器也简单易操作,适用于几乎所有的动物种属,是最经典的监测呼吸基本肺通气功能的实验方法。但由于需要将动物麻醉,而麻醉剂会对呼吸产生影响,故会对最后结果的判断和评价带来一些干扰,需要配合清醒动物试验或结合同类药物的背景试验数据综合评价。此外,由于该方法采用的是麻醉动物,试验时间不宜过长,故通常为短时的记录。

(二)清醒动物呼吸面罩(头盔)法

该方法可直接测得清醒动物的呼吸流速,要求将动物束缚或半束缚,佩戴相应的面罩或头盔,通过呼吸流量传感器和信号处理器实时监测动物的呼吸状态。该方法能测得的参数有呼吸频率、潮气量、每分通气量、呼吸时间等。

测定过程是利用面罩或头盔将动物的口鼻或者头部包住,将动物半束缚或束缚在吊床（犬类较多用）或固定器上（如大鼠身体固定器或猴椅），让呼吸气流从一个出入口通过，在这个出入口处外部连接呼吸流量传感器和相应的信号调制仪，将测得的呼吸相关信号传至终端设备，经软件计算给出数据（图6-3）。该方法需要束缚动物，因此也不宜进行长时间监测，通常试验时间控制在20 min以内。并且动物一般需要进行适应性训练，以减少因其应激造成的数据误差。

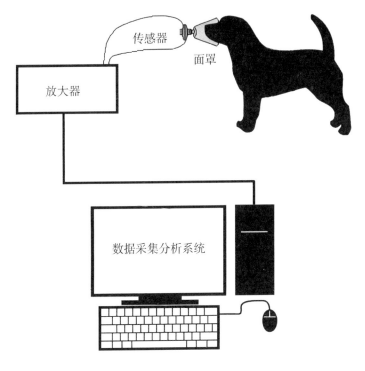

图6-3　呼吸面罩法

该法的测定原理与传统麻醉插管法相同，都是利用压差式呼吸速率描记仪（pneumotach，PNT），将呼吸气流通过PNT筛网造成的压力差换算后描绘出呼吸波形，计算得出相关的生理参数数值。因此，该方法在选择PNT和适合的信号放大器上需要特别注意，因为会直接影响最后得到的数据质量。

（三）露头式呼吸腔（身体体积描记仪）

该方法可直接测得清醒半束缚动物的呼吸速率方面的参数，适用于各种属的动物。测定的方法和原理是将动物的身体束缚在一个专门密封的腔体内（身体体积描记仪）而头部暴露在外面（图6-4）。这个密封的描记仪连接PNT，用于记录动物在呼吸时身体体积随着呼吸扩张或缩小而引起的描记仪内压力的变化，直接测定呼吸流速并描绘出呼吸的波形。该方法能测得的参数有呼吸频率、潮气量、每分通气量、呼吸时间等。

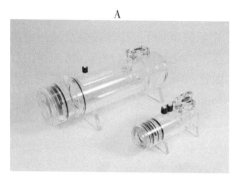
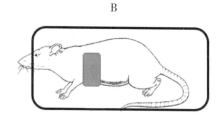

A:小动物露头式呼吸腔;B:身体腔体传感器a

图6-4 露头式呼吸腔

露头式呼吸腔同样需要束缚动物,因此也不适用于长时间监测的试验,建议每次试验时间不超过2 h。和面罩类似,动物在正式试验之前,也需要进行训练,以减少其应激反应。

(四)整体式呼吸腔(全身体积描记仪)

该方法可以监测清醒自由活动动物的呼吸参数,并且动物无麻醉剂和束缚应激效应的影响,可以长时间进行试验监测。随着动物福利要求的日益严格及对数据质量要求的提高,采集清醒动物自由活动状态下的数据成了发展趋势,该方法也是目前安全药理试验呼吸系统核心组合试验比较推荐的方法。

整体式呼吸腔是将动物全部放入呼吸腔内(图6-5),测定原理与露头式的类似,也是通过测定PNT两侧的压力差来计算呼吸流量,然后演算出其他呼吸参数包括呼吸频率、潮气量、每分通气量、呼吸时间、呼吸峰值、增强呼气间歇(enhanced pause,Penh)值等。不过该方法测定的不是直接的呼吸流速。因为动物的头部也在整体腔内,呼气和吸气的过程均在整体腔内完成,气体进入和流出动物体内的过程中,气体会因为温湿度的变化而产生微小的体积上的变化,而整体呼吸腔监测的则是这种微小的体积变化带来的气流。

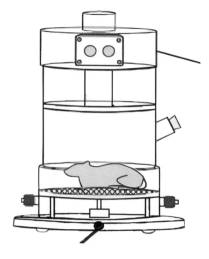

图6-5 整体式呼吸腔

为了准确监测这种微小的变化，对整体式呼吸腔上的 PNT 在灵敏度和腔体抗噪音的要求上比其他方法高出许多。此外，该模型根据是否参考温湿度的影响，又可分为温湿度非补偿模型和温湿度补偿模型2种。

（1）温湿度非补偿模型：该模型在最终计算呼吸参数时，不需要对呼吸腔里的温湿度变化做补偿校正，因此，得到的参数（如潮气量）是相对值而不是绝对值。在做数据统计时应该采用呼吸变化率进行分析和评价。如果在实验中使用雾化头雾化给药，则常规采用非补偿模型，不需要进行温湿度校正。

（2）温湿度补偿模型：该模型在最终计算呼吸参数时需要对呼吸腔里的温湿度变化做实时监测，在计算呼吸参数时对由温湿度变化造成的影响进行实时校正，最后得到真实的绝对值。统计时可以以该绝对值进行分析和评价。

（五）绷带式呼吸感应体积描记法

绷带式呼吸感应体积描记法在临床上早已有使用，近年来逐渐地应用于动物试验当中。呼吸感应体积描记技术是通过身体呼吸运动幅度来计算肺通气功能的1种方法，用两条绷带（为胸部绷带和腹部绷带）分别获得胸腔、腹腔呼吸时的体积变化（图6-6）。经过计算公式换算，可获得呼吸模式、呼吸率、吸气时间分数、潮气量、吸气和呼气气流、胸和腹呼吸容积等呼吸系统的时间参数、容积参数，以及呼吸力学信息。

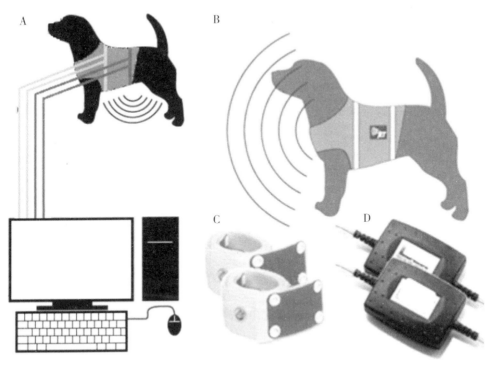

A：有线绷带式呼吸感应体积描记；B：无线绷带式呼吸感应体积描记；C：呼吸感应绷带；D：信号传感器。

图6-6 绷带式呼吸感应体积描记法

该方法一般需要束缚动物,仅用于短时间的监测。但随着遥测技术在动物试验仪器中的发展与应用,该方法也可与遥测技术相结合,用于清醒自由活动动物的呼吸测定,实现长时间连续的监测。

(六) 植入式遥测技术

遥测技术在实验动物领域的应用已经接近30年,自第一次成功通过遥测技术获得动物血压信号以后,这种能监测最自然状态下动物生理参数的技术便被广泛采纳。该技术的特点是能长期动态监测动物的生理参数,避免麻醉、束缚或外接导管导线及由人和动物互动所引入的干扰。遥测技术监测呼吸的方法可分为以下2种:

(1) 从血压信号中提取呼吸频率。该方法是利用连续的血压原始波形图中包含由呼吸引起的和呼吸频率同步的节律性起伏来测定的,在获得连续的血压信号后,通过相应的计算提取出呼吸频率。该方法的前提条件是必须获得连续的血压波形,传统的袖套式血压测定法无法衍生出呼吸频率。

(2) 电阻抗技术。它是一种利用胸廓电特性及其变化规律提取与呼吸相关信号的检测技术。通常是借助于一对置于胸廓的电极系统发送微小交流电流或电压,再由另一对电极线检测通过胸廓的传导得到电阻抗及其变化(图6-7)。通过对信号的定标校准,得出呼吸参数(如呼吸频率、潮气量、每分通气量、呼吸时间、呼吸峰值)。

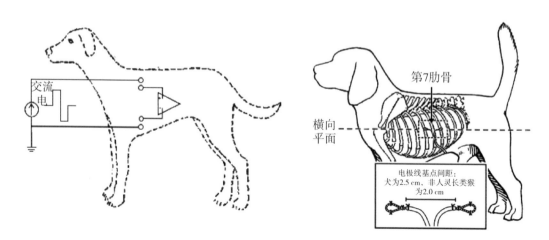

图6-7 电阻抗技术测定呼吸参数示意

二、追加的安全药理学试验

追加的安全药理学试验通常是在核心组合试验结果表明药物对该系统有一定毒副作用,或同类药物历史数据和临床反馈等提示该药物存在潜在的不良反应时需要追加的试验。就呼吸系统而言,核心组合试验监测的是肺通气功能的基本参数,而有研究表明当气道阻力增加时(肺换气功能下降),通气功能的生理指标不一定表现出明显的变化。因此,我们应该结合药物的药效、同类药物的数据,以及核心组合试验的结果,适当地进行追加的安全药理学试验。

(一) 麻醉动物插管法

麻醉动物插管法是最经典的测定气道阻力和肺顺应性的方法。其原理是利用欧姆定律法则,通过测定肺内压和呼吸流速来测定气道阻力和肺顺应性。该试验方法是将动物麻醉后行气管插管,同时测定压力和流速,再通过计算得出气道阻力和肺顺应性。该方法的缺点在于只能用于麻醉动物,避免不了麻醉剂对呼吸系统的影响。

(二) 遥测法

该方法是通过测定胸腔负压变化测定呼吸,原理和麻醉动物插管法相同。遥测法的试验方法是应用遥测技术,将压力导管从食管在膈肌的出口处,由下至上沿食管浆膜层插入胸腔位置(图6-8),实现长期实时监测自由活动动物的胸腔内膜压(可通过校正关联呼吸深度)和呼吸频率等。同时结合呼吸面罩、呼吸头盔或者露头式呼吸腔等监测呼吸流速,即可实现监测清醒动物的肺顺应性和气道阻力的目的。

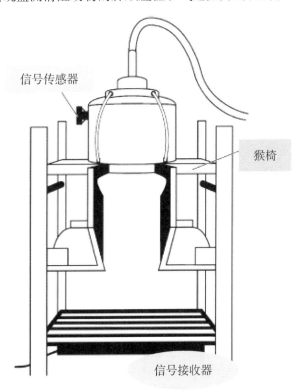

图6-8 遥测法测气道阻力和肺顺应性

资料来源:MURPHY D J, RENNINGER J P, COATNEY K A. A novel method for chronic measurement of respiratory function in the conscious monkey [J]. Journal of pharmacological and toxicological methods, 2001, 46: 13-20.

(三) 双室体积描记仪

该方法可以测定清醒束缚动物的特殊气道阻力。它是将动物放在一个由头部或口鼻部腔和身体腔部组成的一个双室的呼吸腔内(图6-9),头部或口鼻部腔体与身体腔体之间完全隔离,没有气体流动。它的原理是利用呼吸时身体腔的气流和头部腔的气流产生时在时间上的相位差来计算呼吸道的特殊气道阻力。

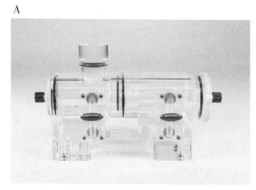 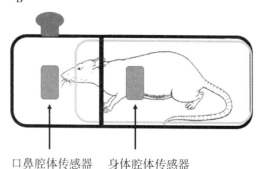

口鼻腔体传感器　身体腔体传感器

A：双室体积描记仪腔体；B：双室体描记仪腔体图例展示

图 6-9　双室体积描记仪

在某些动物模型中，Penh 可以作为气道阻力的指标参数，与气道阻力的变化成正相关关系。

传统麻醉法由于麻醉剂对呼吸有很大影响，其应用越来越局限。而且随着对数据质量要求的提高，以及对动物福利的日益重视，在动物清醒状态下测定呼吸功能成为呼吸系统试验研究的发展趋势（表6-1）。在安全药理学试验当中，若能将多系统综合起来研究，可以更好地提高试验效率，减少动物数、药品用量等，并且能够得到更多更有意义的信息。例如，最新的心肺功能植入式遥测技术可将心血管系统和呼吸系统试验综合起来应用，同时完成心血管和呼吸系统的安全性评价，并且还能发现潜在的心肺交互影响。

表 6-1　现有呼吸系统的安全药理核心组合试验方法和追加试验方法

试验方法	可测定参数	优点	缺点
麻醉动物气管插管法	呼吸频率、潮气量、每分通气量、胸膜腔内压、非顺应性和气道阻力等	数据质量好、噪音小、设备简单	麻醉剂对动物呼吸有很大影响，单只动物实验
呼吸面罩，呼吸头盔	呼吸频率、潮气量、每分通气量、胸膜腔内压、非顺应性和气道阻力（与遥测结合）等	数据质量好，不易受干扰；清醒动物数据，无麻醉剂影响；后期数据分析较简单	动物处于半束缚状态，需要预先训练动物适应面罩或头盔
露头式呼吸腔	呼吸频率、潮气量、每分通气量、胸膜腔内压、非顺应性和气道阻力（与遥测结合）等	数据质量好，不易受干扰；清醒动物数据，无麻醉剂影响；后期数据分析较简单	动物处于束缚状态，需要预先训练动物适应呼吸腔

续表 6-1

试验方法	可测定参数	优点	缺点
整体式呼吸腔	呼吸频率、潮气量、每分通气量、Penh 等	清醒动物数据，无麻醉剂影响；动物自由活动状态，无束缚，可长时间检测	考虑温度和湿度补偿，系统搭建相对复杂；信号较弱，相对易受干扰，后期数据分析较难
双室体积描记仪	呼吸频率、潮气量、每分通气量、特殊气道阻力等	数据质量好，不易受干扰；清醒动物数据，无麻醉剂影响；后期数据分析较简单	动物处于束缚状态，需要预先训练动物适应呼吸腔
绷带式呼吸感应体积描记法	呼吸频率、潮气量、每分通气量、Penh 等	清醒动物数据，无麻醉剂影响	只适用于大动物，需要预先训练动物适应测试仪器
遥测测定呼吸	呼吸频率、潮气量、每分通气量等	清醒动物数据，无麻醉剂影响；动物自由活动状态，可长时间检测；可监测潜在的心肺交互影响；对安全药理试验来说，可以整合心血管系统和呼吸系统试验	需要做手术，技术难度相对较高

第四节 植入式遥测和马甲式遥测方法学的比较

在安全药理学试验中，由于遥测技术的引进，可实现将心血管系统试验和呼吸系统试验结合到一起完成，同时得到心血管系统和呼吸系统的指标参数，将 2 组数据同步整合可以获得更多心肺系统相互作用和影响的信息。那么在选择遥测方法的时候，该如何判断哪种遥测方法更适合所进行的试验？该小节将对全植入式遥测方法和马甲式遥测方法进行比较，为研究者选择最合适的实验技术提供参考。

植入式遥测是国际上推荐的安全药理试验金标准，将遥测植入子植入动物体内，通过无线遥测的方式获得动物在清醒自由活动情况下的生理参数，在最接近自然状态的情况下来检测药物的影响。植入式遥测适用于各类动物种属，包括小鼠、大鼠，以及大动物（如犬类、非人灵长类、小型猪等）。需要通过手术将植入子植入动物体内，并将相应的导线和导管安置于相应的监测位置。可测的参数包括心血管系统核心组合试验的主要参数（如心电、心率、血压等）和呼吸系统核心组合试验的主要参数（如潮气量、呼吸频率、每分通气量等）。通常植入式遥测适用于需要连续长时间监测动物生理信号的试验，并且动物可以在洗脱期之后重复给予不同剂量的药物进行拉丁方试验设计或动物的重复利用。该方法的优点在于不需要对动物进行前期训练，手术恢复之后就可以开始进行试验。但植入式遥测的整个过程对手术环境和手术师的技术有一定要求，并且需要准备专门的手术室及专业的手术器械以完成手术。

马甲式遥测在长期毒性试验中被广泛应用，以其无创或者微创的特点在近几年毒理伴随安全药理的应用中发挥了重要的作用。马甲式遥测适用的动物类型主要是大动物，通常是犬类、非人灵长类，以及小型猪。使用时需要将动物的心电电极贴附在体表，导联线、呼吸绑带及血压的接收装置通过内衣及防护外套固定到动物身上。马甲式遥测的血压测量方法主要有 2 种：第一种是半植入式，通常将充有肝素的生理盐水聚乙烯（polyethylene，PE）管植入到股动脉，传感器插头留在体外，使用时将插线连接；第二种是全植入式，通常在腹股沟植入体积 1.2 cm³ 左右的植入子，信号无线发射到附近的接收装置。尾套式血压测量由于稳定性差、灵敏度低，无法在清醒自由活动动物上精确测量血压，因此在国际上基本已被废弃。在可获得的主要生理参数方面，马甲式遥测和植入式遥测大部分相同，与植入式遥测略有不同的是，马甲式遥测一般适用于 24 h 以内监测动物生理信号，而植入式遥测可以进行更长时间的连续监测。马甲式遥测的优点在于可以重复穿衣和拆卸，在动物使用数量上有比较大的灵活性，成本可控。缺点在于动物需要 1～2 周的训练以适应马甲，动物每次穿衣之后都需要进行呼吸定标。随着对数据质量要求和动物福利的同步提高，目前出现了用于毒理试验的全植入式系统，将逐步代替马甲系统。但因其使用成本相对较高，距全面推广还需要一段时间。

植入式遥测和马甲式遥测方法学的比较见表 6-2。

表 6-2 植入式遥测和马甲式遥测方法学的比较

	植入式遥测	马甲式遥测
主要应用	（1）安全药理试验首选：①符合 ICH 指南推荐，清醒无束缚，动物可自由活动；②数据的连续性和完整性；③数据的高精确度和准确性。 （2）在长毒试验中获得安全药理试验的目标参数	（1）长毒试验首选：①动物数多；②清醒自由活动动物；③心血管及呼吸系统监测。 （2）长毒和安全药理整合试验（满足给药剂量有重合的情况下）：①清醒自由活动动物；②连续完整的数据。 （3）满足安全药理试验对数据精确性和准确度的要求（血压需要使用植入式血压）
动物种属	适用于任何动物种属，包括小鼠、大鼠、犬类、非人灵长类、小型猪等	适用于大动物如犬类、非人灵长类、小型猪等
动物训练	不需要做前期动物训练，不用筛选动物	需要做动物适应性训练，需要筛出不能适应穿戴马甲的动物
手术要求	所有参数获得都依赖手术置入，对手术条件和手术者的要求严格	血压需要微创手术，其他参数的获得不需要手术干预

续表 6-2

	植入式遥测	马甲式遥测
可测参数	心血管参数：ECG、BP、LVP 的衍生参数。呼吸系统参数：TV、BPM、MV 等	心血管参数：ECG、BP 的衍生参数。呼吸系统参数：TV、BPM、MV 等
数据质量	长时间连续数据，稳定，噪音较少	不超过 24 h 连续数据，受活动影响较大
人力占用	除手术和周期性呼吸定标之外，人力占用较少	每次试验前需要对每只动物进行穿戴并进行呼吸定标，对实验人员数量和人力占用较大
动物干扰	所有的导线及植入体在动物身体内部，不易受到动物侵扰	部分马甲会遭到动物破坏，心电电极及呼吸绷带会随着动物运动有脱落及移位的可能

小 结

呼吸系统在药物安全性评价中有着举足轻重的作用，也是 ICH 安全药理学指导原则中规定的核心组合试验之一。呼吸系统安全药理核心组合试验需要监测呼吸频率和潮气量等基本参数，在补充试验中可进一步监测气道阻力、肺顺应性、肺动脉压力和血气分析等参数。在进行试验设计的时候，有多种方法学可选用，包括麻醉和非麻醉、束缚和自由活动等不同组合形式。研究者需要根据药物特性（如给药方式、作用机制、药物半衰期）等因素综合考虑选取最合适的方法学来进行试验。在药物特性允许的情况下，尽量选用动物清醒且能够自由活动的监测方法，这样可以实现长时间连续监测，可以更真实、完整和准确地测定呼吸参数。

参考文献

[1] 车爱萍，王洁，夏振娜，等. 药物安全药理学研究进展 [J]. 中国新药杂志，2010，19（15）：1309-1313.

[2] 国家食品药品监督管理局. 化学药物一般药理学研究技术指导原则 [EB/OL]. [2022-05-10]. https://www.nmpa.gov.cn/wwwroot/gsz05106/13.pdf.

[3] 国家食品药品监督管理局. 中药、天然药物一般药理学研究技术指导原则 [EB/OL]. [2022-05-10]. http://ypjg.ln.gov.cn/directory/web/WS01/images/1tDSqaGizOzIu9KpzuSu7Dj0qnA7dGn0dC+v7y8yvXWuLW81K3U8i5wZGY=pdf.

[4] 徐叔云，卞如濂，陈修. 药理实验方法学 [M]. 3 版. 北京：人民卫生出版社，2006.

[5] 袁伯俊，廖明阳，李波. 药理学实验方法与技术 [M]. 北京：化学工业出版社，

2007: 194-199.

[6] 张政波,俞梦孙,李若新,等. 用背心式呼吸感应体积描记系统实现通气量无创测量[J]. 生物医学工程研究, 2005, 24 (4): 6.

[7] American Thoracic Society. Lung function testing: selection of reference values and interpretative strategies [J]. The American review of respiratory disease, 1991, 144 (5): 1202-1218.

[8] American Thoracic Society. Standards for the diagnosis and care of patients with chronic obstructive pulmonary disease [J]. American journal of respiratory and critical care medicine, 1995, 152 (5 Pt 2): S78-S121.

[9] ATTERSON P. Combining safety pharmacology endpoints: impedance based respiratory measurement via implantable telemetry device [C] // Safety Pharmacology Society. Poster#106, Safety Pharmacology Society Annual Meeting, 2009.

[10] ATTERSON P. Simultaneous assessment of the safety pharmacology core battery in large animal species [J]. The journal of toxicological sciences, 2009, 34: 181.

[11] AUTHIER S, HAEFNER P, FOURNIER S, et al. Combined cardiopulmonary assessments with implantable telemetry device in conscious freely moving cynomolgus monkeys [J]. Journal of pharmacological and toxicological methods, 2010, 62 (1): 6-11.

[12] AUTHIER S. A novel cardiopulmonary safety pharmacology monitoring method using telemetry in cynomolgus monkeys evaluated with pharmacological modulators [C] // Safety Pharmacology Society. Poster # 88, Safety Pharmacology Society Annual Meeting, 2009.

[13] AUTHIER S. Qualification of cardiopulmonary safety pharmacology monitoring method using telemetry in cynomolgus monkeys evaluated with pharmacological modulators [C] //Society of Toxicology. Poster # 1055, Society of Toxicology Annual Meeting, 2010.

[14] BERNAL-MIZRACHI C, GATES A C, WENG S, et al. Vascular respiratory uncoupling increases blood pressure and atherosclerosis [J]. Nature, 2005, 435: 502-506.

[15] BOGGS D F. Comparative control of respiration, In: Parent [J]. Comparative biology of the normal lung, 1992, 1: 309-350.

[16] BORON W F, BOULPAEP E L. Medical physiology [M]. Elsevier, 2005.

[17] DELAUNOIS A, DEDONCKER P, HANON E, et al. Repeated assessment of cardiovascular and respiratory functions using combined telemetry and whole-body plethysmography in the rat [J]. Journal of pharmacological and toxicological methods, 2009, 60 (2): 117-129.

[18] DIAMOND L, O'DONNELL M. Pulmonary mechanics in normal rats [J]. Journal of applied physiology: respiratory, environmental and exercise physiology, 1977, 43 (6): 942-948.

[19] EWART L C, HALEY M, BICKERTON S, et al. Pharmacological validation of a tele-

metric model for the measurement of bronchoconstriction in conscious rats [J]. Journal of pharmacological and toxicological methods, 2010, 61 (2): 219 – 229.

[20] FOX J G, ANDERSON L C, LOEW F M, et al. Laboratory animal medicine [M]. 2nd ed. New York: Academic Press, 2002.

[21] GLAAB T, TAUBE G, BRAUN A, et al. Invasive and noninvasive methods for studying pulmonary function in mice [J]. Respiratory research, 2007, 8: 63.

[22] HANDOKO M L, SCHALIJ I, KRAMER K, et al. A refined radio-telemetry technique to monitor right ventricle or pulmonary artery pressures in rats: a useful tool in pulmonary hypertension research [J]. Pflügers Archiv: European journal of physiology, 2008, 455 (5): 951 – 959.

[23] HAYES A W. Principle and methods of toxicology [M]. 5th ed. Boca Raton: CRC Press, 1989.

[24] HEYDE C, LEUTHEUSER H, ESKOFIER B, et al. Respiratory inductance plethysmography: a rationale for validity during exercise [J]. Medicine & science in sports & exercise, 2014, 46 (3): 488 – 495.

[25] HOYMANN H G. Invasive and noninvasive lung function measurements in rodents [J]. Journal of pharmacological and toxicological methods, 2007, 55 (1): 16 – 26.

[26] ICH. ICH guidance for industry ICH S7A: Safety pharmacology studies for human pharmaceuticals [EB/OL]. (2000 – 11 – 08). http://www.ich.org/fileadmin/Public website/ICH_ products/Guidelines/Safety/S7A/Step4/S7AGuideline.pdf.

[27] INGRAM-ROS J L, CURRAN A K, MIYAMOTO M, et al. Cardiorespiratory safety evaluation in non-human primates [J]. Journal of pharmacological and toxicological methods, 2012, 66 (2): 114 – 124.

[28] KEARNEY K R, TAKACS K, PITTMAN R, et al. Comparison of respiratory functional assessment tools using pneumotachograph and respiratory inductance plethysmography [J]. Journal of pharmacological and toxicological methods, 2009, 60 (2): 215.

[29] KEARNEY K, METEA M, GLEASON T, et al. Evaluation of respiratory function in freely moving Beagle dogs using implanted impedance technology [J]. Journal of pharmacological and toxicological methods, 2010, 62 (2): 119 – 126.

[30] KEATES A S. The effects of drugs on respiration in man [J]. Annual review of pharmacology and toxicology, 1985, 25: 41 – 65.

[31] LOMASK M. Further exploration of the Penh parameter [J]. Experimental and toxicologic pathology, 2006, 57 (S2): 13 – 20.

[32] HOLLINGER M A. Introduction to pharmacology [M]. 2nd ed. Boca Raton: CRC Press, 2003.

[33] MAUDERLY J L. The influence of sex and age on the pulmonary function of the beagle dog [J]. Journal of gerontology, 1974, 29 (3): 282 – 289.

[34] MITZNER W, TANKERSLEY C. Interpreting penh in mice [J]. Journal of applied

physiology, 2003, 94 (2): 828-832.

[35] MONRO A, MEHTA D. Are single dose toxicology studies in animals adequate to support single doses of a new drug in humans? [J]. Clinical pharmacology and therapeutics, 1996, 59: 258-264.

[36] MOON B. Non-pharmacological characterization of a novel quantitative respiratory monitoring model in cynomolgus monkeys using implantable telemetry [C] // Safety Pharmacology Society. Poster#11, Safety Pharmacology Society Annual Meeting, 2009.

[37] MUELLER R A, LUNDBERG D B A, BREESE G R, et al. The neuropharmacology of respiratory control [J]. Pharmacological reviews, 1982, 34 (3): 255-285.

[38] MURPHY D J, JORAN M E, GRANDO J C. A non-invasive method for distinguishing central from peripheral nervous system effects of respiratory depressant drugs in conscious rats [J]. General pharmacology: the vascular system, 1995, 26: 569-575.

[39] MURPHY D J, RENNINGER J P, SCHRAMEK D. Respiratory inductive plethysmography as a method for measuring ventilatory parameters in conscious, non-restrained dogs [J]. Journal of pharmacological and toxicological methods, 2010, 62 (1): 47-53.

[40] MURPHY D J, RENNINGER J P. A novel method for chronic measurement of respiratory function in the conscious monkey [J]. Journal of pharmacological and toxicological methods, 2001, 46 (1): 13-20.

[41] MURPHY D J. Safety pharmacology of the respiratory system: techniques and study design [J]. Drug development research, 1994, 32 (4): 237.

[42] MURPHY D. Assessment of respiratory function in safety pharmacology [J]. Fundamental and clinical pharmacology, 2002, 16: 183-196.

[43] PICKERD N, WILLIAMS E M, KOTECHA S. Electromagnetic inductance plethysmography to measure tidal breathing in preterm and term infants [J]. Pediatric pulmonology, 2013, 48 (2): 160-167.

[44] RANG H P, DOLE M M, RITTER J M, et al. Pharmacology [M]. 4th ed. Netherland: Lippincott Williams and Wilkins, 2003.

[45] RENNINGER J P. Development and validation of a combined model for assessing neurobehavioral, cardiovascular and respiratory function in the conscious non-restrained dog [C] // Safety Pharmacology Society. Poster, Safety Pharmacology Society Annual Meeting, 2010.

[46] SCHWENKE D O, PEARSON J T, MORI H, et al. Long-term monitoring of pulmonary arterial pressure in conscious, unrestrained mice [J]. Journal of pharmacological and toxicological methods. 2006, 53 (3): 277-83.

[47] SINGH K, KATZ E S, ZAROWSKI M, et al. Telemetric analysis of breathing pattern variability in recurrent airway obstruction (heaves) -affected horses [J]. Epilepsia, 2013, 54 (6): 1083-1091.

[48] VANOIRBEEK J A, RINALDI M, DE VOOGHT V, et al. Noninvasive and invasive pulmonary function in mouse models of obstructive and restrictive respiratory diseases [J]. American journal of respiratory cell and molecular biology, 2010, 42 (1): 96-104.

[49] YOUNG T, PALTA M, DEMPSEY J, et al. The occurrence of sleep-disordered breathing among middleaged adults [J]. New England journal of medicine, 1993, 328 (17): 1230-1235.

（苏筱琳　张彦雷）

第七章 补充安全药理学

补充安全药理学研究（supplemental safety pharmacology studies）是评价药物对中枢神经系统、心血管系统和呼吸系统以外的器官功能的影响，如对泌尿系统、自主神经系统、胃肠道系统和其他器官组织的研究。如果研究提示药物有潜在的依赖性，对骨骼肌、免疫和内分泌功能等可能存在影响，则应考虑评价药物在这些方面的作用。

第一节 自主神经系统安全药理学研究

一、概述

自主神经系统（autonomic nervous system）是外周传出神经系统的一部分，能调节内脏和血管平滑肌、心肌和腺体的活动。由于内脏反射通常是不能随意控制的，故名自主神经系统。自主神经系统由交感神经系统和副交感神经系统两部分组成，支配和调节机体各器官、血管、平滑肌和腺体的活动和分泌，并参与调节葡萄糖、脂肪、水和电解质代谢，以及体温、睡眠和血压等。2个系统分别在大脑皮质及下丘脑的支配下，既拮抗又协调地调节器官的生理活动。

自主神经系统又可分为中枢部分和周围部分。自主神经系统主要分布于内脏、心血管和腺体，它们的中枢部分在脑和脊髓内，周围部分包括内脏运动（传出）纤维和内脏感觉（传入）纤维，分别构成内脏运动神经和内脏感觉神经。

二、自主神经系统研究常用的评价模型及方法

（一）体外神经系统功能测定

体外神经系统功能测定方法包括 α_1 - 肾上腺素受体结合试验、α_1 - 肾上腺素受体亚型结合试验、α_2 - 肾上腺素受体结合试验、β - 肾上腺素受体结合试验、血管紧张素 II 受体结合试验、离体血管平滑肌抗 α - 交感活性测定试验、离体心房 β_1 - 抗交感活性测定试验、体外胆碱酯酶活性测定试验、β 受体阻滞剂内在拟交感活性测定试验等。部分试验需要用放射免疫分析法检测。

1. 离体气管链 β_2 - 抗交感神经活性测定

取豚鼠气管，切成单个环。用丝线连接，6 个环组成 1 个链，将该气管链固定在负荷 1 g 的 50 mL 器官浴槽上，等张记录收缩力。加入 α 受体阻滞剂酚妥拉明 (0.1 μg/mL) 及致痉剂卡巴胆碱 (80 ng/mL)，溶液保持在 34 ℃，并通入 95% O_2 和 5% CO_2 气体。平衡 30 min 后，加解痉剂异丙肾上腺素，累积给药，剂量为 $10^{-10} \sim 10^{-7}$ mol/L。达到最大舒张时，反复冲洗器官浴槽，异丙肾上腺素引起对照 2 次舒张后，彻底冲洗气管链，然后加入被测化合物的第一个剂量；3 min 后加累积剂量的异丙肾上腺素；10 min 冲洗恢复后，加下一剂量的被测化合物。1 个器官能试验 10 个药物浓度。以异丙肾上腺素引起的最大舒张（对照为 100%）为对照，计算药物对异丙肾上腺素引起舒张的抑制百分数。评价被测化合物的竞争性拮抗作用，可通过量效曲线进行定量。

2. 药物拮抗血管紧张素 II 的作用

选用体重约 300 g 的雄性 SD 大鼠，戊巴比妥钠麻醉后，行一侧颈动脉插管接传感器。利用多导仪记录血压。为注射试验药物和静脉滴注，行双侧颈静脉插管。将位于动物咽喉的背侧 3 mm 的双侧迷走神经切断。为阻断神经节的作用，静脉注射酒石酸喷托铵 (10 mg/kg)。在血压达稳态后，将剂量为不同浓度的试验药物经颈静脉注入。给药后记录血压的变化。以 10 min 为间隔时间，分别注射剂量为 0.5 μg/kg、1.0 μg/kg 和 2.0 μg/kg 的血管紧张素 II，绘制量效关系曲线。当血压升高并达稳态后，再注入剂量为 0.1 mg/kg 的血管紧张素 II 拮抗剂。对药物引起的血压下降的幅度和药效维持时间进行记录。

（二）体内神经功能测定

体内神经系统测定方法有用整体大鼠研究血管紧张素转化酶抑制剂的作用、用犬或猴评价肾素抑制剂作用等。

应用整体大鼠研究血管紧张素转化酶抑制剂的作用的方法为：选用体重 300 ~ 400 g 的雄性 SD 大鼠。戊巴比妥麻醉，行气管插管后人工呼吸，再行右颈动脉插管接传感器，利用多导仪记录血压。肌内注射喷托铵 5 mg/kg 使血压稳定在低于正常 30% 的水平。血压稳定后，静脉注射血管紧张素 I，每隔 5 min 重复注射 1 次，直到有可明显观察到的血压变化发生。将试验药物静脉注射或十二指肠内给药，再重复注射血管紧张素 I。

为观察对缓激肽诱导的血管扩张的加强作用，使用低剂量的缓激肽，以 5 min 的时间间隔给药，直到出现稳定的血流动力学反应。

给予血管紧张素转化酶抑制剂后，通过观察血管紧张素 I 引起的血压反应的减弱，可以判断新的化合物的活性。通过应用不同剂量的血管紧张素转化酶抑制剂，可以绘制药物的量效关系曲线和计算半数抑制浓度 (half-maximal inhibitory concentration, IC_{50}) 的值。

缓激肽诱导血管扩张的加强作用以占对照组的百分比来表示。通过使用各种剂量的试验药物和标准药物，可以绘制药物的量效关系曲线和计算相对效能比。

第二节 泌尿系统安全药理学研究

一、概述

泌尿系统包括肾、输尿管、膀胱和尿道等器官。泌尿系统的主要功能是将人体代谢过程中产生的排泄物和受试物及其代谢产物通过尿的形式排出体外以维持机体内环境的相对稳定。肾是泌尿的功能器官,主要功能是形成尿液,排出代谢产物,调节水、电解质平衡和酸碱平衡,从而维持内环境的相对稳定。肾还具有内分泌作用,能够分泌一些生物活性物质如肾素、前列腺素、促红细胞生成素等,参与机体的生理调节。肾同时又是某些受试物的代谢和贮存器官。在受试物的代谢排泄中起着非常重要的作用。输尿管是一对细长的管道,起自肾盂、终于膀胱,其功能是将肾生成的尿液间断地输入膀胱。膀胱是一个伸缩性很大的肌性贮尿囊。尿道是尿液从膀胱排向体外的管道。

由于泌尿系统是机体的主要排泄通道,大部分的受试物及其代谢产物尤其是各种金属都是在此汇集并排出体外的,因此,泌尿系统是重要的毒作用靶器官。泌尿系统由于其特殊结构特点和生理功能,对受试物的损伤非常敏感。肾的血流丰富,使毒性受试物及其代谢产物的暴露量大。近曲小管细胞的主动转运功能导致弱酸性化合物、弱碱性化合物、氨基酸结合物,以及一些四价化合物(如百草枯)在近曲小管细胞中蓄积,浓度容易达到毒性水平。另外,肾的重吸收和排泄需要消耗大量的能量,因此,干扰细胞能量产生和氧利用的受试物也容易损伤肾。

人体中各个系统互相协调、互相影响,共同维持机体功能的正常运行。受试物进入机体后,可以直接造成泌尿系统的损害,也可以对其他系统的器官和组织产生损伤作用后,间接地影响泌尿系统的正常生理功能。泌尿系统的结构和功能受到损伤后,不仅影响机体正常的排泄功能,还会间接地损伤其他系统和器官,引起多种疾病甚至死亡。

肾是泌尿系统甚至整个机体的重要脏器,不仅在机体的生理活动中发挥重要的作用,而且由于其结构和生理的特殊性,是最容易受到受试物影响的器官。

二、泌尿/肾脏系统研究常用的评价指标

根据已有的数据,部分新药在非临床试验和临床试验中表现出明显的肾脏功能异常或者肾毒性。2004—2011 年的 99 个处于研发阶段的先导化合物中,有 70% 出现肾功能异常,约 50% 出现了肾损伤指标异常。因此,有必要将肾功能评价列入常规安全药理评价之中。新药对肾脏的作用可以分为功能改变和器官损伤。根据指导原则,功能改变主要指尿量的变化(多尿或者少尿)和离子(如 Na^+、K^+、Cl^-、Ca^{2+} 等)排泄。器官改变多是指肾毒性,包括肾小球损伤、肾乳头损伤和不同区段的肾小管损伤。一般器官出现毒性(器质性病变)前均会出现一定的功能异常,因此,在器官出现毒性前检

测特定生物标志物可以做到早预防、早诊断，避免受试人群或者患者出现严重的不良反应，而对于特定毒性生物标志的检测也属于安全药理学范畴，需要在安全药理试验中研究。肾功能的安全药理学研究主要基于尿液和血清的生化分析。有时也会为了进一步探索机制性问题进行离体器官研究。表7-1列出了安全药理学中肾功能评估所需要检测的指标。评价肾脏功能的基本指标包括清除率（clearance rate）、肾小球滤过率（glomerular filtration rate，GFR）、尿量（urinary volume）、渗透压（osmolality）、pH、Na^+、Cl^-、K^+、肌酐和尿素（urea），以及血清中的 Na^+、Cl^-、K^+、肌酐和血尿素氮（blood urea nitrogen，BUN）。评价肾功能的重要指标之一是 GFR，它通过尿液和血清样本检测结果进行计算。因为血液采集可能会影响尿量，所以实验采尿前或者采尿时需要多采集几个采血点。一般在24 h内有3个采血点就能够接受，而且还不会造成过多的干扰。然后利用数学模型模拟数据并计算 GFR。在实验动物数量少的情况下，这种方法可以提高数据的可靠性。

肾功能异常也可以通过功能性生物标志物和漏出生物标志物进行评价。肾损伤的功能性标志物包括尿糖（urinary glucose）、蛋白质（protein）、白蛋白（albumin）和 Ca^{2+} 或者其他能够通过肾脏排泄或者重吸收的分子。尿液中的谷丙转氨酶（aspartate aminotransferase，AST）、谷草转氨酶（alanine aminotransferase，ALT）、乳酸脱氢酶（lactate dehydrogenase，LDH）、γ-谷氨酰转移酶（γ-glutamyl transferase，GGT）、碱性磷酸酶（alkaline phosphatase，ALP）、N-乙酰-β-D-氨基葡萄糖苷酶（N-acetyl-β-D-glucosaminidase，NAG）通常作为肾脏损伤的漏出标志物。而其他的肾损伤生物标志物［如肾脏损伤分子-1（kidney injury molecule-1，KIM-1）和丛生蛋白（clusterin，CLU）］可以通过不同的检测技术进行检测。具体的生物标志物列在表7-1中。在利用以上生物标志物对肾功能进行评价的时候要考虑实验动物的昼夜节律性。

表7-1 肾脏功能评价指标

评价指标		尿液	血清
肾脏功能		体积、渗透压、pH、Na^+、Cl^-、K^+	Na^+、Cl^-、K^+
已确定的（已知的）功能性标志物		葡萄糖、蛋白、白蛋白、肌酐、尿素、半胱氨酸蛋白酶抑制剂 C	肌酐、尿素氮、半胱氨酸蛋白酶抑制剂 C
已确定的（已知的）漏出标志物		AST、ALT、LDH、GGT、ALP、NAG	—
已确定的（新的）漏出标志物		KIM-1、CLU、三叶因子3	β2 微球蛋白
正在研究中的新漏出/可诱导的标志物	肾小球标志物	白蛋白、血清胱抑素 C、β2 微球蛋白、总蛋白	
	近曲小管标志物	α-GST、KIM-1、中性粒细胞明胶酶脂质运载蛋白、半胱氨酸蛋白酶抑制剂 C、CLU、β2 微球蛋白、三叶因子3	
	远曲小管标志物	μ-谷胱甘肽 S 转移酶	
	集合管标志物	肾乳头抗原-1	

三、泌尿/肾脏系统研究常用的评价模型及方法

（一）整体试验

1. 尿液分析

收集不同试验阶段各组动物的尿液，可用自动生化分析仪或酶标仪分析尿液体积、渗透浓度，尿中蛋白质、血细胞、葡萄糖、氨基酸及溶菌酶、NAG、γ-谷氨酰转移酶、乳酸脱氢酶等的含量。

尿液体积可能会增加（多尿症）、减少（少尿症），甚至接近零（无尿）。尿液渗透浓度是检测肾尿液浓缩功能的指标。在多尿状态下，尿液渗透浓度通常低于对照组水平；在少尿状态时，尿液易浓缩，渗透压及浓度常高于对照组水平。

尿液中酶、蛋白质、氨基酸、葡萄糖、血细胞、管型的存在或者含量的上升可能标志着肾损伤。尿中一些酶的出现主要由近曲小管上皮细胞的刷状缘缺损，或者是坏死的肾小管上皮细胞酶和细胞器酶类的释放所致。尿中特征性酶的出现可作为肾毒性的早期生物标志，也可以预测损伤的具体部位。蛋白尿是肾损伤的另一个特征性指标。尿液中蛋白含量高低可作为肾损伤相对程度的检测指标，蛋白性质可为病变部位的判断提供信息。低分子量蛋白（如 $β_2$ 微球蛋白）可从肾小球自由滤过并通过近曲小管完全重吸收；高分子量蛋白，如白蛋白，则不能通过肾小球滤过。因而，尿液中白蛋白含量的增加预示着肾小球功能的损伤，$β_2$ 微球蛋白排泄的增加或白蛋白/$β_2$ 微球蛋白比例的降低预示着近曲小管功能的损伤。

尿液中出现氨基酸和（或）葡萄糖同样表明近曲小管的损伤。这2种营养素几乎完全在近曲小管重吸收，近曲小管损伤可以导致这2种物质的排泄量增加。同时，这些物质的重吸收也取决于跨膜转运系统，一旦系统饱和，氨基酸或葡萄糖的排泄量也会增加。

2. 肾功能检查

肾功能检查的方法很多，主要检查肾小球的滤过率、肾小管的主动分泌功能和肾小管的重吸收功能。肌酐是一种内源性的代谢终产物，其在肾小球中自由滤过并且不会被近曲小管上皮细胞重吸收或分泌，因此，肌酐清除率是用来衡量 GFR 的良好指标。肾血流量（renal blood flow，RBF）作为肾血流动力学的评价指标，可以通过测量肾对对氨基马尿酸或其他有机类化合物的清除率来监测。此外，为了解 GFR 或者 RBF 的变化，通过比较肾毒性受试物暴露前后尿液中电解质、蛋白质、酶、葡萄糖、水和其他尿液内含物排泄模式的变化，可以确定被测受试物的相对肾毒性、毒性的短期效应，以及毒性作用的靶部位。常用菊粉清除率试验和酚红排泄试验来检测肾功能。

（1）菊粉清除率试验。菊粉是一种小分子物质，不参加体内代谢，对试验动物无任何药理和毒理效应，可自由地从肾小球滤过，同时又完全不被肾小管和集合管重吸收，也不被分泌到肾小管中。因此，单位时间内从肾小球滤过到肾小管中的菊粉量等于尿中排出的菊粉量，菊粉清除率可代表 GFR，即每分钟由肾小球滤过的血浆量。以它为标准，可推知肾小管和集合管对各种受试物的重吸收和分泌作用。若尿素清除率比菊粉清除率小，表示尿素被肾小球滤过后，有部分被重吸收；反之，如果某物质的清除率比

菊粉清除率大，则说明该物质除从肾小球滤过外，还有一部分或大部分是由肾小管和集合管分泌而清除。测定菊粉的清除率时，给机体缓慢静脉滴注菊粉溶液，使其在血浆中的浓度保持恒定（P, mg/100 mL），然后开始收集受试动物的尿若干分钟，再计算每分钟的尿量（V, mL/min），并测定此尿中菊粉的浓度（U, mg/100 mL）。则菊粉的清除率 C（mL/min）$= V \times U / P$。

（2）酚红排泄试验。酚红亦称酚磺酞，在碱性条件下呈红色，是一种对人体和试验动物无害的染料，也是实验室常用的指示剂。做肾功能测定时，从静脉注入的酚红大部分由肾小管分泌而排泄。肾小管受损，则酚红排泄速度减慢。

大鼠酚红排泄试验常用来评价近端小管的功能。试验时，从大鼠尾静脉注射酚红指示液，收集 45 min、90 min、120 min 的尿液，累计各时间段的总尿量，采用分光光度法测定吸光度值，利用酚红指示液标准曲线，计算大鼠尿中不同时间段的累积的酚红排泄量及酚红排泄百分率，分析大鼠的肾小管的损伤程度。

以上肾功能检查结果并非肾损伤的早期标志，有时候肾功能检查结果正常，不能排除器质性肾损害。而肾功能检查结果对病变严重程度及预后的判断有一定价值。

3. 血液生化指标

（1）尿素氮。尿素氮是蛋白质的代谢产物，肾小球滤过功能受损时，血中尿素氮含量增加。但是，血尿素氮浓度的升高只有在肾实质损伤的情况下才会出现，因而血尿素氮浓度并不是衡量肾毒性的敏感指标，其变化总是晚于其他参数（如尿酶）的变化。尿素氮还受到肾外因素的影响，例如，高蛋白饮食、消化道出血及高分解代谢时，尿素氮可明显升高。

（2）血肌酐。肌酐为肌酸的代谢产物，其清除率可以反映 GFR，肾小球受损可导致血中肌酐水平上升。

4. 病理组织学观察

（1）光镜观察。光镜可观察肾在细胞水平上的病理改变，揭示肾病理损伤发生的部位、范围和形态特征。

（2）电镜观察。电镜可检查肾在亚细胞水平的病理改变，如刷状缘、线粒体、基底膜及其他细胞器的变化。

（3）组织化学检查。采用酶标记法、放射性核素标记法及免疫组织化学等方法，研究受试物的分布、肾病变的部位、细胞结构的变化及受试物对肾代谢酶的影响。

（二）离体试验

分析受试物肾毒性或检测其可能的毒性作用机制的体外试验方法有很多。可采用不同水平的组织结构，如整体肾、肾小管或肾小管片段、皮质层、细胞，以及单独的细胞组分。体外检测技术使人们能够研究受试物对肾功能的直接影响而无须了解肾外的或间接的作用机制（如肾外的生物转化机制或肾血流动力学改变），这是该技术最大的优势。但是随着体外培养时间的延长，细胞的特性也会发生改变，不同的体外研究体系可能会得出不相同的结论，因此这些因素影响了体外试验结果向整体的外推。

1. 离体肾灌流

离体肾灌流可在 2 h 内保持生理功能的相对稳定和结构的基本完整，离体肾灌流技术可以排除其他脏器和系统的干扰,精确控制受试物的浓度,测量受试物在肾中的转运、转化和蓄积,定量观察各项肾功能的变化,因此,该技术适合于研究肾毒物代谢动力学和毒性机制。但是由于其设备复杂、操作有一定难度,应用受到一定限制。

灌流装置主要由灌流腔、蠕动泵、鼓泡塔、压力计、插管、通气管和恒温器等组成。正确选择灌流液对于保证离体肾灌流试验的成功十分重要。

离体肾取材常用大鼠。动物麻醉后,打开腹腔,暴露肾,分离输尿管,在近膀胱处剪断输尿管,分离肾动脉和肠系膜动脉,从肠系膜动脉将插管插到肾动脉的肾入口处,手术线固定插管,剪断肠系膜动脉、主动脉、下腔静脉和肾静脉,将肾和输尿管一同取出。灌流试验时室温应在20 ℃以上,灌流液温度为(38.0±0.5)℃,压力为80～90 mmHg,流速为35～40 mL/min。灌流平衡20 min后开始收集尿液。

离体肾灌流的观察指标包括:肾颜色、排尿规律、GFR、葡萄糖重吸收率、Na^+重吸收率、K^+排泄率等。灌流结束后,对肾进行组织学检查。

2. 肾皮质切片培养

肾皮质切片是一种简便易行的离体试验技术,试验时将肾皮质手工或借助切片机切成0.2～0.5 mm厚的薄片,然后放入一定的培养基中培养,培养基中加入待测定的受试物。经过一定时间后,测定培养基和薄片中受试物的比值。肾皮质切片既可以避免其他系统和器官的干扰,又可以保留肾实质细胞之间的联系及一定量的间质细胞,保留了细胞和细胞器的活性,为研究整体或体外肾毒性及毒性作用机制提供了一种简便而敏感的模型。

不同深度的皮层模型可用于确定肾单位特异性或部位特异性损伤。表浅层包含近曲小管S1段和S2段,更深的皮层主要由近曲小管的S3段组成。因此,肾毒性受试物对肾小管S1段、S2段的影响与对S3段的影响就可以区别。肾皮质层监测的肾功能参数包括有机离子蓄积、LDH释放、氧消耗、电解质浓度、三磷酸腺苷(adenosine triphosphate,ATP)产生和形态学研究。

3. 肾小管片段灌注

从肾皮层中分离肾小管或肾小管片段,可用于灌注试验或离体培养。肾小管片段中肾细胞与细胞间仍保持接触,但未受灌注的片段有可能会发生肾小管断裂,从而影响管腔内肾毒性受试物的吸收。如果受试物进入肾组织是通过管腔表面上皮细胞的吸收,那么采用未受灌注的肾小管片段就可以观察到受试物的肾毒性。如果将受试物添加到灌注液中,肾小管基底外侧膜就有机会接触受试物,从而可以测定受试物接触细胞表面后的转运和其他一些毒理学参数。因此,肾小管片段灌注体外检测模型具备许多整体模型的特性。

4. 离体细胞培养

离体肾皮质上皮细胞和培养的细胞株已经成为体外检测受试物的肾毒性、毒物的生物活化及其作用机制的常用手段。收集新鲜的离体肾小管近端和远端的上皮细胞,可以检测受试物对这些不同细胞群体的影响,并检测一些药物对肾毒性损伤的防护作用。离体培养的细胞可以用来研究受试物的跨膜转运和毒性机制。一些细胞株(如LLC-PK1、MDCK、HK-2)可以用来研究受试物对肾组织的影响。细胞株还可从近曲小管特定的片段中提取培养,以研究不同部位细胞对受试物的不同反应。但是,培养的细胞随着时间的推移会出现功能退化和代谢率下降,这些变化可能会影响一些受试物对于细胞培养体系的潜在作用。

离体的肾细胞成分(如细胞质、细胞器、细胞膜)在体外研究体系中也经常采用。肾微粒体和肾细胞溶质对于检测肾毒性受试物的生物转化和活化十分有用。肾线粒体是肾毒性受试物的常见靶位点,离体肾线粒体是一种重要的确定受试物毒性机制的体外模型。此外,研究受试物对肾细胞膜的直接作用,可以利用肾皮质层细胞管腔膜(管刷状缘)或基底外侧膜(管腔背面、管周)处获取的小囊泡进行研究。离体细胞成分的应用对于解答"受试物的毒性机制和生物活化"这类特定的问题有着极大的帮助。

(三)分子水平研究

1. **生物标志物研究**

FDA 批准了新的用于肾毒性评价的生物标志物,包括肾损伤分子-1(KIM-1)、β2 微球蛋白、半胱氨酸蛋白酶抑制剂 C、丛生蛋白,这些生物标志物比传统的临床生化指标敏感。KIM-1 是一种跨膜糖蛋白,正常的肾组织中检测不到,但是当出现缺血或者肾损伤时,其表达增加,并且会释放入尿液中。研究表明,镉引起肾损伤后,尿液中 KIM-1 的检出比尿蛋白早 4~5 周,比金属硫蛋白和克拉拉细胞蛋白早 1~3 周,比 α-谷胱甘肽 S 转移酶和 NAG 早 2~6 周,因此,KIM-1 是肾损伤早期出现的敏感的分子标志物。研究发现,大鼠暴露于庆大霉素后,在血尿素氮和血肌酐水平改变之前,半胱氨酸蛋白酶抑制剂 C 水平就发生了明显的改变,KIM-1、β2 微球蛋白和半胱氨酸蛋白酶抑制剂 C 水平的增加与庆大霉素暴露剂量呈正相关。

2. **组学研究**

近几年发展起来的基因组学、蛋白质组学和代谢组学技术也是研究泌尿系统毒理学的有效手段。例如,用双向电泳方法和 SDS-PAGE/LC-MS/MS 技术分析大鼠尿液中的蛋白谱,结果发现,与正常大鼠相比,急性铀中毒的大鼠尿液中有 7 种蛋白质表达上调,7 种蛋白质表达下调,此外还出现了一些新的蛋白质。其中,白蛋白、α-抗蛋白酶(α-antiproteinase)和转铁蛋白等蛋白质含量的改变说明肾小球的通透性减弱,而维生素 D 结合蛋白含量的改变则表示肾小管受到损伤。

近年来,以基因芯片技术为核心的毒理基因组学研究方法越来越多地用于肾毒性标志基因的鉴别、受试物肾毒性的量效关系研究、毒性作用机制研究及肾毒性预测等方面。与传统肾毒理学研究方法相比,应用毒理基因组学方法评价受试物的肾毒性具有高通量、微观化及自动化等优点,减少了对动物的依赖性,利于在分子水平了解肾细胞毒性的作用靶点、方式及代谢途径等。为保证芯片结果的可重复性,须建立统一的标准,将不同实验室的芯片技术标准化。

毒理代谢组学是研究受试物肾毒性及其机制的一种新方法,通过对组织样品中受试物引起的动态代谢反应多种参数的定量分析,发现新的或者更好的肾毒性标志物,以及研究肾毒性机制。该技术取样方便,采用少量尿样和(或)血样就可进行肾代谢组学分析,检测指标灵敏性、特异性和可重复性好,能够检测肾早期损伤,与传统的肾毒性检测指标相关性较好。其分析过程分为样品制备、样品测量和数据获取、生物信息学分析、生物学意义阐明等阶段。进行肾代谢组学分析时，尽管不同种属、不同动物个体之间的检测指标有差异，但是同一种受试物引起的肾代谢组学检测指标的变化趋势应该是一致的，如肾毒性引起的谷胱甘肽耗竭与能量代谢下降的趋势一致。

随着毒理芯片技术和蛋白质分析技术的进一步发展、肾毒理基因组学和蛋白质组学数据库的建立，以及肾毒性研究体外模型的进一步验证，传统毒理学研究结果与毒理基因组学、毒理蛋白质组学及毒理代谢组学研究的发现相结合，进行综合分析，能更好地解释肾毒理作用的机制，提供更加全面的肾毒性方面的信息。

肾脏安全药理的部分指标与毒理学试验中的指标是重叠的，肾脏的部分安全药理可以结合到重复给药的毒理学试验中。这样做可以节约动物，降低研发成本。但如果有迹象提示需要进行单独的肾脏安全药理试验，则是不可以省略的。

第三节　胃肠系统安全药理学研究

胃肠系统一般指消化系统的胃、小肠和大肠部分。胃、小肠、大肠是肌性管道。胃由贲门、胃底、贲门区、胃小弯、胃大弯、胃角（角切迹）、胃窦、胃体、幽门前区、幽门（幽门管）组成；小肠由十二指肠、空肠、回肠组成；大肠由盲肠、结肠、直肠组成。消化系统由消化道和消化腺两部分组成。消化道包括口腔、咽、食管、胃、小肠、大肠、直肠和肛门，还包括一些位于消化道外的器官，如胰腺、肝脏和胆囊。消化腺有小消化腺和大消化腺2种，小消化腺散在分布于消化管各部的管壁内，大消化腺包括3对唾液腺（腮腺、下颌下腺、舌下腺）、肝和胰，它们均借助导管将分泌物排入消化管内。消化系统的基本生理功能是摄取、转运、消化食物和吸收营养、排泄废物，这些生理功能的完成有赖于整个胃肠道生理活动的协调。食物的消化和吸收，为机体提供所需的物质和能量。食物中的营养物质除维生素、水和无机盐可以被直接吸收外，蛋白质、脂肪和糖类等物质均不能被机体直接吸收，须在消化道内被分解为结构简单的小分子物质才能被吸收。食物在消化管内被分解成结构简单、可被吸收的小分子物质的过程被称为消化。这种小分子物质透过消化管黏膜上皮细胞进入血液和淋巴液的过程被称为吸收。未被吸收的残渣部分，则通过大肠以粪便形式被排出体外。

药物的胃肠道副作用是时常发生的，并不限于改变胃肠道的透过或运动功能，以及在毒理学研究中观察到的组织损害。一方面，药物对胃肠黏膜屏障，特别是对渗透性的作用可能对胃肠道免疫系统和结肠菌群的免疫平衡有长期的影响（如食物过敏反应或不耐受性、免疫细胞的漏出、大分子和细菌渗透）。另一方面，药物对敏感性直接或间接的影响可能会触发类似于功能性肠病（functional bowel disease，FBD）和肠易激综合征（irritable bowel syndrome，IBS）的慢性综合征从而影响生活质量。因此，通过安全药理学方法评价药物对胃肠道的影响是非常必要的，这就需要更多的科研工作者寻找和发现新的方法来评价药物对胃肠道功能的影响。

在补充的安全药理学试验评价研究中,胃肠系统安全药理学的主要研究内容是观察药物对胃肠系统的影响,如对胃液分泌量和 pH、胃肠损伤、胆汁分泌、胃排空时间、体内转运时间、体外回肠收缩等指标的测定。

胃肠系统研究常用的评价模型及方法

(一) 对大鼠、小鼠胃排空和肠推进影响的研究

1. 胃排空试验方法

实验动物禁食(不禁水)过夜,给予受试物一定时间[根据受试物的给药途径、吸收情况及药效作用特点或(和)药代动力学特点决定,缺乏这些资料时则考虑注射给药途径选择15～30 min,经口给药途径选择30～60 min]后,以无活性的色素(如酚红或葡聚糖蓝-2000等)灌胃,灌胃容积为10～20 mL/kg。灌胃半小时后处死动物,剖腹结扎贲门和幽门,取胃,用纯水冲洗出胃内容物,以1 000～2 000 g 离心力离心10～15 min,取上清液,用分光光度计在546 nm(酚红)、620 nm(葡聚糖蓝-2000)处测定吸光度,以纯水调零。吸光度为胃内色素残留量,求出与对照组均值的百分比即为各样本的胃内色素相对残留量。试验过程中应禁止动物进食、进水。

2. 肠推进试验方法

实验动物禁食(不禁水)过夜,给予受试物一定时间[根据受试物的给药途径、吸收情况及药效作用特点或(和)药代动力学特点决定,缺乏这些资料时则考虑注射给药途径选择15～30 min,经口给药途径选择30～60 min]后,用生理盐水或10%阿拉伯胶配制成5%～10%炭末混悬液或1%～2%葡聚糖蓝-2000,灌胃,灌胃容积不超过20 mL/kg,灌胃半小时后安乐处死。打开腹腔分离小肠,观察炭末前端或葡聚糖蓝-2000前端的位置,计算推进的距离与小肠全长的比值作为炭末或葡聚糖蓝-2000的推进百分率。试验过程中应禁止动物进食、进水。

(二) 对动物在体肠运动的影响的研究

在体平滑肌试验法:选取适应性观察合格的动物,禁食(不禁水)24 h。麻醉后仰位缚于手术台上,腹部剃毛,沿腹壁正中腹白线切开,打开腹腔时要注意防止误伤肠管及内脏涌出。轻柔地分离出一段小肠,在小肠平滑肌同一平面上于相距5 cm 处各穿一短线,打结固定并留线头备用。在两短线的中间,用一连有长线的蛙心夹夹住小肠平滑肌,然后将长线经肠固定管的上口拉出,通过张力换能器与记录装置相连。用备用的两短线将肠道固定在肠固定管的下口两侧的小孔上。注意不要使肠系膜扭曲以免影响血流的通畅性。用铁夹将肠固定管垂直固定。调节描记装置,一般给1 g 的牵引力。此时,若肠段牵张适度即可出现收缩波。至此,可用止血钳或其他方法将腹部切口夹住,仅留引线管通过腹壁,以防能量丢失和失水。待收缩平稳,先记录一段给药前的肠肌收缩曲线,然后给药。根据受试物的特点选择合适的给药途径,观察药物吸收后对肠肌的影响,亦可由肠管固定管的上口直接将药液滴到肠段外表面上,或在试验段的下段另外置管,做肠腔内给药。

(三) 对动物离体肠运动的影响的研究

离体平滑肌试验法:选取适应性观察合格的豚鼠若干只,试验前先将豚鼠禁食(不

禁水）12～18 h，使其肠道内容物排空。试验时，先将豚鼠麻醉，开腹取出近盲肠端回肠 8～10 cm，小心修剪肠系膜周边组织，然后取回肠约 1.5 cm，置于含 10 mL 台氏液的麦氏浴槽中（恒温 37.5 ℃），回肠两端分别用特殊装置固定，通以 95% 氧气、5% 二氧化碳，前负荷约 1.0 g，恒温平衡 10～30 min（试验操作者根据肠管状态进行调节）。通过张力换能器输入生理记录仪中，待基线稳定后用累积给药法制作组胺（histamine，His）量效曲线，His 的浓度为 2×10^{-9}～2×10^{-2} mol/L；采用累加法进行加样，首次加入 200 μL，之后每提高一个浓度加入 180 μL，每次量效曲线反应完毕后用台氏液冲洗 3～5 次，3 分/次，待标本张力恢复至基线后再分别加入 1 μL、10 μL、100 μL（加入前均用生理盐水稀释至 100 μL）的含药血清或相应浓度的药物，反应 10 min 后，重复制作 His 的量效曲线，观察受试物含药血清或受试物对 His 量效曲线的影响，分别求出受体系和强度（PD_2 和 PD_2'）或受体拮抗强度（PA_2）。PD_2、PD_2'、PA_2 计算方法如下：

$PD_2 = -\lg X - \lg\left[(E_{max}/E) - 1\right]$。其中，$X$ 为激动剂的终末浓度，E_{max} 为加激动剂后回肠的最大收缩力度，E 为加激动剂后第二强的收缩力度。

$PA_2 = -\lg X + \lg\left[10^{(Y-Z)} - 1\right]$。其中，$X$ 为拮抗剂的终末浓度，Y 为激动剂标准曲线中求得的 PD_2，Z 为加拮抗剂后激动剂的 PD_2。

$PD_2' = -\lg X + \lg\left[(EA_{max}/EAB_{max}) - 1\right]$。其中，$X$ 为非竞争性拮抗剂的终末浓度，EA_{max} 为加激动剂之后回肠的最大收缩力度，EAB_{max} 为加非竞争性拮抗剂后回肠的最大收缩力度。

计算竞争性拮抗剂或非竞争性拮抗剂的 PA_2 或 PD_2' 时，必须重复制作竞争性拮抗剂或非竞争性拮抗剂 3 个浓度以上的 PA_2 或 PD_2'，然后分别取 3 个浓度计算值的均值作为该竞争性拮抗剂或非竞争性拮抗剂的最终 PA_2 或 PD_2'。

（四）对大鼠胃液量、胃液 pH 及胃液成分的影响的研究

1. 胃液收集法

（1）取适应性观察合格的大鼠分组，给予受试物一段时间[根据受试物的给药途径、吸收情况及药效作用特点或（和）药代动力学特点决定，缺乏这些资料时则考虑注射给药途径选择 15～30 min，经口给药途径选择 30～60 min]后全身麻醉，打开腹腔，从幽门端向胃内插入一直径约 3 mm 的塑料管，在紧靠幽门环处结扎固定，以手挤压胃部收集胃液，并由口腔经食管用塑料管插入前胃，与食管一起结扎，以 pH 7.0、35 ℃ 左右的生理盐水用微型泵按 12 mL/h 的速度进行胃内灌流，收集 1 h 内的流出液进行分析。

（2）取适应性观察合格的大鼠分组，禁食（不禁水）约 24 h，麻醉后打开腹腔，结扎幽门，给予受试物（经口给药的药物经十二指肠给药），缝合伤口，继续禁食、禁水一段时间（具体根据试验的要求确定，通常为 3～6 h），然后将动物处死，打开腹腔，结扎贲门，取胃，剖胃取胃液，测定胃液量。

2. 胃酸测定法

（1）滴定法：大鼠禁食 24 h 后，麻醉，打开腹腔，结扎贲门，取胃，分别以两层纱布过滤至量筒中，吸取滤过胃液若干至小三角烧瓶中，烧瓶放置在白色衬纸上，加托

佛氏指示剂、酚酞指示剂各 1～2 滴，混匀，含有游离的酸的胃液即呈樱桃红色。将 0.02 mol/L 氢氧化钠溶液滴加至三角烧瓶中，边加边摇，直至红色消失、开始出现橘黄色为止。这时所用氢氧化钠的量为游离酸终点。继续滴加 0.02 mol/L 氢氧化钠溶液直到出现红色且颜色不再加深时为止。这时前后两次滴定所用氢氧化钠的量之和即为总酸度终点。

（2）酸度测定法：使用 pH 计测定胃液的 pH。

3. 胃蛋白酶的测定法

（1）取试管 6 支，其中 3 支各精密加入对照品溶液 1 mL，另 3 支各精密加入供试品溶液 1 mL，置于 (37±0.5)℃ 水浴中，保温 5 min，精密加入预热至 (37±0.5)℃ 的血红蛋白试液 5 mL，摇匀，并准确计时，在 (37±0.5)℃ 水浴中反应 10 min。立即精密加入 5% 三氯醋酸溶液 5 mL，摇匀，滤过，取续滤液备用。另取试管 2 支，各精密加入血红蛋白试液 5 mL，置 (37±0.5)℃ 水浴中保温 10 min，再精密加入 5% 三氯醋酸溶液 5 mL，其中 1 支加供试品溶液 1 mL，另 1 支加上述盐酸溶液 1 mL，摇匀，滤过，取续滤液，分别作为供试品和对照品的空白对照，用分光光度法在 275 nm 的波长处测定吸收度，算出平均值对照品平均吸光度（A_S）和供试品平均吸光度（A），按下式计算。

每 1 g 含蛋白酶活力（单位）＝ $(A \times W_s \times n) / (A_s \times W \times 10 \times 181.19)$。

其中，A 为供试品的平均吸光度；W_s 为每 1 mL 对照品溶液中含酪氨酸的量，μg；A_S 为对照品的平均吸光度；W 为供试品取样量，g；n 为供试品稀释倍数。

在上述条件下，每分钟能催化水解血红蛋白生成 1 μmol 酪氨酸的酶量，为 1 个蛋白酶活力单位。

（2）取胃液上清液按胃蛋白酶活力测试盒说明书介绍的方法进行胃蛋白酶活力的检测。

（五）对大鼠正常胃黏膜影响

选择适应性观察合格的动物，分组后给予受试物，给药一段时间［根据受试物的给药途径、吸收情况及药效作用特点或（和）药代动力学特点决定，缺乏这些资料时则考虑注射给药途径选择 15～30 min，经口给药途径选择 30～60 min］后将动物处死，剖腹，结扎幽门，挤出胃内容物，由贲门注入 1% 甲醛 5～10 mL，并置于同一浓度的甲醛中浸泡 10 min 以上，沿胃大弯剪开胃壁，用 0.9% 氯化钠溶液冲去内容物，展平，观察胃黏膜的变化。采用图像分析软件进行统计分析，具体分析方法：采用 RGB 三色原理，对图像中的黏膜颜色情况进行分析，以出血面（血色为参考基础）对各组图像进行分析，对得到的面积大小进行统计，观察受试物对胃黏膜的影响。或采用立体显微镜观察胃黏膜，根据胃黏膜的溃疡情况进行统计分析，胃溃疡评分标准为：无溃疡，0 分；点状出血或针点状溃疡，1 分；1 处或 2 处小溃疡或出血性糜烂，2 分；出血性糜烂或溃疡分布处多，稍大，3 分；出血性糜烂或溃疡呈块状分布，大，4 分。

（六）对胃溃疡大鼠胃黏膜影响的研究

实验性溃疡根据成因可分成以下几种：①幽门结扎型溃疡。②应激性溃疡。③损伤性溃疡。④药物诱发型溃疡。可根据受试物的性质选择不同的溃疡模型，选择适应性观察合格的动物分组，制作模型。模型制作完成后给予相应的药物，一段时间［根据受试物的给药途径、吸收情况及药效作用特点或（和）药代动力学特点决定，缺乏这些资料时则考虑注射给药途径选择15～30 min，经口给药途径选择30～60 min］后处死大鼠，剖腹，结扎幽门，挤出胃内容物，由贲门注入1%甲醛5～10 mL，并置于同一浓度的甲醛中浸泡10 min以上，沿胃大弯剪开胃壁，用0.9%氯化钠溶液冲去内容物，展平，观察胃黏膜的变化。采用图像分析软件进行统计分析，具体分析方法：采用RGB三色原理，对图像中的黏膜颜色情况进行分析，以出血面（血色为参考基础）对各组图像进行分析，对得到的面积大小进行统计，观察受试物对胃溃疡胃黏膜的影响。或采用立体显微镜观察胃黏膜，根据胃黏膜的溃疡情况进行统计分析，胃溃疡评分标准为：无溃疡，0分；点状出血或针点状溃疡，1分；1处或2处小溃疡或出血性糜烂，2分；出血性糜烂或溃疡分布处多，稍大，3分；出血性糜烂或溃疡呈块状分布，大，4分。

（七）对大鼠胆汁排泄影响的研究

麻醉大鼠胆汁分泌量测定：动物试验前禁食至少12 h，麻醉，固定，开腹后在右上腹找到胃幽门部，以幽门部为标准，翻转十二指肠，找到十二指肠乳头部，从乳头部找到胆总管，暴露胆总管，结扎下端，小心剪一小口，向胆总管近肝端插入外径为1 mm左右的塑料管，或用硅化管头皮针进行胆管穿刺，固定针头，形成瘘管引流胆汁，待胆汁流量稳定后，测定给药前及给药后一段时间［根据药物特点、给药途径及药效作用或（和）药代动力学特点决定，缺乏这些资料时则考虑注射给药途径监测3 h，经口给药途径则监测4～6 h］的胆汁流量，并可根据受试物的特点选择测定的胆汁成分（如胆酸、胆固醇、胆红素等）。

第四节　免疫系统安全药理学研究

一、概述

免疫系统由免疫器官（如骨髓、脾脏、淋巴结、扁桃体、小肠集合淋巴结、阑尾、胸腺等）、免疫细胞（如淋巴细胞、单核吞噬细胞、中性粒细胞、嗜碱性粒细胞、嗜酸性粒细胞、肥大细胞、血小板），以及免疫分子（如补体、免疫球蛋白、干扰素、白细胞介素、肿瘤坏死因子等细胞因子）组成。免疫系统分为固有免疫（又称非特异性免疫或天然免疫）和适应性免疫（又称特异性免疫），其中适应性免疫又分为体液免疫和细胞免疫。

免疫系统是防卫病原体入侵最有效的武器，它能发现并清除异物、外来病原微生物等引起内环境波动的因素。主要功能有：①识别和清除外来入侵的抗原，如病原微生物等。这种防止外界病原体入侵和清除已入侵病原体及其他有害物质的功能被称为免疫防御，使人体免于病毒、细菌、污染物质及疾病的攻击。②识别和清除体内发生突变的肿瘤细胞、衰老细胞、死亡细胞或其他有害的成分。这种随时发现和清除体内出现的"非己"成分的功能被称为免疫监视。新陈代谢后的废物及免疫细胞与"敌人"打仗时遗留下来的病毒死伤尸体，都必须通过免疫细胞加以清除。③通过自身免疫耐受和免疫调节使免疫系统内环境保持稳定。修补免疫细胞能修补受损的器官和组织，使其恢复原来的功能。健康的免疫系统是无可取代的，但可能因为持续摄取不健康的食物而失效。

免疫系统功能亢进会对自身器官或组织产生伤害。

二、免疫系统研究常用的评价模型及方法

（一）全身免疫系统功能检测方法

全身免疫系统功能检测方法有血液学检测、临床生化检测、流式细胞术、免疫细胞表型分析、病理组织学检查等。

1. **血液学检测**

血液学检测主要检测白细胞计数或白细胞分类比值的改变，如淋巴细胞的增多或减少，以及嗜酸性粒细胞的增多等。

2. **临床生化检测**

临床生化检测主要检测血清总蛋白量及与之相关的白蛋白与球蛋白比值的改变，检测总补体活性用于分析血清总补体，评价机体是否存在自身免疫性疾病等。

3. **流式细胞术**

流式细胞术（flow cytometry，FCM）是对单细胞定量分析的一种技术。它借鉴了荧光标记技术、激光技术、单抗技术和计算机技术，具有极高的检测速度与统计精确性。工作流程：首先将待测标本制成单细胞悬液；然后利用荧光标记技术和单抗技术标记细胞，荧光染色后的细胞进入流动室，流动室充满流动的鞘液，鞘液压力与样品流压力是不同的，当两者的压力差异达到一定程度时，被鞘液裹挟着的样品流中的细胞排成单列，逐个经过激光聚焦区，被特异荧光染料标记的细胞在通过激光检测区时受激发产生特定波长的荧光，通过一系列信号转换、放大、数字化处理就可以通过计算机直观地统计染上各种荧光染料的细胞的百分率。选择不同的单克隆抗体及荧光染料，可以利用流式细胞仪同时测定1个细胞上的多个不同的特征。还可以利用流式细胞仪的分选功能将具有某种特征的细胞分选出来，以便进一步培养、研究。

近年来，随着细胞和分子生物学技术尤其是单克隆抗体技术的发展和分子探针的开发，流式细胞术逐渐成熟。目前，流式细胞术在免疫毒理学中得到广泛应用，可用于淋巴细胞亚群的检测、单核巨噬细胞的检测、自然杀伤（natural killer，NK）细胞的检测、细胞因子的检测、细胞凋亡的检测、细胞内Ca^{2+}浓度的测定等。

总之，流式细胞术具有快速、灵活、灵敏和定量的特点，能对各种细胞（如T淋巴细胞、B淋巴细胞、NK细胞、巨噬细胞、树突状细胞等）进行客观、快速、灵敏、多参数定量测定，并能按要求高纯度地分离收集所需类型的细胞，且其活性不受影响。该方法为免疫毒理学等生物医学及临床检验提供了全新视角和强有力的手段。

4. **免疫细胞表型分析**

免疫细胞表型分析通过抗体识别及结合免疫细胞的抗原表位，从而鉴定和（或）

计数白细胞亚群,进而反映淋巴细胞亚群的变化情况。若需要检测淋巴细胞悬液,通常采用流式细胞术分析,若需要检测免疫组织切片则采用免疫组织化学法进行研究。目前,采用荧光标记的细胞表面标志单克隆抗体和流式细胞术结合的方法,可以快速、精确地计数淋巴细胞亚群。此方法现已广泛应用于药物和受试物的免疫毒性研究,此外也已应用于 T 淋巴细胞和 NK 细胞肿瘤等的研究中。

5. 病理组织学检查

病理组织学检查如检查脾、胸腺的绝对重量和相对重量,观察胸腺、脾、淋巴结和骨髓的组织结构和细胞类型,同时要注意检查局部黏膜相关淋巴组织,包括鼻黏膜相关淋巴组织、支气管黏膜相关淋巴组织、肠黏膜相关淋巴组织、皮肤黏膜相关淋巴组织等。

(二) 免疫功能评价方法

免疫功能评价方法包括固有免疫应答和适应性免疫应答的评价。固有免疫应答主要评价 NK 细胞活性和巨噬细胞功能,适应性免疫应答主要评价体液免疫功能和细胞免疫功能。此外,宿主抵抗力试验用于反映整体免疫功能。

1. NK 细胞活性测定

NK 细胞活性测定主要是观察 NK 细胞对敏感肿瘤细胞的溶细胞作用。常用的方法有放射性核素释放法和 LDH 释放法 2 种。

NK 细胞试验是将淋巴细胞悬液与已知对 NK 细胞介导的细胞毒性敏感的肿瘤细胞在体外共同培养,通过检测被杀伤的肿瘤细胞比例来反映 NK 细胞活性。人类 NK 细胞活性检测通常选择 K562 肿瘤细胞为靶细胞,而啮齿类动物多采用小鼠白细胞病细胞株 YAC。

2. 巨噬细胞功能检测的方法

巨噬细胞功能检测的方法有放射性核素铬标记的鸡红细胞 (^{51}Cr-RBC) 吞噬法、炭粒廓清试验、巨噬细胞溶酶体酶测定、巨噬细胞促凝血活性测定和巨噬细胞表面受体检测等。

3. 体液免疫功能评价

体液免疫功能评价主要通过观察抗体形成细胞数或抗体生成量来评价体液免疫功能,试验方法有空斑形成细胞 (plague forming cell, PFC) 试验、酶联免疫吸附法、免疫电泳法、血凝法等。

PFC 试验是体外评价免疫功能的敏感方法之一,可检测宿主对特异性抗原产生抗体反应的能力。如果 PFC 呈剂量相关性降低,则表明受试物对机体产生了免疫抑制。

4. 细胞免疫功能评价

可用细胞毒性 T 淋巴细胞 (cytotoxic T lymphocyte, CTL) 试验、T 淋巴细胞增殖试验、混合淋巴细胞反应 (mixed lymphocyte reaction, MLR) 试验、迟发型超敏反应 (delayed type hypersensitivity, DTH) 试验等来评价细胞免疫功能。

(1) T 淋巴细胞增殖试验主要方法:形态检查法、^{3}H – 胸腺嘧啶核苷 (^{3}H-thymidine, ^{3}H-TdR) 掺入法、四甲基偶氮唑盐 (methyl thiazolyl tetrazolium, MTT) 比色法。^{3}H-TdR 掺入法和 MTT 比色法应用较为广泛,可定量分析细胞群体的分裂水平,但不能反映单个细胞的分裂状况和某些特定亚群的增殖反应。

（2）MLR 试验：MLR 试验通过检测 T 细胞识别同种异体淋巴细胞上外源性抗原的能力，间接反映细胞介导对移植细胞或肿瘤细胞的异物识别能力。

（3）CTL 试验：CTL 试验是在体外检测 CTL 溶解靶细胞的能力，以此反映 T 细胞识别相同种属或特异性靶细胞的能力。经典方法为 ^{51}Cr 释放法，该方法准确性、重复性好，但放射性元素操作复杂、半衰期短等特性又限制了它的广泛应用。

（4）DTH 试验：DTH 试验是一项全面检测细胞介导的免疫反应的试验。当致敏 T 淋巴细胞再次接触相同抗原后，活化释放出多种淋巴因子，产生以单核细胞浸润为主的炎症，表现为皮肤红肿、硬结，这种反应一般在抗原激发后 24～48 h 达高峰。检测方法有足跖厚度增加法、放射性测定法及伊文思蓝比色法等。

（5）宿主抵抗力试验常用试验方法：细菌感染模型、病毒感染模型、寄生虫感染模型和同种移植瘤攻击模型等。在进行该项试验时，研究者还应分析受试物对生物或肿瘤细胞的生长和致病性的直接或间接（非免疫介导）的影响。例如，抑制某些肿瘤细胞增生的化合物可以提高宿主抵抗力。

（三）变态反应的检测方法

1. 检测 I 型变态反应

（1）主动全身过敏（active systemic anaphylaxis，ASA）试验：当药物作为抗原或半抗原初次进入体内，刺激机体产生相应的抗体（immunoglobulin E，IgE）。当同样药物再次进入机体，抗原与抗体结合形成的抗原抗体复合物，刺激肥大细胞及嗜碱性粒细胞释放活性介质，从而引起局部水肿、抓鼻、竖毛、呼吸困难、窒息、痉挛，甚至休克、死亡。

（2）被动皮肤过敏（passive cutaneous anaphylaxis，PCA）试验：1 种较敏感的测试特异抗体滴度的方法。将受试物致敏动物的血清（含丰富的 IgE 抗体）给正常动物皮内注射，IgE 的 Fc 端与皮肤的肥大细胞表面的特异受体结合，形成 IgE 的复合物，使肥大细胞致敏。当抗原攻击时，抗原与肥大细胞表面上 IgE 的 Fab 端结合，导致 IgE 分子结构的改变，引起肥大细胞脱颗粒，释放过敏介质（如组胺、慢反应物质等），使皮肤局部血管的通透性增加，在静脉注射抗原的同时，注入的伊文思蓝染料在该皮肤处渗出着色。根据局部皮肤蓝染范围或程度，可判定血管通透性变化的大小，继而判定皮肤变应反应的程度。

2. 检测 IV 型变态反应

（1）Buehler 试验（Buehler test，BT）：BT 的特点是采用封闭的贴片来提高和加强受试物的暴露，特别适用于皮内注射具有高度刺激性的化合物，以及不能溶解或悬浮的化合物，该试验极少产生假阳性。

（2）豚鼠最大化试验（guinea-pig maximization test，GPMT）：GPMT 通过采用皮内注射受试物、使用佛氏佐剂和通过刺激暴露部位来预处理皮肤。这些手段提高了受试物渗透入皮肤并随之引起过敏性皮炎的机会。本试验比 BT 更为敏感，假阴性更少，但是该试验有可能过高地预测药物的致敏潜力。

（3）小鼠耳肿胀试验（mouse ear swelling test，MEST）：MEST 中小鼠的使用数量较

少,且试验周期短,目前应用较广泛。试验前给动物喂饲富含维生素 A 的食物能明显提高致敏率,从而可以检测出弱及中等强度的致敏物。

(4) 小鼠局部淋巴结试验(local lymph node assay,LLNA):LLNA 只检测超敏反应的致敏(诱导)阶段,是用来预测潜在接触性超敏反应的小鼠试验模型。本试验是评价药物是否具有超敏反应的有效的较敏感指标之一。该方法可定量,直观性强,试验周期短。

(5) 光变态反应等皮肤光变态反应试验常用 Harber 和 Shalita 法及 Armstrong 法,方法与 DTH 试验相似,其主要区别在于诱导及激发阶段的皮肤试验部位均暴露于紫外线中。同 DTH 试验一样,这些试验也可能包括第二次激发剂量,或者使用不同的摩擦及封闭方法以增加受试物对皮肤的穿透性。

目前还没有预测药物Ⅱ型、Ⅲ型变态反应的标准试验方法。

(四) 自身免疫反应相关试验

目前还没有非常合适的动物模型来研究此类疾病,有 4 种筛选方法:①检测有自身免疫疾病倾向的啮齿类动物的发病频率和比例;②用免疫组织化学法鉴定免疫球蛋白或免疫球蛋白复合物沉积;③检测血清中自身抗体水平;④采用报告抗原的腘窝淋巴结试验(popliteal lymph node assay,PLNA)。

PLNA 包括直接法、间接法和过继转移法,通过检测腘窝淋巴结的重量或细胞数的改变来观察受试物引起自身免疫反应的现象。过继转移法一般以受试物、三硝基苯聚蔗糖和三硝基卵白蛋白刺激腘窝淋巴结,观察受试物能否使试验动物产生特异性的 IgG。该指标不受潜在的遗传因素干扰,是免疫毒性评价中的一项辅助性指标,可以作为免疫毒性物质的筛选方法。

(五) 细胞因子检测方法

细胞因子在免疫系统功能调节的机制中发挥着重要作用,是免疫系统与其他系统之间联系的纽带。目前开展的细胞因子研究方法有基于生物分析、免疫分析、mRNA 基因表达、流式细胞术等的细胞变应原活性分析,全血细胞因子测定及荧光细胞芯片测定法等。

(六) 转基因动物模型

利用转基因技术可以建立对免疫毒物更为敏感的动物模型,用于免疫毒性的筛选和试验。通过对某目的基因的导入或敲除可以了解这些基因在免疫应答中的作用机制,或受试物的免疫毒性机制;用"人源化"转基因动物进行免疫毒性试验,更有利于试验结果的外推。转基因动物模型还有待发展和标准化。

(七) 新的免疫检测方法

1. 荧光细胞芯片测定法

荧光细胞芯片(fluorescent cell chip,FCC)测定法是近年来新兴的一种体外检测受试物免疫毒性的方法。FCC 原理:受试物的免疫毒性在体外试验中有不同的检测终点,若在体外试验中,NK 细胞的活性下调会产生免疫抑制效应,反之产生免疫刺激效应。在体外试验中,可通过评估细胞因子的基因表达来评价受试物对免疫系统的效应。该方法采用一些基因修饰的荧光蛋白指示细胞系来指示细胞因子的表达，由于指示细胞系调控荧光蛋白和细胞因子表达的路径相同，因此，荧光密度的变化就代表了细胞因子表达水平的变化，并以此初步判断受试物是否有免疫毒性。

2. 钥孔戚血蓝素试验

钥孔戚血蓝素（keyhole limpet hemocyanin，KLH）是一种含铜的糖蛋白，可引起Ⅳ型变态反应，可被用作免疫原来测定免疫能力。KLH试验中血清特异性抗原的抗体可以反映整个免疫系统的功能效应。此方法是依赖T淋巴细胞的抗原抗体反应试验的有效替代方法，但该法的有效性尚待进一步证实。

3. 磁珠分离术

磁珠分离术是一种较新的淋巴细胞分离技术，有直接分离和间接分离这两种方法。直接分离法是将抗细胞表面分子的特异性抗体与磁性微球交联，形成免疫磁珠，然后与细胞悬液混合共育，免疫磁珠可与表达相应表面分子的细胞结合，再以强磁场分离免疫磁珠及所结合的细胞，达到分选特定细胞的目的。间接分离法是用第二抗体与磁性微粒交联，再与已结合第一抗体的细胞反应，从而对细胞进行分离。上述方法为正选法，另外还有一种为负选法，将磁珠与不需要的细胞结合，用强磁场分离免疫磁珠及所结合的细胞，该方法可用于分离人外周血及大鼠脾的$CD4^+$、$CD25^+$调节性T淋巴细胞等。

磁珠分离术作为一种细胞分选方法，与流式细胞术分选细胞相比，具有高效、快速、对靶细胞的活性和功能干扰少的优点，因此在对特定亚群细胞的功能和应用的研究中，磁珠分离术得到了越来越广泛的运用。

尽管上述新技术和方法具有灵敏、特异、可靠、简便、高效、成本低等优点，也解决了以往动物试验中存在的一些问题，但是其有效性和敏感性也有待进一步确认。另外，这些方法仍属于体外测定方法，不一定适用于体内环境。近年来，随着免疫毒理学的迅速发展，除上述所列免疫毒理学新方法外，基因芯片技术、转基因和基因删除技术、报告基因技术、干细胞技术等也取得了研究进展，可为免疫毒理学的发展提供理论指导。

近年来，免疫毒理学发展很快。国内外不断开发出高灵敏度、高准确性的免疫毒性检测方法，ICH、EMA和FDA的指导原则也在不断完善。但是由于免疫系统的复杂性，目前国内外对药物和受试物的免疫学机制的认识有限，因而免疫毒性检测技术发展还有其局限性，评价免疫抑制及Ⅳ型变态反应的方法还存在着许多不足。对于某种受试物其免疫毒性的检测方案也仍未统一。目前，国内外逐渐注重在实际工作中科学、灵活地应用免疫毒理学的评价方法，而非依赖既定的某种评价方案。因此，药物和受试物的免疫毒性机制及评价方法的研究仍然是免疫毒理学领域的重要课题，有待人们进一步地研究和实践。

第五节　其他补充安全药理学研究常用的评价模型及方法

除了进行上述补充安全药理学研究外，必要时还应关注受试物有无药物依赖性，对骨骼肌功能和内分泌功能等的影响。药物依赖性试验包括身体依赖性试验（如自然戒断试验、替代试验、催促试验和诱导试验等）和精神依赖试验［如自身给药试验、药物辨别试验、条件性位置偏爱试验（conditioned place preference，CPP）等］。药物对内分泌功能影响试验包括内分泌激素测定试验、动态功能试验（如兴奋试验、抑制试验等）。

一、自然戒断试验

自然戒断试验是连续给予试验动物（如大鼠、小鼠和猴）一段时间受试药，给药开始后逐渐增加剂量，在停止给药前剂量稳定一段时间。然后突然中断给药，定量观察记录所出现的戒断症状。与同类的代表药对比，按照戒断症状的严重程度判断受试药的依赖性潜力。

自然戒断试验周期长，对试验动物通常以剂量递增法给予试验药物，有的也采用恒量法。自然戒断试验的戒断症状发作慢，持续时间长，对戒断症状的定量有一定困难。观察记录动物的外观体征和行为活动，包括应激性、神情过敏（猴）、饮食、睡眠、自发运动活动、攻击性、警觉程度、神经反射、竖尾、震颤、惊厥、呼吸、体温、体重；自主神经系统功能变化包括腹泻、流涎、流泪、恶心、呕吐、瞳孔大小等。

二、条件性位置偏爱试验

条件性位置偏爱试验装置一般采用具有2个或3个空间的长方形的穿梭箱。两箱设计采用"直线"型，三箱设计分为"直线"型和"L"型2种。两侧的两空间构成2个同等大小近似正方体小盒，两盒的颜色不同，大多采用黑色与白色，也有部分采用灰色与白色及其他可区分的背景，如果都是黑箱，可采用不同的灯光。偏爱箱的大小依试验动物而定，一般小鼠的2个箱子的大小为15 cm×15 cm×35 cm，穿梭门大小为5 cm×5 cm，大鼠的2个箱子的大小为30 cm×30 cm×50 cm，穿梭门大小为10 cm×10 cm。地板面分别采用粗糙面和光滑面。穿梭门中间为可抽动的挡板。观察箱具有隔光、隔音的效果，声强衰减为20～25 dB。配备计算机辅助观察控制系统的条件性位置偏爱试验装置，在每个箱子的顶部安装有白光照明灯和红外LED，并有通风通道和小风扇；黑、白箱均装有1个微摄像头，并有DC 12 V电源线和A/V视频线的接头；箱底部垫有1块垫板，可有效防止光线的反射，使成像清晰。

动物常用小鼠或大鼠。试验前预先测试动物的偏爱箱。试验分生理盐水组和受试药组。动物每天上午、下午各注射1次，其中一次为生理盐水，另一次为受试药。关闭中间通道，注射生理盐水后，动物被放入偏爱箱；注射受试药后，动物被放入非偏爱箱

（伴药箱）。动物每次在盒中停留 50 min。连续训练 5～7 天。第 6～8 天在固定的给药时间，在不给药的条件下将动物放入两盒中部，并使两盒间通道处于开放位置，观察动物于规定时间内在两盒中分别停留的时间。以动物爬到盒底的瞬间为开始时间，记录 15 min 内动物分别在两盒内停留的时间。如果动物在非偏爱箱内停留的时间显著延长，表明其对伴药箱产生位置偏爱，该受试药具有偏爱效应。以吗啡为阳性对照药，比较它们在等效 ED_{50} 倍数剂量条件下的偏爱效应，或者比较产生相似位置偏爱效应的药物剂量，即可反映该受试药的精神依赖性潜力的强弱。

位置偏爱试验受多种因素（如环境因素）影响，应注意试验过程中有无噪音、灯光干扰，偏爱盒应无特殊气味。如果用同一盒，前一只动物的气味会对后一只动物的偏爱效应产生影响。动物的种属、状态也会产生影响，应尽可能保持试验条件的一致性。

位置偏爱效应的获得取决于训练次数和每天训练的时间。训练次数越多，条件联系越牢固。每次训练的时间一般为 30～50 min，时间过短，条件联系不牢固；时间过长，离散度增大。位置偏爱效应的获得也和给药途径密切有关，如静脉注射吗啡，单次训练周期就可形成位置偏爱，而皮下注射吗啡需要 3～4 个训练周期才能形成位置偏爱。试验一般采用皮下给药或腹腔给药，训练 5～7 天。每个动物每天注射药物和训练的时间必须固定，前后误差不能超过 10 min。位置偏爱的形成也是一个学习记忆的过程，因此，试验中影响学习记忆的因素会影响试验结果的准确性。

三、骨骼肌兴奋与收缩试验

骨骼肌的收缩功能对人体正常生命活动具有重要意义，其主要作用是保持身体姿势和产生随意运动，另外，还参与呼吸、咀嚼、吞咽、语言活动及产热等。骨骼肌属于随意肌，在中枢神经控制下接受躯体运动神经的支配。神经纤维传出神经冲动，经神经肌肉接头把兴奋传递给骨骼肌，引起骨骼肌的兴奋，最终通过兴奋-收缩耦联机制引起骨骼肌的收缩。可用坐骨神经-腓肠肌标本，观察及测量不同刺激强度、频率下腓肠肌张力变化，不同刺激波间隔下神经干电位、肌细胞电位、腓肠肌张力各自变化及其相互联系，探究神经肌肉接头的兴奋传递特性和骨骼肌兴奋-收缩耦联的电生理特点。

坐骨神经-腓肠肌兴奋与收缩试验发现，当刺激强度在阈强度与最大刺激强度范围内时，随着刺激强度的增加，骨骼肌收缩的幅度也增大。随着刺激频率的增加，骨骼肌的反应依次为单收缩、不完全强直收缩和完全强直收缩，骨骼肌收缩的幅度也增大。同步触发双刺激不同波间隔引起的收缩强度不同。

小　结

有些药物作用在 ICH S7A 指导原则规定的核心组合试验中并没有得到充分测定和评价，则须进行补充的安全药理学试验。补充的安全药理学试验是研究药物对其他系统和功能（如胃肠道、肾脏、泌尿生殖系统、免疫系统和血液系统等）的作用及影响。药物对于这些系统的毒副作用可以从化学结构或药理学新分子实体（new molecular entity，NME）分类来预测，并结合其他毒理试验和（或）临床试验中获得的数据来综合评判。

参考文献

[1] 曹毅，卢庆生. 泌尿系统毒理学［M］. 北京：北京大学医学出版社，2011.

[2] 国家食品药品监督管理总局. 药物安全药理学研究技术指导原则［EB/OL］. (2014-05-13). https://www.nmpa.gov.cn/xxgk/ggtg/qtggtg/20140513120001448.html.

[3] 谭壮生，越振东. 免疫毒理学［M］. 北京：北京大学医学出版社，2011.

[4] BROCK W J, HASTINGS K L, McGOWN K M. Nonclinical safety assessment: a guide to international pharmaceutical regulations［M］. New Jersey: John Wiley & Sons, Inc, 2013.

[5] BURCHAM P C. An introduction to toxicology［M］. London: Springer, 2014.

[6] DERELANKO M J, CAROL S. AULETTA C S. Handbook of toxicology［M］. Boca Raton: CRC Press, 2014.

[7] GAD S C. Safety pharmacology in pharmaceutical development: approval and post marketing surveillance［M］. 2nd ed. Boca Raton: CRC Press, 2012.

[8] GAUTIER J C. Drug safety evaluation: methods and protocols［M］. 2nd ed. New York: Springer, 2017.

[9] GUPTA R C. Biomarkers in toxicology［M］. 2nd ed. California: Academic Press, 2019.

[10] KEOHAVONG P, GRANT S G. Molecular toxicology protocols［M］. 2nd ed. London: Humana Press, 2014.

[11] KLAASSEN C D. Casarett and Doull's toxicology: the basic science of poisons［M］. 9th ed. New York: McGraw-Hill Education, 2019.

[12] KLEINJANS J. Toxicogenomics-based cellular models: alternatives to animal testing for safety assessment［M］. Oxford: Academic Press, 2014.

[13] REICHL F X, SCHWENK M. Regulatory toxicology［M］. 2nd ed. Heidelberg: Springer, 2021.

[14] ROBERTS S M, JAMES R C, WILLIAMS P L. Principles of toxicology: environmental and industrial applications［M］. 3rd ed. New Jersey: John Wiley & Sons, Inc, 2015.

[15] SAHOTA P S, POPP J A, BOUCHARD P R, et al. Toxicologic pathology: nonclinical safety assessment［M］. 2nd ed. Boca Raton: CRC Press, 2019.

[16] VOGEL H G, MAAS J, HOCK F J, et al. Drug discovery and evaluation: safety and pharmacokinetic assays［M］. 2nd ed. Heidelberg: Springer, 2013.

（陆国才　袁伯俊　宗英　马秀娟　张晓芳　王三龙　杨威　郭健敏　张文强）

第八章 其他技术和方法在安全药理学研究中的应用

安全药理学作为新药非临床安全性评价领域中一个重要的组成部分，主要采用实验动物体内和体外的方法，评价和预测新药在人体临床试验中可能出现的不良反应。近现代科学（包括分子生物学、细胞生物学、现代物理学、信息学等学科）的迅速发展及相互融合与交叉，对安全药理学研究起到了良好的推动作用。本章就近年来出现的与安全药理学研究相关的新技术和新方法进行阐述。

第一节 膜片钳技术

一、膜片钳技术概述

膜片钳技术是一种以记录通过离子通道的电子流来反映细胞膜单一或多个离子通道分子活动的技术。该技术在现代细胞生理学及细胞生物物理学界引起了一次新技术革命，在问世后的短短几十年时间里，已经在生物学研究领域显示出非常重要的意义和广阔的应用前景。

二、膜片钳技术原理

膜片钳技术使用一尖端经加热抛光的玻璃微电极吸管吸附1片只有几平方微米的细胞膜，形成吸管内外近似电密封。吸管尖端和细胞表面经过清洁处理，再在吸管内施以负压，使微电极尖端与记录的细胞膜片表面形成 GΩ 级封接，电阻值为 1～100 GΩ。由于电极尖端与细胞膜的高阻封接，在电极尖端笼罩下的膜与膜的其他部分从电学上隔离，因此，此片膜内开放所产生的电流流进玻璃吸管，用一个极为敏感的电流监视器（膜片钳放大器）测量此电流强度，以此记录生物膜上离子通道的电活动。

三、膜片钳试验的常用记录方法

膜片钳试验的常用记录方法包括两大类：第一大类为单通道记录，该记录方法的优点是对细胞膜结构和调制系统干扰最小,能准确反映通道的活动状态,并对此进行客观分析;不足是电流小、分辨率低、难度大且成功率低。单通道记录方法包括细胞吸附式(cell-attached patch)、内面向外模式(inside-out patch)、外面向外模式(outside-out patch)。第二大类即全细胞模式(whole-cell mode),在细胞吸附式的基础上,继续以负压抽吸,使电极管内细胞膜破裂,电极内液与胞内液直接相通而得到,此方式既可记录膜电位又可记录膜电流。全细胞模式反映的是整个细胞膜上所有离子通道电活动的总和,其优点是电流大,信噪比好,能保持细胞及其反应性的完整性,可以在细胞水平上观察受药物作用后细胞电活动的总体反应特点。当应用特异的阻断剂,还可突显某一类离子通道的特点。但全细胞记录状态形成的同时,细胞内液就被电极内液稀释,不仅造成细胞内物质的流失,而且影响与细胞内信号转导和离子通道调控有关的第二信使物质的正常运行。另外,该方法只能观察膜电流的变化,不能分析变化产生机制。同时,该技术操作难度较大,膜刺伤部位常有胞浆渗漏,膜电压钳制效果也难于控制,不但影响测量精度还干扰反应时间。

四、膜片钳技术的改进

(一)穿孔膜片钳技术

在传统全细胞记录的基础上,Horn建立了穿孔膜片钳技术,即利用某些抗生素具有在生物膜上形成通透性孔道的性质,将这类抗生素灌在电极液中,在高阻封接形成之后,自发性形成全细胞模式。穿孔膜片钳有效地避免了洗脱作用,胞质渗漏极为缓慢,细胞内环境相对稳定,可以进行长时间稳定的记录;同时还具有对细胞损伤小的优点。抗生素穿孔形成的孔道有效半径为 0.4~0.8 nm,可以选择性地通透 Na^+、K^+、Li^+、Cs^+、Cl^- 等一价离子(分子直径大于 0.8 nm 的离子和分子不能通过),这些孔道没有电压依赖性,同时使得记录过程不受电极钳制电位的影响。但由于大分子物质无法通过电极液进入细胞,故难以研究不能穿透细胞膜的药物对离子通道的作用。

(二)在体膜片钳技术

在体膜片钳技术是指直接对麻醉动物的脊髓或大脑神经元进行膜片钳记录的技术。该技术最早由 Pei 等通过对猫视皮层神经元进行全细胞记录,观察来自不同方向的光刺激所对应的突触后电流反应,以此探讨视觉信号传递和形成机理,以及视皮层神经元功能和结构的关系。在体膜片钳技术可在动物整体无损的前提下,深入研究大脑和脊髓神经元离子通道与突触活动的特点,以及病理变化和药理作用。与分散神经元或组织片膜片钳技术相比,在体膜片钳技术最突出的优点是能够在施加外界刺激的同时,在整体条件下研究中枢神经元离子通道和突触活动的特点,为从宏观角度研究和探讨中枢神经系统的生物物理现象提供了更精确的手段。

(三)全自动膜片钳技术

手动膜片钳技术被认为是检测药物对离子通道作用的金标准,但传统膜片钳技术每次只能记录 1 个细胞(或 1 对细胞),对实验人员来说是一项耗时、耗力的工作,这些缺点注定了传统的膜片钳技术只能用于药物筛选的最后阶段和不需要记录大量细胞的基础实验研究中。全自动膜片钳技术的出现在很大程度上解决了这些问题，它使用平面电极技术（planar patch technique），冲破了传统膜片钳技术的屏障，不仅通量高，一次能记录几十甚至几百个细胞，而且从找细胞、形成封接到破膜等整个实验操作实现了自动化，免除了这些操作的复杂与困难，工作效率空前提高。高通量全自动膜片钳技术的出现更是使得直接利用电生理技术对化合物库进行筛选成为可能。全自动膜片钳可以控制细胞膜电位，直接记录离子通道的瞬间电流变化和动力学变化，消除了由间接测量带来的假阳性和假阴性结果。这些优点使得全自动膜片钳技术迅速在药物开发领域被广泛应用，成为以离子通道为靶点的药物开发的革命性工具，开启了离子通道筛选的新纪元。目前，全自动膜片钳技术已经广泛用于药物的筛选。

五、膜片钳技术在安全药理学评价中的应用

膜片钳技术发展至今，已经成为现代细胞电生理的常规方法，它不仅可以作为基础生物医学研究的工具，而且可以直接或间接为临床医学研究服务。目前，膜片钳技术广泛应用于神经（脑）科学、心血管科学、药理学、细胞生物学、病理生理学、中医药学、植物细胞生理学、运动生理等多学科领域研究。

（一）膜片钳技术在单离子通道的研究应用

膜片钳技术可以用于直接观察和分辨单离子通道电流及其开闭时程、区分离子通道的离子选择性、发现新的离子通道及亚型、研究某些胞内或胞外物质对离子通道开闭及通道电流的影响、研究细胞信号的跨膜转导和细胞分泌机制等，该技术还能在记录单细胞电流和全细胞电流的基础上进一步计算细胞膜上的通道数和开放概率。

Pacini 等采用早期使用生长反应因子-1（*Egr-1*）基因敲除小鼠研究 *Egr-1* 缺失对心功能的影响，利用膜片钳技术、实时荧光定量 PCR（real-time reverse transcription-polymerase chain reaction，RT-PCR）及 Western 免疫印迹（Western blot）等技术评价 *Egr-1* 基因敲除小鼠的左心室心肌细胞（ventricular cardiomyocytes，VCMs）的电生理和分子特性。结果表明：与野生型小鼠比较，从 *Egr-1* 基因敲除小鼠分离的 VCMs 动作电位延长，舒张电位右移，肌浆网钙含量降低，钙瞬变衰减时间减慢。因此，*Egr-1* 在调节心肌细胞激励-收缩耦合时起了关键作用。

刘书源等利用细胞贴附式和内膜向外式记录大鼠心室肌细胞 L-型钙通道的电流，并用 pClamp10 分析软件进行分析，记录 L-型钙通道单通道电流平均电流幅度、电导、平均开放时间常数、平均关闭时间常数，以及 L-型钙通道的 Run-down 现象。

赵静等采用全细胞膜片钳技术记录不同浓度的右美托咪定（dexmedetomidine，DEX）对大鼠心室肌细胞 L-型钙通道电流（I_{Ca}-L）的影响，发现 DEX 可使 I_{Ca}-L 失活后恢复时间延长，DEX 对心室肌细胞 I_{Ca}-L 具有浓度依赖性抑制作用。

刘承云等采用全细胞膜片钳技术，研究花生四烯酸对家兔心室肌细胞电压门控钠离子通道的影响，发现花生四烯酸对电压门控钠通道电流有浓度依赖性抑制作用，主要是通过抑制失活和失活后恢复过程发挥作用。

刘振伟等采用在体大鼠全细胞膜片钳技术，对麻醉后的大鼠顶叶皮层椎体神经元进行全细胞记录，成功记录到顶叶内锥体层神经元电压门控钠通道电流及自发突触活动电

流，建立了在体大鼠膜片钳全细胞记录方法。

Rabe 等通过膜片钳结合 RT-PCR 技术研究鲑鱼视觉星形胶质细胞，发现几乎所有的该种细胞都具有电压门控的内向的 Na^+ 通道，该种通道在 -40 mV 以上电位被激活。

（二）膜片钳技术在 hERG 钾离子通道功能的研究应用

膜片钳技术在安全药理学的另一重要应用方向是用于评价早期药物对 hERG 钾离子通道功能的影响。hERG 钾离子通道在人类心室和心房肌细胞中表达最高，在动作电位时程的上升支和平台期被激活，是心肌复极过程的重要因素。由于 hERG 钾离子通道特有的结构特点，使得临床上许多药物的心血管系统不良反应与 hERG 钾离子通道阻滞相关。

（三）膜片钳技术与其他技术的结合

随着分子生物学技术的快速发展，膜片钳技术还可与单细胞 RT-PCR 技术结合用于单个细胞研究，可在完成对细胞离子通道的药理学和生物物理学特性观察后，同时研究同一细胞上特异 mRNAs 的表达情况。其具体操作是：在严格防止 RNA 酶污染的条件下，先完成全细胞膜片钳记录，再将该细胞内容物吸入到记录电极中，然后用所研究的离子通道亚单位特异性引物将取自单细胞的 mRNA 逆转录成 cDNA 后进行 PCR 扩增，进而检测特异的 mRNA。但由于这项技术的要求较高，且对外界干扰高度敏感，应用仍有诸多限制。

徐东杰等采用传统酶解法分离出大鼠单个心室肌细胞，应用全细胞方式膜片钳技术记录通道电流后，对同一细胞吸取内容物，采用 RT-PCR 技术，分别对单细胞内磷酸甘油醛脱氢酶及 L-型钙通道的 mRNA 表达进行逆转录聚合酶链反应，证明了同时进行膜片钳操作及单细胞 RT-PCR 检测的可行性。随着膜片钳技术的进一步完善，以及与其他先进技术（如荧光技术、碳纤电极局部电化学微量检测技术等）的结合，其应用领域越来越广泛，相信随着研究的深入，其在生命科学领域中的应用将会大放异彩。

近年来，随着计算机技术、分子生物学技术等科学技术水平的不断提高，生物物理学、离子通道药理学、生物信息学等学科的发展，离子通道结构与功能的实验和理论研究都得到了长足的进步。作为研究离子通道的金标准技术——膜片钳，必将成为一种快速高效的研究途径，推动各个学科向更高水平发展。

第二节 斑马鱼技术

一、斑马鱼技术概述

斑马鱼（*Danio rerio*）是一种常见的热带宠物鱼，属于鲤科（Cyprinidae）短担尼鱼属（*Danio*）。一般成年鱼体长 3~4 cm，体侧具有漂亮的花纹，有较高的观赏性，原产于印度东部、巴基斯坦、缅甸等地。与人类一样，斑马鱼具有独立的器官和组织，包括大脑、中枢神经系统、心血管系统、肾脏、肝脏、可分泌胰岛素的胰腺、肠道、骨骼、肌肉及免疫和生殖系统，虽然以上大部分组织在斑马鱼胚胎发育的前 72 h 发育较快，但这些组织或器官不论在生理学上或基因水平上，均与哺乳动物相对应的器官相似。

在国际上，斑马鱼作为模式生物逐渐用于生命体的多种系统（如神经系统、心血管系统、免疫系统等）的发育、功能和疾病（如神经退行性疾病、遗传性心血管疾病、糖尿病等）的研究中，并已用于小分子化合物的大规模新药筛选。

二、斑马鱼作为模式生物的优势

斑马鱼的特点使其在 20 世纪 70 年代开始受到科学家们的关注，并成为最重要的模式脊椎动物之一。从遗传学水平来说，斑马鱼在基因水平上有 87% 与人类同源，早期发育与人类极为相似，这意味着在其身上做药物实验所得到的结果在多数情况下也适用于人体，因此，它受到生物学家的重视。对于研究疾病发病的分子机制和大规模药物筛选来说，斑马鱼是一种理想的构建疾病模型的模式动物。巨大数量的后代使得斑马鱼可以用作大规模的小分子化合物或基因筛选。另外，斑马鱼有几百种转基因品系，其中很多品系都带有绿色荧光蛋白（green fluorescent protein，GFP）标签，使得基因功能的研究更加细致。另外，斑马鱼被视为适合用于毒性评价的动物模型，因为它价廉，易于扩大规模，比使用啮齿类动物更符合伦理要求。发育中的斑马鱼胚胎对毒性伤害十分敏感，这使得斑马鱼成为药物发现、环境和消费品毒性检测的体内模型。

作为模式生物，斑马鱼具有以下优点：①有独立的组织器官，如脑、感受器、心脏、肝、胰、肾、肠、骨、肌肉等，其器官与人类器官在结构、生理、分子水平等方面惊人地相似。②胚胎和幼体是透明的，从完整的活体可观察到所有内部器官和结构，避免了杀死或解剖动物，从而可多角度观察动力学过程。对于利用活体成像技术实时地观测相关蛋白的表达和特定表型的细胞分布等，斑马鱼具有啮齿类或其他模式脊椎动物无法比拟的优势。③胚胎易于遗传修饰，特异蛋白很容易阻断或过量表达，从而得到大量特异突变子。④斑马鱼的体型微小，喂养费用便宜，所需空间场地不大，大大减少了饲养空间和成本，还可减少供试品需求量、试剂耗费量、组织学检查工作量。另外，斑马鱼作为实验动物已应用多时，因此其培育和维护的最适条件已经研究透彻。

三、斑马鱼在安全药理学方面的应用

（一）斑马鱼在心血管研究中的应用

斑马鱼的胎心类似于人胚胎的心脏，且其胚胎和鱼苗透明，运用分子标记物如绿色荧光蛋白可对心脏快速方便地进行活体直接观察。Parker 等证实斑马鱼的心脏电生理及血管超微结构与哺乳动物相似，同时采用一系列心脏生理功能调节剂包括肾上腺素、茶碱、特非那定、西沙必利等对斑马鱼进行处理，并对其心脏及背主动脉的多个指标进行非侵入式视频分析。结果观察到特非那定可诱导房室传导阻滞，肾上腺素和茶碱可引起血流的显著增加，而西沙必利及特非那定引起血流减少。这些结果支持了斑马鱼用于心血管系统研究的可能性。

Lee 等发现心脏是斑马鱼体内最先发育和具备功能的器官，斑马鱼心脏已被用于制作人类心血管疾病模型，通常在毒性试验里表现为心动过缓和心律失常。通过基因筛选得到一些表型为心脏收缩缺陷、节律不正常、心脏大小及形态不正常的斑马鱼突变体，这些突变体为相应心脏疾病的研究提供了良好的平台。自动化系统及荧光基因转移技术使得快速处理和筛选化合物的毒性或治疗价值成为可能。宋后燕等通过显微注射吗啡啉修饰得到反义寡核苷酸制作斑马鱼 *IGFBP-2*、*hand2* 等基因表达下调的动物模型，发现以上基因下调导致斑马鱼胚胎心脏血管的异常表型，说明上述基因在斑马鱼的心脏、血管发育过程中起了重要作用。Peterson 等借助自动化系统及荧光基因转移技术对 1 100 种小分子化合物进行筛查，发现其中几种化合物会干扰器官发育。Milan 通过对 100 种可导致心脏 QT 间期延长的化合物进行筛选，证实了这些化合物可导致斑马鱼心动过缓和房室传导阻滞。

（二）斑马鱼在神经系统研究中的应用

斑马鱼神经系统的发育及功能疾病与人类的神经系统非常相似，许多人类神经系统疾病相关的基因都在斑马鱼中高度保守。斑马鱼已被广泛应用于神经系统的研究，在昼夜节律和学习记忆等复杂行为学的现代分子遗传机制研究中，斑马鱼是一种理想的模式动物。

Prober 等利用斑马鱼模型研究失眠症的分子调节机制，发现一种睡眠与觉醒调节蛋白 Hcrt 在斑马鱼中过表达后，其引起的各种行为学改变与人类失眠症类似，并通过原位杂交和免疫荧光技术进一步研究了该蛋白在神经细胞中的表达和对昼夜节律等的睡眠调节作用。结合荧光蛋白标记技术，我们可以了解神经生长或突触发育的影响因素，并进一步研究其分子机制，进行药物的安全性方面的筛选。

（三）斑马鱼在肾脏功能研究中的应用

器官形成过程中，激活基因的正常表达是肾脏再生的重要特点，斑马鱼的肾脏器官形成与哺乳类动物肾脏器官形成的初始阶段相似。Sanker 等利用高内涵细胞成像分析技术，基于人工智能图像分析方法-认知网络技术（cognition network technology，CNT），分析转基因斑马鱼胚胎 Lhx1a 增强型绿色荧光蛋白（enhanced green fluorescent protein，EGFP）的表达及直接测定胚胎的肾小管细胞数，综合自动成像和基于人工智能图像分析转基因荧光斑马鱼胚胎，为构-效关系研究及新药的发现提供了一种体内分析系统。Kirsch 等发现，敲除 *Nostrin* 基因的斑马鱼，其肾小球滤过功能发生改变，并引起肾小球毛细血管袢基底膜内皮和上皮细胞超微结构的改变。

由于斑马鱼的众多优点，其作为模式生物被用于发育生物学、分子生物学、细胞生物学、遗传学、神经生物学、肿瘤学、免疫学、海洋生物学、药物学、毒理学等多学科研究，也广泛应用于药物筛选。目前，已建立了很多人类重大疾病（如神经系统疾病、肿瘤、先天性心脏病等）的斑马鱼模型。在药物代谢方面，斑马鱼不仅具有上述作为模式动物的一般优点，同时作为体内（*in vivo*）模型，相比于体外（*in vitro*）模型，其实验结果更具有预测性。人们已经建立完备的斑马鱼资料数据库——斑马鱼信息网络（Zebrafish information network，ZFIN：http://www.zfin.org/）。利用斑马鱼作为整体动物模型进行高通量筛选已成为斑马鱼研究的热点之一，运用斑马鱼建立的人类疾病模型进行药物筛选并跟踪考察药物在斑马鱼模型体内的吸收、代谢及分布等情况,将会为人类疾病的研究提供更多具有临床应用价值的有效信息。

第三节 细胞微电子芯片检测技术

一、细胞微电子芯片检测技术概述

实时细胞分析系统(xCELLigence real-time cell analyzer,xCELLigence RTCA)是基于检测电子传感器阻抗变化以反映细胞生理状态的新型细胞分析系统,其系统的核心是把微电子细胞传感器芯片整合到表面适于细胞贴附与生长的细胞检测板的底部或细胞浸润迁移板的微孔膜。微电子芯片测定的电阻抗即反映了细胞生长、伸展、形态变化、死亡和贴壁程度等一系列生理状态。

二、xCELLigence 在药物筛选中的应用

实时心肌细胞分析系统(xCELLigence RTCA cardio)使用无创伤阻抗检测原理,实时监测心肌细胞生长及律动。该系统可以实现对干细胞源性心肌细胞和原代心肌细胞的律动及功能的检测,并且能够实时、灵敏、定量地检测离子通道及非离子通道调节剂对心肌细胞的调节作用。此外,心肌细胞对引起心律失常的化合物的响应在实时心肌细胞分析系统上呈现特征性的响应搏动图谱。为观察心肌细胞连续式收缩/舒张的细微变化提供了高时间分辨率,结合心肌细胞的物理搏动特性,系统可以非常简便地检测此类化合物的作用,这是传统的电生理方法所不能实现的。同时,系统的动态监测保证了心肌细胞瞬时响应及长时效应的获取。总之,实时心肌细胞分析系统的检测灵敏性和预测性、实时数据采集特性、搏动周期的短期及长期监测优势,以及系统的高通量,使这一技术非常适合应用于候选药物和各种材料的非临床心脏安全性评估。

Abassi 等利用实时心肌细胞分析系统监测药物作用于心肌细胞后,心肌细胞搏动次数、节律、幅度及搏动持续时间等指标的改变,预测药物(如离子通道调节剂、hERG钾离子通道抑制剂、诱发尖端扭转型心律失常的药物等)的非临床心脏毒性,敏感、定量地检测出了影响心脏调节功能的物质,包括一些被传统电生理学方法所遗漏的药物。

Himmel 等利用系统研究不同药物对人多能干细胞诱导的心肌细胞及鼠胚胎干细胞分化的心肌细胞的影响,分析收缩幅度和期限、上升/下降时间、节律、自主收缩频率和不规则节律等参数。证明该系统可以用于检测药物引起的心脏毒性,但其结果预测性与临床一致性有限。

Quereda 等利用 RTCA 开发了补体介导的抗体细胞毒性分析方法来研究猪 – 狒狒异种移植供体和受体兼容性,结果表明 RTCA 为异体移植相容性研究提供了适合的手段。

实时心肌细胞分析系统可作为先导化合物非临床心脏安全性评估的检测系统,提供

了对心肌细胞机械搏动动态监测的高时间分辨率，将提供非常有价值的关于化合物对心脏作用的机械和细胞毒性信息。

第四节　高内涵筛选技术

一、高内涵筛选技术概述

发展药物的早期毒性预测评价的体外检测方法对改进药物发展过程和减少临床开发期间药物的淘汰率极为重要。基于细胞的高内涵筛选（high content screening，HCS）技术实现了对化合物多靶点、多参数的同时检测，使得人们能够从疾病相关基因调控通路和网络水平上研究药物的作用机制、代谢途径和潜在毒性等，也使在细胞水平全面评价活性化合物的成药性成为可能，HCS 在新药研发中发挥越来越重要的作用。

二、HCS 的概念

HCS 是指在保持细胞结构和功能完整性的前提下，同时检测被筛样品对细胞形态、生长、分化、迁移、凋亡、代谢途径及信号转导各个环节的影响，在单一实验中获取大量与基因、蛋白及其他细胞成分相关的信息，确定其生物活性和潜在毒性的过程。同时，也是一种应用高分辨率的荧光数码影像系统获得被筛样品对细胞产生的多维立体和实时快速的生物效应信息，在细胞水平上检测多个指标的多元化、功能性筛选技术平台。

三、HCS 的优势

HCS 的筛选结果是多样化的，它以多指标、多靶点共同作用为主要特点，涉及的靶点包括胞内成分、细胞的膜受体、细胞器等。从载体筛选上看，药物 HCS 与药物高通量筛选并没有显著的区别，两者都在微孔板上进行。HCS 的优点是它的检测体积不会因检测指标增加而增高，操作步骤简单、自动化。更重要的是，HCS 获取信息是以细胞为单位，而不是以微板孔为单位，这就意味着研究者可以从细胞群体中的各种反应获取信息，而不是像以前那样信息仅仅来源于一个微板孔中的所有细胞的平均反应。也就是说，研究者可以用更少的时间和花费进行更多的实验，获取更多研究信息和统计相关数据。

四、HCS 的组成和工作流程

药物 HCS 实际上是样品制备、自动化分析设备、数据处理软件、配套检测试剂、信息学等多方面技术整合的结果，其中，电子荧光显微镜和荧光试剂对药物 HCS 方法的建立起到了重要作用。HCS 系统主要组成部分：荧光显微系统、自动化荧光图像获取系统、检测仪器、图像处理分析软件、结果分析和数据管理系统等。在一些专门的系统中，研究者还可以自主选择不同的共聚焦显微镜用于 HCS。对于高通量筛选而言，机器本身的硬件相当重要，而 HCS 则不同，机器本身的配置条件固然重要，但后期的数据处理、分析、管理软件也非常重要，没有软件的支持，HCS 硬件形同虚设。

五、HCS 在药物研发方面的应用

基于细胞的小分子库 HCS 已用于识别新的有治疗作用的先导化合物，目前已对 10 万余个化合物展开了基于图像的筛选。目前，药物 HCS 主要在影响细胞功能方面应用，如细胞毒性、G 蛋白耦联受体调节剂、转录因子的活化、活性物质释放等。可调节的扫描模板可用于腔室玻片、多孔板及组织芯片扫描。多重扫描任务可应用于单个腔室或多孔，对个体实验设计提供最大的自由度。获取的数据立刻传输到本地服务器以便进行有效分析和存储，独立于平台的开放式显微镜环境（open microscopy environment，OME）接口自动创建链接到现有的图像分析解决方案。总而言之，HCS 为单个实验提供高度的灵活性和真实的图像，并确保高通量研究所需的自由度，应用广泛且灵活性强。

（一）诱导多能干细胞衍生细胞肝毒性鉴定模型

该方法以诱导的多能干细胞（induced pluripotent stem cell，iPSC）派生的肝细胞为模型来鉴定药物的肝脏毒性。其优点包括有原组织的表型、无限的可用性、与来自不同个体的细胞有可比性、高速自动化筛选、多参数检测、特异肝毒性机制分析。该方法可检测指标包括细胞活性、核形状、平均和综合的细胞面积、线粒体膜电位、磷脂积累、细胞骨架完整性和细胞凋亡。有研究人员通过检测已知机制的毒性化合物，评价了 240 个对肝有不同毒性的化合物，证明利用多能干细胞诱导分化的肝细胞进行高通量自动化药物毒性筛选的方法是可行的，其可提供有关毒性机制的信息，还可以促进药物和化学品安全评估。

（二）微型池细胞培养芯片及代谢酶芯片技术的药物毒性 HCS

药物毒性 HCS 的微型池细胞培养芯片（DataChip）是用微型阵列三维细胞培养池将人或大鼠的细胞立体培养于海藻酸钠凝胶中。1 片 DataChip 包含有 1 080 个细胞培养室，每个小池容量仅 20 nL。代谢酶芯片（MetaChip）则是将药物代谢酶 P450 亚型点阵排列于芯片上，这一系统可模拟人或大鼠肝内的代谢反应。结合 DataChip 和 MetaChip，对药物毒性的鉴定结果与在活体大鼠上得到的结果有很好的一致性。

（三）药物线粒体毒性多参数高内涵筛选

药物线粒体毒性多参数高内涵筛选（multi-parametric high content screening，mp-HCS）是一种体外药物测试和安全评估方法。研究发现，越来越多的疾病，包括心血管疾病、糖尿病、癌症和神经退行性变，与线粒体功能障碍密切相关。对线粒体在细胞信号传递中其功能的深入理解促进了分析线粒体功能的新方法的产生。药物治疗所致的心脏和肝组织的损害是治疗导致的器官衰竭的主要原因。因此，早期评估新药线粒体毒性正在成为一项药物开发的重要任务。通过检测细胞是否导致线粒体功能紊乱来分析药物的毒性，是一个稳定高效的体外药物检测和安全评估方法。

HCS 不仅能阐明被筛样品与药物作用靶点之间的相互关系，而且可同时了解细胞的其他生物学改变，进而研究其对相关代谢途径的影响，并通过观察细胞形态来预测化合物的毒性。药物 HCS 现已成为药物创新研究和开发领域中的一个重要组成部分。HCS 技术目前仍处在发展阶段，还有大量的技术难题需要研究和解决，如靶标特异性作用、化合物毒性区分等。随着 HCS 技术的日渐成熟，可预见其在药物发现过程中将显示更多的优势而成为新药研发的重要平台。

第五节　核磁共振成像技术

一、概述

核磁共振成像（nuclear magnetic resonance imaging，NMRI），也称磁共振成像（magnetic resonance imaging，MRI），是利用核磁共振（nuclear magnetic resonance，NMR）原理，依据所释放的能量在物质内部不同结构环境中具有不同的衰减速度，通过外加梯度磁场检测所发射出的电磁波，即可得知构成某一物体原子核的位置和种类，据此可以绘制物体内部的结构图像。NMRI 被广泛地应用于临床超过 20 年，因其无创伤性，是中枢神经系统、肌肉骨骼系统、循环系统、腹腔内器官检查的理想影像技术。

二、核磁共振成像技术原理

NMRI 技术是一种生物磁学核自旋成像技术。生物体每个原子都含有 1 个原子核，核磁共振成像仪的磁体发出的无线电波导入机体内，具有磁矩的原子核在高强度磁场作用下，可吸收适宜频率的电磁辐射，由低能态跃迁到高能态而使原子核暂时偏离。如 ^1H、^3H、^{13}C、^{14}N、^{15}N、^{19}F、^{31}P 和 ^{39}K 等原子核，都具有自旋不为零的特征而有磁矩，可显示此现象，而不同分子中原子核的化学环境不同，将会有不同的共振频率，产生不同的共振谱。当无线电波停止发射时，原子核重新回到正常的位置，由此产生的信号输入电脑，记录这种波谱即可判断该原子在分子中所处的位置及相对数目。该技术可以进行定量分析及分子量的测定，对有机化合物进行结构分析，直接研究溶液和活细胞中分子量较小（20 kDa 以下）的蛋白质、核酸及其他分子的结构而不损伤细胞。

三、核磁共振成像技术的应用

NMRI 方法因为对活体组织细胞无破坏性，故对同一标本给药前后的变化可实施多次测定，实验中观察药物作用可以同体比较，从而避免由生化方法所导致的组间误差，测定过程中不需要解剖、匀浆、分离提取和生化分析等烦琐步骤，较为方便省时，有利于研究药物对机体的作用、分布和代谢，成为研究药物药理学的技术平台之一。

(一) NMRI 在心血管系统研究中的应用

通过心脏 NMRI，可以全面地检查心脏的结构、功能、心肌灌注、心肌存活力、冠状动脉和外周血管等的微小病变。有些药物可能引起心肌缺血，心肌 ATP 由来源于脂肪酸代谢转为由无氧糖酵解产生，最终引起心肌细胞内 pH（pHi）的下降而导致心肌细胞酸中毒。pHi 的下降会抑制糖酵解中的限速酶（如磷酸果糖激酶）的活性，从而抑制 Na^+/K^+-ATP 酶的活性，影响 Ca^{2+} 进入肌浆网而导致亚细胞器的损伤。因此，在缺血过程中 pHi 的下降对于心脏的缺血损伤起重要作用。

程增江等利用 ^{31}P 核磁共振波谱技术，对心肌组织细胞内高能磷酸盐进行直接动态测定，记录离体灌流心脏心肌细胞的 ^{31}P-NMR 谱图，测量无机磷酸盐（Pi）峰的化学位移以获得实验过程中 pHi 的变化过程。结果表明，心肌缺血后 pHi 迅速下降，这证明 NMRI 技术可用于评价药物引起的心肌缺血。

(二) NMRI 在神经系统研究中的应用

功能核磁共振成像（functional magnetic resonance image，fMRI）的应用，使药物作用前后神经元的活动状况能够通过脑血氧含量变化间接反映出来。这使得人们可以通过 NMRI 技术评价药物对脑区和神经网络空间的作用。目前，神经药理学磁共振研究涉及的药物主要集中在单胺能与胆碱能神经传递的激动剂和抑制剂方面。在研究药物引起的脑缺血损伤中，可利用 ^{31}P-NMR 技术评价药物对脑缺血的影响。NMRI 技术的应用迅速扩展到了神经科学的各个领域，神经药理学家利用 NMRI 技术来探索药物对大脑加工过程的影响，并将其称为药物磁共振成像（pharmacological MRI，phMRI）。phMRI 现已被广泛应用到基础研究和药物开发、测试、优化过程中，并在药物安全性评价中发挥越来越重要的作用。

(三) NMRI 在代谢组学研究中的应用

随着新药研发的速度日益加快，新药安全性评价手段也日益更新。Nicholson 等人提出了一种基于核磁共振的新方法，即代谢组学（metabonomics）。代谢组学是通过分析生物体液和组织来对完整的生物体（而不是单个细胞）中随时间改变的代谢物进行检测、定量和分类，并将这些代谢轨迹与病理生理过程中的生物学事件关联起来的方法。生物体液中的代谢物与细胞和组织中的代谢物处于动态平衡，药物引起的细胞功能异常一定会反映在生物体液成分的变化中。高分辨 ^1H-NMR 波谱就非常适合用来检测生物体液中的异常成分，同时还可以对所有的代谢物进行定量分析。

NMRI 技术是一种非损伤的测试手段，可以对活体、离体器官组织中的细胞进行连续动态测定，为研究药物对机体的作用、分布和代谢提供新的技术方法，已成为现代生理、生物化学和药理学研究中新的重要手段之一。

第六节　生物技术在药物安全性评价中的应用

一、概述

近十几年来,生物技术的飞速发展使得大量的新型生物技术药物(如单克隆抗体、基因治疗药物、免疫制剂等)不断涌现。这些新型药物出现对现有的药物安全性评价的方法构成了挑战。一些常用的分子生物学技术(如 PCR 技术、核酸杂交技术、DNA 测序技术,以及一系列突变检测技术)已被广泛应用于药物引起的 DNA 损伤、基因突变的研究。而近几年来转基因技术、生物芯片技术、流式细胞术等各学科新技术的建立和引入,为药物安全性评价提供了新的方法。本节将简单介绍荧光原位杂交技术和生物芯片技术在药物安全性评价中的使用。

二、荧光原位杂交技术

(一) 荧光原位杂交的原理及特点

荧光原位杂交(fluorescence in situ hybridization,FISH)是近年在原位杂交基础上发展起来的一种灵敏度高、特异性好且分辨率强的染色体和基因分析技术,其依据碱基互补原理,通过荧光标记的各类 DNA 和 RNA 探针与细胞或组织在玻片上进行杂交,在不改变细胞或组织结构和分布格局的情况下,进行细胞内 DNA、RNA 某特定序列的测定,可用于染色体识别、基因定位、基因诊断、染色体结构畸变和数目改变分析。

FISH 提供了一种直接在细胞核中或染色体上确定 DNA 序列有无或相互间位置关系的方法,其具有以下优点:①荧光试剂和探针标记经济、相对安全,同时在特异性、速度、探针稳定性方面优于放射性探针杂交;②其灵敏度与放射性探针相当,目前,可用 FISH 定位的 DNA 序列从 1 kb 发展到了整条染色体的范围;③多色 FISH 技术可在同一细胞核或中期染色体中显示不同的颜色,从而可同时检测 2 种以上的 DNA 三维结构;④既可显示玻片上的中期、间期染色体 DNA 序列,也可显示在悬液中的间期细胞核内 DNA 三维结构;⑤在常规细胞遗传学分析中,常有一些染色体易位不易被发现,或者有不明来源的标志染色体、复杂的染色体易位不易被诊断,FISH 则可解决这些问题。

(二) 荧光原位杂交技术在药物安全性评价中的应用

1. 检测中期细胞染色体畸变

FISH 已广泛应用于细胞染色体中从简单断裂到复杂重组等结构异常的检测。常规检测染色体易位都需要进行染色体分带处理,而 FISH 技术的应用可直接检测杂交位点荧光信号识别易位,提高了检测的效率。应用 FISH 可识别许多常规方法难以检测到的细小及复杂的染色体畸变。FISH 最主要的方法学优势在于既可测定不稳定的染色体重组,也可取代常规须用染色体分带方法测定的稳定的染色体重组。实验动物杂交探针最主要的益处是在不改变常规的实验方案的前提下,可以定量检测稳定型染色体重组。研究者可在动物给药期的任何时间测定,并且对多观察点进行研究。Kosi-Santic 等应用 FISH 技术检测新生儿歪嘴哭综合征患者的染色体 22 q11.2 畸变,以证实或排除病因,同时证明该技术有助于检测心血管异常。中期细胞染色体分析仅局限于能够在体外培养分裂的组织细胞,如肝细胞、心肌细胞、外周血细胞、骨髓细胞等。某些难以在体外培养的细胞、体外培养不分裂或难以分裂的细胞要获得足够的中期细胞而进行常规染色体畸变分析难度很大,特别是染色体分带分析更为困难。

2. **检测间期细胞染色体畸变**

FISH 可以迅速地识别间期细胞的染色体结构畸变和数目的改变。FISH 进行间期染色体分析具有许多明显的优点:①不需要进行细胞培养;②分析方法简便迅速。间期细胞杂交信号较中期的更直观,更易于识别,且几乎对所有的细胞都可进行计数,使迅速分析成为可能。

3. **微核来源鉴定**

微核由染色体片段形成,微核分析广泛应用于检测间期细胞中药物的染色体诱裂效应,该手段可在短期内分析大量样品。近年来,人们用微核的 DNA 含量和相对直径分析、内着丝粒异染色质分析、间接免疫荧光染色技术等手段鉴定微核来源。应用小鼠着丝粒卫星 DNA 探针 FISH 和抗着丝粒抗体间接免疫荧光染色技术,研究诱导小鼠 NIH3T3 成纤维细胞微核和着丝粒的组成比例,来判断微核来源,从而证明了这 2 种方法均可用于微核的染色体组成鉴定。

FISH 技术在安全药理学研究中所起的作用日益重要,在体细胞系统、生殖细胞系统、分裂细胞和间期细胞,可用于检测染色体非整倍体异常,并可检出大量的染色体精细结构改变。随着分子生物学技术的发展,大量探针的问世,FISH 技术必将在相关的研究领域得到更为广泛、深入地应用。

三、生物芯片技术

生物芯片(biochip)是通过微加工和微电子技术在固相基质表面构建微型生物化学分析系统,以实现对细胞、蛋白质、核酸及其他生物分子等的准确、快速、高通量检测。芯片上集成了成千上万密集排列的分子微阵列或分析元件,能够在短时间内分析大量的生物分子,快速、准确地获取样品中的生物信息,生物芯片检测效率是传统检测手段的成百上千倍。目前,生物芯片已经广泛应用于检测基因突变和基因组的多态性、病原分析、基因诊断和疾病预后分析、药物筛选、毒理学研究,以及药物基因组学研究等多个方面,成为"后基因组时代"生物技术研究的先导技术之一。

(一)生物芯片分类及技术原理

目前常见的生物芯片可分为三大类:基因芯片、蛋白质芯片、微流控芯片。随着微阵列和微流控系统的整合,微观的整体分析系统产生了,它通常被称为芯片实验室系统。近年来又出现了细胞芯片、组织芯片、糖芯片,以及其他类型的生物芯片等。

1. **基因芯片**

基因芯片又称 DNA 芯片、DNA 阵列,是生物芯片技术中发展比较成熟的领域。其工作原理就是 DNA 的碱基配对和互补原理，即经过标记的待测样本 DNA 通过与芯片上特定位置的探针杂交，确定靶 DNA 序列，经激光共聚集显微镜扫描，以计算机系统对荧光信号进行比较和检测，并迅速得出所需的信息。根据芯片的功能和用途，基因芯片可分为基因表达芯片和 DNA 测序芯片及生物样品制备芯片。另外，根据应用领域不同，基因芯片可分为毒理学芯片、病毒检测芯片等。

2. 蛋白质芯片

蛋白质芯片与基因芯片的原理相似。其不同之处是：①芯片上固定的分子是蛋白质；②检测的原理是依据蛋白质分子之间、蛋白质与核酸、蛋白质与其他分子的相互作用。蛋白质芯片技术起步较晚，但是进展很快。目前发展比较成熟的有抗原芯片、抗体芯片及细胞因子芯片等。如何高通量获得高质量、高纯度、高活性的蛋白质是目前制备蛋白芯片的瓶颈所在。

3. 组织芯片

组织芯片可以看作是基因芯片技术的发展和延伸。它是将成百上千个不同个体的组织标本按预先设计或研究需要排列在一张固相载体（如载玻片）上，形成的组织微阵列。组织芯片将来可能为毒理学动物标本的组织病理评价提供一个高通量、大样本及快速的分子水平的分析工具，提高对动物组织病理的诊断效率。

4. 细胞芯片

该技术于 2001 年由美国麻省理工学院的科学家发明，它实际上是一种高通量的基因反向转染技术。其原理是首先将不同的 DNA 探针点在玻璃片上，做成 DNA 微阵列芯片，接着用脂质体转染方法处理该 DNA 微阵列芯片，然后在脂质体处理的 DNA 微阵列上培养哺乳动物细胞。点在芯片上的 DNA 在转染试剂的作用下原位转染细胞，在 DNA 转染样品点的相同位置形成转染该 DNA 的细胞群，细胞因获得了新的外源 DNA 而有了新的表型。这样，由 DNA 芯片制成了由不同性状细胞组成的细胞微阵列芯片。它可用于药物的高通量筛选和功能验证、鉴定药物作用靶点、寻找改变细胞生理状态的基因产物等研究领域。

（二）生物芯片技术在药物安全性评价中的应用

1. 生物芯片技术在药物评价中的应用

由于许多药物都是直接或间接地通过修饰或改变人类基因的表达及表达产物的功能而生效，而生物芯片技术具有高通量、大规模、平行地分析基因表达的能力，故其在新药开发、药物靶标的发现、多靶位药物筛选、药物作用的分子机制研究及毒副作用评价等方面具有明显优势。Kumar-Sinha 等利用 DNA 芯片筛选发现，在乳腺癌及其他癌细胞中，均存在脂肪酸合成酶（fatty acid synthase，FAS）基因过度表达，酪氨酸激酶抑制剂抑制 FAS 基因表达可诱导乳腺癌细胞的凋亡。这提示 FAS 基因及其相应的信号通路与乳腺癌的发生有关，可被用来作为治疗或药物筛选的新靶标。Rensselaer 研究所的研究者发明了 MetaChip，用于筛选在体内能够产生代谢毒物的候选药物。MetaChip 是将人类肝脏代谢的 8 种代谢酶与人体组织细胞固定于芯片上，当加入候选药物培养细胞时，这 8 种酶的 2 000 种组合发挥催化作用，以检测候选药物是否会产生毒性代谢物。Mirhafez 等应用生物芯片技术，研究与高血压相关的 12 种细胞/生长因子，如 IL-1、IL-6、TNF-α、上皮生长因子及内皮生长因子等，揭示了某些细胞因子与高血压的显著相关性。

2. 毒理芯片技术

药物毒性的研究和传统的毒理学研究多以各种动物为模型，通过动物实验来预测药物的潜在毒性。这些方法投入大、费时多，制约了药物的研发进程。近年发展起来的毒理芯片技术从一定程度上弥补了此不足。毒理芯片技术将特定的基因表达作为被测试样品毒性信息的标记物，从基因组水平上研究药物与基因表达的相互影响，它能同时分析上千个基因表达的改变，可以使毒理学家在分子水平上研究原先使用非基因技术不能完全揭示的问题，从而更全面、快捷地预测药物的毒理性质。

第七节　干细胞在安全药理方面的应用

一、概述

人胚胎干细胞（human embryonic stem cells，hESCs）是来源于胚胎囊胚期内细胞团的一类未分化的多能干细胞，具有无限复制、自我更新和多向分化的生物学特性。hESCs 在特定条件下能够被定向诱导分化成各种特化的器官或组织细胞。诱导型人多能干细胞（human induced pluripotent stem cells，hiPSCs）几乎与胚胎干细胞具有一样的多能性。这些特定功能的细胞可作为体外实验的模型应用于新药开发的安全性或者毒性预测的研究中。

2001 年，Kehat 将人胚胎干细胞成功诱导分化成心肌细胞。目前已经有 3 种基本的方法来完成人胚胎干细胞的心肌细胞诱导分化：类胚体（embryoid bodies，EBs）形成法、人胚胎干细胞分化细胞与内胚层细胞共培养法及特殊信号因子诱导的单层培养法。目前，在少数几家企业，干细胞来源心肌细胞的大量生产已经工业化。

二、干细胞在安全药理方面的应用

（一）干细胞来源的心肌细胞

人干细胞来源的心肌细胞由多能干细胞诱导而成，具有很多人体心肌细胞的特征。例如，展现出心肌细胞的形态结构，表达心肌细胞专有的功能性离子通道（K^+、Na^+、Ca^{2+} 通道），心肌特异性基因（*ANF*、*α-MHC*、*MLC-2a*），受体，转运体及具有与心肌细胞类似的暴露于环境刺激后的电生理和生物反应，如动作电位时程和收缩性等，相当于幼稚型心肌细胞。一系列化合物的测试结果提示，干细胞来源的心肌细胞在心律失常和 QT 间期延长方面的体外筛选结果与体内试验结果有很好的相关性。因此，干细胞来源的心肌细胞是体外评估心脏毒性很有潜力的细胞模型，是传统安全药理试验很好的补充，可应用于筛选药物或候选药物对心肌细胞离子通道和动作电位影响的鉴定、心脏损伤标志物的建立、收缩功能的检测等，并获得与临床相似的结果。

目前，安全药理方面可应用干细胞来源的心肌细胞体外模型来预测化合物的心脏毒性，如 hERG 钾离子通道阻断、QT 间期延长机制等。主要的研究方法有以下几种：手动膜片钳（manual patch clamp，MPC）、细胞阻抗分析（cell impedance analyzer，CIA）、区域潜力的多阵列分析（multi-electrode array，MEA）、荧光基板钙通量分析和自动化膜片钳等。建立人胚胎干细胞和诱导型人多能干细胞诱导分化心肌细胞的体外评价模型，大大减少了药物研发的时间和成本，克服了种属间的差异。由于干细胞来源的心肌细胞相对于心肌细胞是未成熟的表型，因此，获得成熟的、类似于成人样的心肌细胞是未来的发展方向。例如，三维培养的工程心脏组织（engineered heart tissues，EHT）是获得较成熟表型的心脏细胞的途径之一。

（二）干细胞来源的神经元

干细胞来源的神经元具有与体内神经元类似的属性，可用于研究神经元的电活动、迁移及细胞形态等，可进行传统的生化分析和基因表达分析。现已有可替代动物试验的肉毒杆菌毒素对干细胞来源的神经元的毒性研究。干细胞来源的神经元的不足之处在于：不能完全模仿神经元所处的体内环境，包括神经元网络连接谱和神经胶质的相互作用；不能模拟不同大脑区域与外周神经系统之间的多区域作用。目前，干细胞来源的神经元的应用虽然不如心肌干细胞广泛，但同样为研究神经系统安全药理提供了一个新的平台。整合神经药理学一系列复杂事件的功能性终点（如电活动、细胞信号等），并辅以形态学的评估，可以拓展干细胞来源的神经元在药物安全药理方面的应用。

第八节　计算机模拟毒理学

一、概述

计算机模拟（in silico）毒理学即计算机毒性预测，主要通过建立定量结构活性关系的计算机模型（quantitative structure-activity relationship model，QSAR model）来预测、阐明化学物质的毒副作用及作用机理。先比较各种已知毒物的毒作用和化学结构之间的关系，再以数学模型定量预测新化合物的潜在毒性。化学毒理研究提供的大量化学结构及其毒性数据，是药物毒性计算机预测的重要物质基础。

二、计算机模拟毒理学的优点和缺点

计算机模拟毒理学的优点：可在早期药物筛选阶段评价或预测先导化合物及候选药物的毒性，尽早把有毒化合物从先导化合物中剔除，帮助缩短研发周期，降低开发成本，提高新药开发成功率。

计算机模拟毒理学的局限性：①预测水平需要进一步提高。例如，它暂时没有考虑到复杂的药物－离子通道相互作用。②虽然能够减少动物试验，但尚不能完全替代动物

试验，因为心肌组织中还有很多没有被筛选出来的离子通道、离子泵。目前用于安全性评价的一些高通量筛选还不能检测药物对细胞膜离子通道蛋白转运的干扰。

三、计算机模拟毒理学的研究方法

计算机模拟毒理学的具体研究方法可分为两大类：一类是以化合物结构为基础的毒性预测法，另一类是以毒性靶分子结构为基础的分子机理法。

以化合物结构为基础的毒性预测法无须知道化合物毒性作用的机制，只需要知道化合物的二维结构，该方法可分为规则式推理法（rule based approaches）和统计数值法（statistically based system）。规则式推理法指从现有知识中提取一系列关于毒性 – 化合物结构相互关系的规则或规律，并用这些规则对未知毒性的化合物进行毒性的预测，其核心是运用已有知识或人类专家形成的一系列规则。建立规则式推理系统需要对文献进行广泛、全面的检索，并把特定的毒性研究归纳成一般的毒性规律。这种系统的功能取决于化合物毒性及其化学结构，以及相关规律等数据输入数量的多少及质量的高低。规则式推理的主要缺陷：规则主要是从有毒的化合物中总结出来的，而忽视了无毒化合物在规则确立过程中的作用。这样会导致预测结果有过多的假阳性（false positives），因此这种专家系统的结果需要小心解释、科学求证。

分子机理法要求毒性机制清楚，明确是在生物体内与化合物相互作用并引起毒性作用的生物大分子。利用靶分子的三维模型来评价小分子与大分子在分子水平上的相互作用，特别是研究小分子能否结合到蛋白质的活性位点上。

四、计算机系统在安全药理研究方面的应用

目前，计算机系统主要用于进行心脏方面的安全性评价。心血管毒性是化合物被淘汰的主要原因，多与离子通道相关。在药物研究早期阶段，计算机系统就能预测药物对导致 QT 间期延长的离子通道有无抑制作用。例如，多种计算机模型可通过预测化合物对 hERG 的活性影响，来预测其心肌毒性。目前已经可以使用的方法主要有二维或者三维 QSAR 法、药效基团法、比较分子场分析、支持向量机、遗传编程法、自组织映射、递归分区法等。中药心血管毒性预测系统可通过子结构搜索和拓扑相似度计算，预测被查询的中草药的化合物成分的心血管毒性，即以化学结构拓扑结构相似性原理为基础，通过计算中药活性成分结构与心血管毒性分子结构的相似度，将大于阈值的结构及相关心血管毒性文字信息检索出来，报告某一味中药可能有心血管毒性及其可能的机理。美国 FDA 正在致力于促进用于心脏安全性评价的可靠且经过验证的计算机模型的发展。

目前，已经有 Bioclipse［基于 RCP（Eclipse Rich Client Platform）应用于化学与生物领域的应用软件］、admetSAR（用于基团的快速预测的免费网站：http://www.admetexp.org/predict/）等计算机数据系统供初步筛选使用。

由于数据库有限，计算机系统在血管和中枢神经系统的应用方面未展开成熟的相关研究。

小　结

自系统性研究药物安全性40余年来，蓬勃发展的生物医药研究和多学科的交叉融合共同支撑了新药研发早期的安全性评价。以评估药物心血管系统安全性为例，尽管现有的技术评价体系可在研发早期筛除大部分高危先导化合物，但药物非临床和临床表现的一致性仍不尽如人意。如何更有效地获取新药安全药理学数据、指导药物的临床应用，一直是新药研发亟待打破的壁垒。我们正处于生物医药研发的黄金时代，技术手段不断更迭，整合计算机技术、诊断技术和生物技术等多研究领域，将极大推进安全药理学的研究。新技术、新方法在安全药理学的普及和应用，或许可以为构建下一代通用技术平台提供方向和思路。

参考文献

[1] 常嘉，陆亮，王庆利. 斑马鱼在药物早期毒性筛选中的应用进展 [J]. 中国新药杂志，2013，22（13）：1500 – 1504.

[2] 车爱萍，王洁，袁伯俊，等. 药物安全药理学研究新进展 [J]. 中国新药杂志，2010，19（15）：1309 – 1313.

[3] 陈忠斌. 生物芯片技术 [M]. 北京：化学工业出版社，2005.

[4] 邓沱，宁志强，周玉祥，等. 生物芯片技术在药物研究与开发中的应用 [J]. 中国新药杂志，2002，11（1）：23 – 29.

[5] 杜吕佩，尤启东，等. 药物与hERG钾通道相互作用预测的研究进展 [J]. 中国药科大学学报，2006，37（4）：291 – 296.

[6] 方薇，曾静，王付利. 模式生物斑马鱼在人类疾病研究中的应用 [J]. 医学信息，2010，5（2）：337 – 338.

[7] 黄晓峰，张远强，张英起. 荧光探针技术 [M]. 北京：人民军医出版社，2004.

[8] 李妙龄，曾晓荣. 膜片钳技术在心血管及药理学研究中的应用 [J]. 中国心血管病研究，2007，5（9）：698 – 699.

[9] 刘承云，耿小晶. 花生四烯酸对兔心室肌细胞电压门控钠通道的影响 [J]. 中国药理学通报，2009，25（3）：331 – 335.

[10] 刘振伟，杨胜，等. 麻醉大鼠在体膜片钳全细胞记录技术初探 [J]. 中国应用生理学杂志，2003，19（3）：277 – 285.

[11] 卢峰，巫瑞波，徐峻. 中药心血管毒性预测系统 [C]. 中国化学会第28届学术年会，2012：116.

[12] 孙婉，李敏. 药物筛选技术的最新进展：高内涵筛选 [J]. 中国药学杂志，2006，15（1）：12 – 16.

[13] 王军志, 李波, 王秀文. 生物技术药物性安全评价 [M]. 北京: 人民卫生出版社, 2008.

[14] 王全军, 吴纯启, 丁日高, 等. 新药发现阶段药物毒理学研究的策略与方法 [J]. 中国新药杂志, 2010, 19 (1): 20-23.

[15] 王三龙, 张颖丽, 齐卫红, 等. 清醒 Beagle 犬安全药理心血管遥测系统验证研究 [J]. 中国药学杂志, 2010 (11): 4.

[16] 王淑颜, 汪溪洁, 等. 人胚胎干细胞和诱导型人多能干细胞分化的心肌细胞在药物心脏毒性筛选中的应用 [J]. 中国细胞生物学学报, 2014, 36 (1): 143-148.

[17] 王淑颜, 汪溪洁等. 实时 xCELLigence 细胞分析系统在药物心脏毒性筛选中的应用 [J]. 中国药理学与毒理学杂志, 2013, 27 (3): 571.

[18] 夏世钧, 吴中亮. 分子毒理学基础 [M]. 武汉: 湖北科学技术出版社, 2001.

[19] 徐东杰, 张寄南, 等. 单细胞逆转录聚合酶链反应与膜片钳同步技术 [J]. 中华心律失常学杂志, 2005, 9 (1): 62-64.

[20] 殷梧, 邹苏琪, 王光辉. 模式动物斑马鱼在神经系统疾病研究中的应用 [J]. 生命科学, 2010, 20 (5): 773-778.

[21] 袁伯俊, 廖明阳, 李波. 药物毒理学实验方法和技术 [M]. 北京: 化学工业出版社, 2007.

[22] 赵静, 王龙. 右美托咪定对心室肌细胞 L 型钙通道电流的影响 [J]. 中国心脏起搏与心电生理杂志, 2012, 26 (4): 336-340.

[23] 朱永亮, 叶祖光, 等. 计算毒理学与中药毒性预测的研究进展 [J]. 中国新药杂志, 2011, 20 (24): 2424-2429.

[24] ABASSI Y A. Dynamic monitoring of beating periodicity of stem cell-derived cardiomyocytes as a predictive tool for preclinical safety assessment [J]. British journal of pharmacology, 2012, 165 (5): 1424-1441.

[25] BAKKERS J. Zebrafish as a model to study cardiac development and human cardiac disease [J]. Cardiovascular research, 2011, 91: 279-288.

[26] BEATTIE K A, LUSCOMBE C, WILLIAMS G, et al. Evaluation of an in silico cardiac safety assay: using ion channel screening data to predict QT interval changes in the rabbit ventricular wedge [J]. Journal of pharmacological and toxicological methods, 2013, 68 (1): 88-96.

[27] BRAND M D, NICHOLLS D G. Assessing mitochondrial dysfunction in cells [J]. Biochemical journal, 2011, 435 (2): 297-312.

[28] CAVERO I, HOLZGREFE H. Comprehensive in vitro Proarrhythmia Assay, a novel in vitro/in silico paradigm to detect ventricular proarrhythmic liability: a visionary 21st century initiative [J]. Expert opinion on drug safety, 2014, 13 (6): 745-758.

[29] DEMPSTER P, AITKENS S. A new air displacement method for the determination of human body composition [J]. Medicine & science in sports & exercise, 1995, 27 (12): 1692-1697.

[30] Data Sciences International. DSI implantable telemetry [EB/OL]. (2019-09-09). https://www.datasci.com/products/implantable-telemetry.

[31] Data Sciences International. Dual pressure transmitter for large animals [EB/OL]. (2017-03-26). https://www.datasci.com/products/implantable-telemetry/large-animal/d70-pctp.

[32] DYKENS J A, JAMIESON J D, MARROQUIN L D, et al. In vitro assessment of mitochondrial dysfunction and cytotoxicity of nefazodone, trazodone, and buspirone [J]. Toxicological sciences, 2008, 103 (2): 335-345.

[33] GIULIANO K A, HASKINS J R, TAYLOR D L. Advances in high content screening for drug discovery [J]. ASSAY and drug development technologies, 2003, 1 (4): 565-577.

[34] Emka TECHNOLOGIES Inc. Non-invasive ECG for large animals [EB/OL]. (2018-07-02). https://www.emka.fr/product/non-invasive-ecg-for-large-animals/.

[35] Emka TECHNOLOGIES Inc. Whole body, head out & double chamber [EB/OL]. (2019-07-22). https://www.scireq.com/plethysmographs/?hstc=44958203.e1af1a0f3eff7234eac573b740937af2.1667477907803.1667477907803.1667477907803.1& hssc=44958203.2.1667477907803&hsfp=2407531170.

[36] HILL A J, TERAOKA H, HEIDEMAN W, et al. Zebrafish as a model vertebrate for investigating chemical toxicity [J]. Toxicological sciences, 2005, 86 (1): 6-19.

[37] HIMMEL H M. Drug-induced functional cardiotoxicity screening in stem cell-derived human and mouse cardiomyocytes: effects of reference compounds [J]. Journal of pharmacological and toxicological methods, 2013, 68 (1): 97-111.

[38] HOYMANN H G. Lung function measurements in rodents in safety pharmacology studies [J]. Frontiers in pharmacology, 2012, 28 (3): 156.

[39] ICH. ICH S7A: safety pharmacology studies for human pharmaceuticals [EB/OL]. (2001-11-08). https://database.ich.org/sites/default/files/S7A_Guideline.pdf.

[40] JAMIE I V, BRUCE D W, TERENCE J C. HERG K$^+$ channels: friend and foe [J]. Trends in pharmacological sciences, 2001, 22 (5): 240-246.

[41] KIRSCH G E, OBEJERO-PAZ C A, BRUENING-WRIGHT A. Functional characterization of human stem cell-derived cardiomyocytes [J]. Current protocols in pharmacology, 2014, 64: 11.12.1-26.

[42] KIRSCH T, KAUFELD J, KORSTANJE R, et al. Knockdown of the hypertension-associated gene NOSTRIN alters glomerular barrier function in zebrafish (*Danio rerio*) [J]. Hypertension, 2013, 62 (4): 726-730.

[43] KOLAJA K. Stem cells and stem cell-derived tissues and their use in safety assessment [J]. Journal of biological chemistry, 2014, 289 (8): 4555-4561.

[44] KOSI-SANTI C K, RUDAN D, BUKOVI D, et al. Asymmetric neonatal crying: microdeletion, infection or birth injury? A case report [J]. Collegium antropologicum,

2014, 38 (1): 331-335.

[45] KUMAR K K, ABOUD A A, et al. The potential of induced pluripotent stem cells as a translational model for neuro toxicological risk [J]. Neurotoxicology, 2012, 33 (3): 518-529.

[46] LEE M Y, KUMAR R A, SUKUMARAN S M, et al. Three-dimensional cellular microarray for high-throughput toxicology assays [J]. Proceedings of the national academy of sciences of the United States of America, 2008, 105 (1): 59-63.

[47] MARROQUIN L D, HYNES J, DYKENS J A, et al. Circumventing the crabtree effect: replacing media glucose with galactose increases susceptibility of hepg2 cells to mitochondrial toxicants [J]. Toxicological sciences, 2007, 97 (2): 539-547.

[48] MCCOLLUM C W, DUCHARME N A, et al. Development toxicity screening in zebrafish [J]. Birth defects research Part C: embryo today, 2011, 93 (2): 67-114.

[49] MELI L, JORDAN E T, CLARKF D S, et al. Influence of a three-dimensional, microarray environment on human cell culture in drug screening systems [J]. Biomaterials, 2012, 33 (35): 9087-9096.

[50] MILAN D J, KIM A M, WINTERFIELD J R, et al. Drug-sensitized zebrafish screen identifies multiple genes, including GINS3, as regulators of myocardial repolarization [J]. Circulation, 2009, 120 (7): 553-559.

[51] MIRHAFEZ S R, MOHEBATI M, FEIZ DISFANI M, et al. An imbalance in serum concentrations of inflammatory and anti-inflammatory cytokines in hypertension [J]. Journal of the American society of hypertension, 2014, 8 (9): 614-623.

[52] NOZAKI Y, HONDA Y, TSUJIMOTO S, et al. Availability of human induced pluripotent stem cell-derived cardiomyocytes in assessment of drug potential for QT prolongation [J]. Toxicology and applied pharmacology, 2014, 278 (1): 72-77.

[53] PACINI L, SUFFREDINI S, et al. Altered calcium regulation in isolated cardiomyocytes from Egr-1 knock-out mice [J]. Canadian journal of physiology and pharmacology, 2013, 91 (12): 1135-1142.

[54] PEI X, VIDYASAGAR T R, VOLGUSHEV M, et al. Receptive field analysis and orientation selectivity of postsynaptic potentials of simple cells in cat visual cortex [J]. The journal of neuroscience: the official journal of the Society for Neuroscience, 1994, 14 (11): 7130-7140.

[55] PEREIRA G C, SILVA A M, DIOGO C V, et al. Drug-induced cardiac mitochondrial toxicity and protection: from doxorubicin to carvedilol [J]. Current pharmaceutical design, 2011, 17 (20): 2113-2129.

[56] PICAR D S, LACROIX P. QT interval prolongation and cardiac risk assessment for novel drugs [J]. Current opinion in investigational drugs, 2003, 4 (3): 303-308.

[57] PIECZENIK S R, NEUSTADT J. Mitochondrial dysfunction and molecular pathways of disease [J]. Experimental and molecular pathology, 2007, 83 (1): 84-92.

[58] PROBER D A, RIHEL J, ONAH A A, et al. Hypocretin/orexin overexpression induces an insomnia-like phenotype in zebrafish [J]. The journal of neuroscience: the official journal of the Society for Neuroscience, 2006; 26 (51): 13400-13410.

[59] QUEREDA J J, MARTÍNEZ-ALARCÓN L, MENDOÇA L, et al. Validation of xCELLigence real-time cell analyzer to assess compatibility in xenotransplantation with pig-to-baboon model [J]. Transplantation proceedings, 2010, 42 (8): 3239-3243.

[60] RANA P, ANSON B, ENGLE S, et al. Characterization of human-induced pluripotent stem cell-derived cardiomyocytes: bioenergetics and utilization in safety screening [J]. Toxicological sciences, 2012, 130 (1): 117-131.

[61] SAGER P T, GINTANT G, et al. Rechanneling the cardiac proarrhythmia safety paradigm: a meeting report from the Cardiac Safety Research Consortium [J]. American heart journal, 2014, 167: 292-300.

[62] SANKER S, CIRIO M C, VOLLMER L L, et al. Development of high-content assays for kidney progenitor cell expansion in transgenic zebrafish [J]. Journal of biomolecular screenin, 2013, 18 (10): 1193-1202.

[63] SIRENKO O, CROMWELL E F. Determination of hepatotoxicity in ipsc-derived hepatocytes by multiplexed high content assays [J]. Methods in molecular biology, 2018, 1683: 339-354.

[64] TOWBIN J A, VATTA M. Molecular biology and the prolonged QT syndromes [J]. The American journal of the medical sciences, 2001, 110 (5): 385-398.

[65] TSIPER M V, STURGIS J, AVRAMOVA L V, et al. Differential mitochondrial toxicity screening and multi-parametric data analysis [J]. PLOS One, 2012, 7 (10): e45226.

[66] VALERIO L G, BALAKRISHNAN S, FISZMAN M L, et al. Development of cardiac safety translational tools for QT prolongation and torsade de pointes [J]. Expert opinion on drug metabolism & toxicology, 2013, 9 (7): 801-815.

[67] WALLACE D C. A mitochondrial paradigm of metabolic and degenerative diseases, aging, and cancer: a dawn for evolutionary medicine [J]. Annual review of genetics, 2005, 39: 359-407.

[68] WARING J F, HALBERT D N The promise of toxicogenomics [J]. Current opinion in molecular therapeutics, 2002, 4 (3): 229-235.

[69] WOBUS A M, LÖSER P, et al. Present state and future perspectives of using pluripotent stem cells in toxicology research [J]. Archives of toxicology, 2011, 85 (2): 79-117.

[70] YIN E, NELSON D O, COLEMAN M. A, et al. Gene express changes in mouse brain after exposure to low-dose ionizing radiation [J]. International journal of radiation biology, 2003, 79 (10): 759-775.

（扈正桃　赵斌　Josh Burton　张澄　张真真　章根木　汪巨峰）

第九章 心脏安全药理学评价新策略

早期且有效地进行心脏安全药理学评价是候选药向前推进的重要保证措施。现有的非临床心脏安全药理学评价，主要是依据 ICH 制定的关于心脏安全性评估的框架性指南 ICH S7B。在药物潜在的致心律失常效应方面主要的评价方法是：体外检测药物对非人源心肌细胞或者组织中 hERG 电流（快速内向整流钾电流 I_{Kr}）的阻滞作用，体内检测药物对动物心电图（ECG）QT 间期延长的效应。这样的方法虽然避免了可能诱发心律失常效应的药物进入市场，但单纯阻断 hERG 电流并不一定会引发心律失常，可能会使具有潜在良好药效的药物因此被错误地剔除。

目前倡导的综合性离体致心律失常风险评估（CiPA）是一种基于人体自身机制评价心脏安全性的新策略。该策略研究药物对多种心脏复极相关电流的功能影响，并将结果通过计算机模拟形式进行整合，同时用人胚胎干细胞分化的心肌细胞（human stem cell-derived cardiomyocytes，hSC-CMs）对计算机模拟的结果进行验证，并辅以 I 期临床研究的数据以确定药物的致心律失常效应。这一新的策略代表了心脏安全药理学评价模式的转变，它取代了以往应用单一参数（hERG 电流）、间接指标（QT 间期延长）评价心脏安全性的方法。应用 hSC-CMs 可以避免种属差异，同时可以评价药物对心脏功能性和结构性的影响。应用 CiPA，可以有效地减少在药物筛选阶段的假阳性结果，降低在药物开发后期其延长 QT 间期的风险，为更加快速有效地筛选安全的候选药提供有力的支撑。

本文重点介绍 CiPA，旨在为我国的心脏安全药理学评价提供借鉴。

一、ICH S7B 及 E14 文件的由来和局限性

20 世纪 80 年代末 90 年代初，人们注意到某些药物存在引发致死性心律失常即尖端扭转型室性心动过速（TdP）的风险。1988—2003 年，多种上市药物因有心律失常风险退出市场或受 FDA 黑框警告，如心血管药物普尼拉明、利多氟嗪和因卡胺等，促胃动力药西沙必利，抗组胺药特非那定和阿司咪唑，抗感染药格帕沙星，阿片类受体激动剂镇痛药左醋美沙朵。自此，药物的潜在心脏毒性引起了世界各国药品监督管理部门及制药企业的高度关注。欧洲专利药品委员会（European Committee for Proprietary Medicinal Products，CPMP）率先提出应该在非临床增加药物延迟心室复极的相关研究。

随后的研究发现，延迟心室复极和 hERG 电流阻滞存在相关性，另外，先天性长 QT 间期综合征也与 hERG 电流的减弱相关。上述发现促使 ICH 于 2005 年颁布了 ICH

S7B 文件。该文件将 hERG 电流的检测纳入心律失常的检测指标。同时颁布的 ICH E14 将 QT 间期延长作为检测的指标。ICH S7B 文件将 hERG 电流检测作为药物早期筛选的重要项目，以尽量降低药物在后期临床全面 QT 研究（thorough QT study，TQT）中失败的风险。随后多种稳定表达 hERG 钾离子通道的异种细胞系得到商业开发，高通量筛选技术及全自动膜片钳技术也得到广泛推广。甚至在药物合成之初，就会通过计算机模拟技术对其进行结构优化，从而降低 hERG 阻滞的风险。

基于上述指南，具有潜在较好药效的药物在研发早期有可能因 hERG 阻滞而被淘汰。有文章估计，将近 60% 具有开发前景的药物因有 hERG 阻滞作用而被淘汰。即使通过结构优化等技术手段可以一定程度地降低 hERG 阻滞的发生率，但这些研究使投入成本及研发时间增加，并且还有可能会降低化合物的某些重要成药特性（如靶点特异性）。

二、通过 hERG 和 QT 间期检测来预测心律失常风险的局限性

已有的相关机制研究表明，单纯的 hERG 阻滞无论是用来预测心室复极延迟，还是预测心律失常，其特异性都不高。hERG 检测也存在假阴性结果，Kramer 等发现在已知有致 TdP 作用的 55 种药物中，有 6 种 hERG 检测呈阴性。QT 间期延长也并不一定引起致命性心律失常。例如，阿夫唑嗪、苯巴比妥和雷诺嗪都可以延长 QT 间期，但并不会导致 TdP。在之前的研究策略指导下，对 QT 间期稍有延长的药物，其研究可能会在开发早期被终止或在药物说明书中被加入警告信息。

对心律失常的发生机制和心室复极化机制进行深入研究可提高预测药物致心律失常风险的准确性。在心肌细胞水平，心室复极是多种时间及电压门控的内向或者外向电流综合作用的复杂结果；在心脏整体水平，心室不同部位电流强度的不同会增加心室复极的异质性，从而延长 QT 间期。最新的研究结果表明，药物对心脏电流的影响十分广泛，应用全自动膜片钳技术，人们发现药物会对多种心脏电流产生影响，包括 hERG 电流、L-型钙通道电流和钠通道电流等。事实上，即使 1 种或者几种心脏电流同时受到了药物的影响，心肌细胞仍有可能保持复极化的能力，这种现象称为"复极化储备"。例如，维拉帕米是 hERG 电流的强阻滞剂，但是它并不会引发明显的 QT 间期延长及 TdP 的发生，因为维拉帕米会同时阻滞导致去极化的内流钙电流（I_{CaL}）。雷诺嗪也可以阻滞 hERG 而引发 QT 间期延长，但是它并不会引发心律失常，这是因为它同时会阻滞晚期内流钠电流（I_{NaLate}），而该电流负责去极化。有体外试验证明，同时给予 I_{CaL} 阻滞剂硝苯地平或者 I_{NaLate} 阻滞剂利多卡因时，多非利特通过阻滞 hERG 而延长浦肯野纤维动作电位的作用会被削弱。上述结果表明，单纯检测 hERG 电流并不能反映药物对心脏复极过程影响的全貌，因为即使 hERG 电流受到影响，但在其他心脏电流的影响下，其所产生的复极化延长也可能相当微弱而不足以引发心律失常。

正如复极化是多种心肌细胞电流在细胞水平上整合后的综合体现，QT 间期则是所有心肌细胞在空间和时间维度上整合后在胸壁上记录到的结果。目前对于 ECG 记录到的 QT 间期的时长和形态变化与心室壁上真实发生的电生理变化的关系仍然知之甚少。在 1 项研究中，研究人员对长 QT 间期患者进行无创性心电生理单次搏动成像，发现 QT 间期延长与动作电位持续时间的异质性及心肌复极化离散异常息息相关。动作电位持续

时间异质性是导致心律失常的重要基础，而体表 ECG 无法检测到这种异质性。心肌复极化离散异常和 12 导联 ECG 中的 QTc 间期变化同样也没有显著的关联性。上述结果说明，简单的 ECG 并不能完整地反映心脏完整的复极化信息，因此，以 QT 间期作为衡量心脏整体复极化的检测指标的可靠性并不很高。

三、hERG 阻滞与致心律失常风险和临床 QT 间期延长的相关性不完全一致

Redfern 等研究了 hERG 电流抑制效力和临床 QT 间期延长及 TdP 发生的相关性。他们发现，对于大部分药物，当其对 hERG 电流与临床游离药物最大血浆浓度（C_{max}）相当时，其引发 TdP 的可能性较大。当 C_{max} 是 IC_{50} 的 30 倍或者更高时，该药物的心脏安全性较高。Wallis 等人比较了 19 种药物的 hERG 阻滞效应和临床 QT 间期延长的相关性，明确了其中 11 种药物可以延长人体 QT 间期。其结果显示，hERG 阻滞预测临床 QT 间期延长的敏感性（真阳性率）是 82%，特异性（100% － 真阴性率）是 75%。因 TdP 发生率较低，统计学认为用似然比（likehood ratio，LR）可以更好地反映 hERG 电流阻滞后预测 TdP 发生的能力。$LR = [a/(a+c)] \div [b/(b+d)] = Sen/(1-Spe)$。其中，$a$ 为真阳性，b 为假阳性，c 为假阴性，d 为真阴性，Sen 为敏感性，Spe 为特异性。LR 结合了敏感性、特异性、阳性预测值和阴性预测值的优点，同时又不受被检人群中病变发生率的影响。通常认为，一种检测方法的阳性 LR 为 1 时，其预测某种疾病发生的能力为 0；阳性 LR 为 2～5 时，其预测能力较弱；当阳性 $LR \geq 10$ 时，则其预测能力非常强。

Wallis 等的研究结果表明，检测 hERG 电流预测 QT 间期延长发生的阳性 LR 值为 3.3，表示其具有的预测能力一般。另外一项包含有 39 种药物的研究的阳性 LR 值为 3.5，与上面实验的结果大致相同。

以上结果表明，使用 hERG 检测预测 QT 间期延长的可靠性并不高。考虑到 QT 间期延长本身反映心律失常的能力有限，因此依靠单独的 hERG 电流阻滞反映药物致心律失常效应更是有限。

四、动物模型反映药物对人体心室复极化延迟和促心律失常效应的局限性

因人源心室肌细胞的获取存在很大困难，目前应用的 hERG 钾离子通道检测均建立在异源表达系统上。由于存在种属差异，使用动物模型评价药物致人体心律失常效应并不完全可靠。例如，因为 hERG 电流在大鼠心脏复极化过程中作用很小，豚鼠则主要依靠双平台负极电流进行心脏复极化，因此大鼠和豚鼠都不是合适的动物。

犬和兔心室复极与人类最为相似，都主要依靠 hERG 电流进行心室复极。目前已经建立了来源于这两种动物的多种体外检测促心律失常效应的模型，如兔心室楔形模型和兔离体心脏模型，但是应用上述模型需要配备经验丰富的技术人员，因此应用并不广泛。

犬和人体心脏的心室电流的强度不同，与人类相比，犬心脏的复极储备更多，应对

复极化电流变化的耐受力更强。因此，索他洛尔、西沙必利和莫西沙星不容易引起犬心脏的 QT 间期延长。

五、基于机制和人源化细胞模型的致心律失常效应检测新方法——CiPA

随着对 TdP 发生机制研究的深入，人类对心律失常的发生有了更为深刻的认识。其中最重要的观点为：延迟的心肌细胞复极化是 TdP 发生的重要基础，而且只有同时发生早期后除极（early after-depolarization，EAD）才会引发 TdP，这就是同时阻滞内向的去极化电流可以减弱 hERG 电流阻滞导致的心律失常效应的原因。

目前，在细胞层面上，借助计算机模拟技术将多种心脏电流进行整合可以较好地检测细胞复极化延迟、不稳定复极化和 EAD 的发生。但在器官层面，构建信息完整的 3D 心脏计算机模型还是过于复杂。QT 间期延长仍然是反映心脏复极化延长的重要指标。

2013 年，美国 FDA 提出了基于人源化细胞模型的心脏安全药理学评价的新方法——CiPA。CiPA 策略在非临床评估药物心脏安全性包括 3 个方面：①研究药物对人类心脏多个离子通道功能的影响；②将单个离子通道功能的影响结果整合，建立计算机模型，预测药物引发的复极化变化；③在 hSC-CMs 上验证已观察到的药物对动作电位的影响。最后再辅以临床 I 期研究中对人体 ECG 的评估，构成完整的 CiPA 策略。ICH S7B、ICH E14 和 CiPA 的异同点比较见表 9-1。

表 9-1 ICH S7B、ICH E14 和 CiPA 的异同点比较

	ICH S7B	ICH E14	CiPA
研究目的	药物致心脏复极化延迟的非临床研究	药物致心脏复极化延迟的临床研究	基于机制和人源化细胞模型的药物致心律失常研究
研究方法	在体外进行 hERG 阻滞检测；在体内（动物）检测 ECG 的 QT 间期延长	检测患者的 QTc 间期延长和全面 QT 间期研究	研究药物对多种心脏相关电流的功能影响；将上述结果通过计算机模拟进行整合；用 hSC-CMs 验证上述结果，并辅以 I 期临床研究的数据以确定药物的致心律失常效应
判断标准	hERG 阻滞；动物 ECG 的 QT 间期延长	以 QTc 延长 10 微秒为阳性的二元化判断标准	以临床确定的阳性药物为参照的基于机制的综合评价
操作标准	无	以莫西沙星为阳性对照	标准化的离子通道测试方案；标准化的计算机模拟模型；标准化的 hSC-CMs 验证方案
方案评估	无	无	有计划地进行方案评估

（一）研究药物对人类心脏多个离子通道功能的影响

根据美国安全药理学会心脏离子通道工作组（Ion Channel Working Group，ICWG）的建议，目前纳入检测的离子通道有 7 个，分别是负责去极化的内向电流 I_{CaL}、I_{NaFast}、I_{NaLate}，负责复极化的外向电流 I_{Kr}（hERG 电流）、I_{Ks}、I_{to} 和 I_{K1}。为了检测这些离子通道，同时需要构建稳定表达人类心脏离子通道的哺乳动物细胞系并应用全自动膜片钳技术实现高通量测量。

目前最大的问题是制定标准化的膜片钳操作流程。只有使用统一的膜片钳操作流程，不同单位、不同类型的膜片钳测量数据才能相互对比。制定统一的实验条件同样重要，诸如实验温度、培养液体系等参数对测量数据都会产生影响，因此这些参数需要有统一的标准。

（二）将单个离子通道功能的影响结果整合建立计算机模型，预测药物引发的复极化变化

由于心室去极化过程本身就是一个多种时间、电压门控电流动态作用的过程，因此建立真实可靠的计算机模型对单个电流进行整合十分重要。计算机模型的开发需要以大量人类心肌细胞复极数据作为基础。目前，O'Hara 等提出的模型相对比较成熟。

为了更好地进行计算机模拟，对心室离子通道阻滞的动力学研究同样至关重要。通过全自动膜片钳技术，可以制定药物对不同心室离子通道的剂量抑制曲线，在给定的药物浓度下，通过模拟细胞模型的信号参数，调整计算机的模拟心脏模型参数，得到在该药物浓度下对心脏电生理的影响。相关实验结果也表明，对相关离子通道的详细动力学描述比单纯应用 IC_{50} 可以取得更准确的计算机模拟结果。

确定需要纳入考虑的离子通道数量和电流检测种类也是计算机模拟的重要部分。现有数据证明，纳入 I_{Kr}（hERG 电流）、I_{CaL} 和 I_{NaFast} 这 3 种电流能很好地预测 TdP 的发生。对人类心室复极的研究证实，人类心室动作电位的 90% 复极化时间的改变与 I_{Ks} 和 I_{CaL} 失活，以及 I_{CaL}、I_{Ks} 和 I_{Kr} 电流减弱相关性最大。

膜片钳的数据质量和合适的模拟试验终点同样影响着计算机整合的好坏，确定这两者同样需要大量的人类心室电流数据。膜片钳的数据质量多依赖于制定标准化的膜片钳操作规范。目前对于计算机模拟试验终点的选择有很多讨论，试验终点的确定最重要的是选择合适的心律失常标志物。目前认为，引发心律失常最重要的 2 个因素是心室复极延迟和早期后除极，其他的心律失常标志物还有细胞膜电阻、细胞不应性变化、复极化散布及心室延迟复极的异质性等。

为了进一步提高计算机模拟的准确性，美国心脏安全研究协会（Cardiac Safety Research Consortium，CSRC）建立了一个含有 28 种药物的数据库，并将其按引发心律失常的临床风险分为高、中、低 3 个危险级别。通过利用此数据库可以对建立的计算机模型进行测试和校正。

（三）用人胚胎干细胞分化的心肌细胞对计算机整合的结果进行验证

干细胞技术的发展使得应用人源化细胞评价药物安全性成为可能，目前应用最广泛的是人胚胎干细胞分化的心肌细胞（hSC-CMs）。hSC-CMs 与成人的心肌细胞在电生理

特性上并非完全一致,因此目前 CiPA 中的 hSC-CMs 主要用于验证药物对电流的影响和计算机模拟的结果。由于细胞对药物代谢及药物自身药理特性等因素的影响,hSC-CMs 得到的结果与计算机模拟的结果有可能不一致,此时需要进行进一步分析确认。

目前,已有多种用于检测 hSC-CMs 的电生理变化的技术,如跨膜电位、微电极阵列、电压传感光学测量(voltage sensing optical measurement,VSO)等。其中,微电极阵列主要记录的是场电位时长和早期后除极。

现有试验证据表明,应用微电极阵列和 VSO 技术在不同实验室的 hSC-CMs 上检测延迟复极化的结果较为一致,即使有敏感性上的细微差别,也可以通过添加合适的阳性对照进行校正,这为 hSC-CMs 的应用提供了有力的支持。不同供应商提供的 hSC-CMs 不尽相同,而且不同批次、不同传代的细胞表型也不尽相同,具体表现为搏动的频率和同步性等存在差异,虽然没有证据表明 hSC-CMs 的表型不同会对实验结果产生影响,但是制定 hSC-CMs 的质量标准对于得到确切的和具有可比性的实验室结果很有必要。

虽然 hSC-CMs 与成人的心肌细胞在电生理特性上并非完全一致,但是已有的证据表明,应用 hSC-CMs 检测药物导致的复极化延迟是完全可行的。由于 hSC-CMs 的来源不受限制,其应用具有优势。新的研究结果表明,当延长 hSC-CMs 培养时间至 120 天时,hSC-CMs 在结构性、收缩性及电生理特性上都会更加趋近于成人心肌细胞,这一特性不仅可以解决 hSC-CMs 结果可靠性的问题,而且可用 hSC-CMs 来研究药物长期暴露后对其他心脏安全性的影响,如通过长期暴露观察药物对心肌收缩力和心肌细胞结构的影响。

六、讨论和展望

当安全性无法与作用机制相关联时,研究方法的确立就只能依赖于复杂的相互作用研究,以证明可能的副作用(如心力衰竭)是否产生,同时还需要确定非临床效应或生物标志物与临床观察结果之间的相关性。基于机制的研究方法不仅可以替代传统的少数几个动物模型,而且可以不需要大规模的验证工作。

CiPA 代表了非临床心脏安全药理学评价模式的转换。这种模式转换是基于:①心肌电生理、心肌收缩性和药物结构及心脏毒性的细胞机制研究;②已能获得的人类离子通道及 hSC-CMs 等完备的体外试验系统;③已建立的自动化的高通量筛选和高内涵筛选平台,可用于评价电生理及其他多参数亚细胞及细胞水平的应答;④计算机模拟模型,能足以描述及整合复杂的细胞电生理应答。

hSC-CMs 的应用代表了未来安全性评价模式的发展方向。虽然目前对药物构效关系与心脏毒性的研究还不全面,但从人源性的心肌细胞中获得的多参数表型模式将为心脏毒性的确定提供有价值的参考。体外基于人源的综合研究方法将成为非临床体内心脏安全性(如传统的 ECG 遥测)及毒性研究的指导和补充。hSC-CMs 的运用可以同时为有效评价药物对心肌收缩力的影响及心脏结构毒性等提供标准的平台。这些方法也可为其他器官毒性评价提供参考。

综上所述,基于靶标的早期心脏安全性筛选(如单独研究 hERG 来判断是否产生 TdP)由于存在局限性,可能导致候选药的研究会被过早地终结,影响新药的研发。而 CiPA 策略下运用人源性样本进行研究,可全面且特异性地判断药物是否具有促心律失常的特性。

目前，美国 FDA 下属的 CSRC 正在应用已经明确的致 TdP 药物对 CiPA 策略中的计算机模拟及 hSC-CMs 验证部分进行评估和校正。CiPA 目标是通过新的方案（心肌离子通道、药理特性、计算机模拟的动作电位、急性和慢性实验中的 ECG 等）建立化合物数据库，从而取代药物研发中的 TQT 试验。

参考文献

[1] ASAKURA K, CHA C Y, YAMAOKA H, et al. EAD and DAD mechanisms analyzed by developing a new human ventricular cell model [J]. Progress in biophysics & molecular biology, 2014, 116 (1): 11-24.

[2] BEATTIE K A, LUSCOMBE C, WILLIAMS G, et al. Evaluation of an in silico cardiac safety assay: using ion channel screening data to predict QT interval changes in the rabbit ventricular wedge [J]. Journal of pharmacological and toxicological methods, 2013, 68 (1): 88-96.

[3] BOWES J, BROWN A J, HAMON J, et al. Reducing safety-related drug attrition: the use of in vitro pharmacological profiling [J]. Nature reviews drug discovery, 2012, 11 (12): 909-922.

[4] CHI K R, Revolution dawning in cardiotoxicity testing [J]. Nature reviews drug discovery, 2013, 12 (8): 565-567.

[5] CHRISTOPHE B. Simulation of early after-depolarisation in non-failing human ventricular myocytes: can this help cardiac safety pharmacology? [J]. Pharmacological reports, 2013, 65 (5): 1281-1293.

[6] CLARK M. Prediction of clinical risks by analysis of preclinical and clinical adverse events [J]. Journal of biomedical informatics, 2015, 54: 167-173.

[7] CURRAN M E, SPLAWSKI I, TIMOTHY K W, et al. A molecular basis for cardiac arrhythmia: HERG mutations cause long QT syndrome [J]. Cell, 1995, 80 (5): 795-803.

[8] DANKER T, MÖLLER C. Early identification of hERG liability in drug discovery programs by automated patch clamp [J]. Frontiers in pharmacology, 2014, 5: 203.

[9] FARRE C, FERTIG N. HTS techniques for patch clamp-based ion channel screening-advances and economy [J]. Expert opinion on drug discovery, 2012, 7 (6): 515-524.

[10] GERMANGUZ I, SEDAN O, ZEEVI-LEVIN N, et al. Molecular characterization and functional properties of cardiomyocytes derived from human inducible pluripotent stem cells [J]. Journal of cellular and molecular medicine, 2011, 15 (1): 38-51.

[11] GINTANT G, SAGER P T, STOCKBRIDGE N. Evolution of strategies to improve preclinical cardiac safety testing [J]. Nature reviews drug discovery, 2016, 15 (7): 457-471.

[12] GINTANT G. An evaluation of hERG current assay performance: translating preclinical safety studies to clinical QT prolongation [J]. Pharmacology & therapeutics, 2011, 129 (2): 109 – 119.

[13] HILLE B, DICKSON E, KRUSE M, et al. Dynamic metabolic control of an ion channel [J]. Progress in molecular biology and translational science, 2014, 123: 219 – 247.

[14] HUSTI Z, TABORI K, JUHASZ V, et al. Combined inhibition of key potassium currents has different effects on cardiac repolarization reserve and arrhythmia susceptibility in dogs and rabbits [J]. Canadian journal of physiology and pharmacology, 2015, 93 (7): 535 – 544.

[15] ICH. ICH guidance for industry ICH E14: clinical evaluation of QT/QTc interval prolongation and proarrhythmic potential for non-antiarrhythmic drugs availability [EB/OL]. (2005 – 05 – 12). https://database.ich.org/sites/default/files/E14_ Guideline.pdf.

[16] ICH. ICH guidance for industry ICH S7B: safety Pharmacology Studies for assessing the potential for delayed ventricular repolarization (QT interval prolongation) by Human Pharmaceuticals [EB/OL]. (2005 – 05 – 12). https://database.ich.org/sites/default/files/S7B_ Guideline.pdf.

[17] JANSE M J, CORONEL R, OPTHOF T, et al. Repolarization gradients in the intact heart: transmural or apico-basal? [J] Progress in biophysics & molecular biology, 2012, 109 (1 – 2): 6 – 15.

[18] JOST N, VIRAG L, COMTOIS P, et al. Ionic mechanisms limiting cardiac repolarization reserve in humans compared to dogs [J]. The journal of physiology, 2013, 591 (17): 4189 – 4206.

[19] KRAMER J, OBEJERO-PAZ C A, MYATT G, et al. MICE models: superior to the HERG model in predicting torsade de pointes [J]. Scientific reports, 2013, 3: 2100.

[20] LACERDA A E, KURYSHEV Y A, CHEN Y, et al. Alfuzosin delays cardiac repolarization by a novel mechanism [J]. Journal of pharmacology and experimental therapeutics, 2008, 324 (2): 427 – 433.

[21] LAWRENCE C L, BRIDGL-TAYLOR M H, POLLARD C E, et al. A rabbit Langendorff heart proarrhythmia model: predictive value for clinical identification of Torsades de Pointes [J]. British journal of pharmacology, 2006, 149 (7): 845 – 860.

[22] LINDGREN S, BASS A S, BRISCOE R, et al. Benchmarking safety pharmacology regulatory packages and best practice [J]. Journal of pharmacological and toxicological methods, 2008, 58 (2): 99 – 109.

[23] LUNDY S D, ZHU W Z, REGNIER M, et al. Structural and functional maturation of cardiomyocytes derived from human pluripotent stem cells [J]. Stem cells and development, 2013, 22 (14): 1991 – 2002.

[24] MA J, GUO L, FIENE S J, et al. High purity human-induced pluripotent stem cell-derived cardiomyocytes: electrophysiological properties of action potentials and ionic currents [J]. American journal of physiology-heart and circulatory physiology, 2011, 301 (5): H2006-2017.

[25] MARTIN R L, MCDERMOTT J S, SALMEN H J, et al. The utility of hERG and repolarization assays in evaluating delayed cardiac repolarization: influence of multi-channel block [J]. Journal of cardiovascular pharmacology, 2004, 43 (3): 369-379.

[26] MIRAMS G R, DAVIES M R, BROUGH S J, et al. Prediction of thorough QT study results using action potential simulations based on ion channel screens [J]. Journal of pharmacological and toxicological methods, 2014, 70 (3): 246-254.

[27] MONTAIGNE D, HURT C, NEVIERE R. Mitochondria death/survival signaling pathways in cardiotoxicity induced by anthracyclines and anticancer-targeted therapies [J]. Biochemistry research international, 2012 (1): 951-953.

[28] O'HARA T, RUDY Y. Quantitative comparison of cardiac ventricular myocyte electrophysiology and response to drugs in human and nonhuman species [J]. American journal of physiology-heart and circulatory physiology, 2012, 302 (5): H1023-1030.

[29] O'HARA T, VIRAG L, VARRO A, et al. Simulation of the undiseased human cardiac ventricular action potential: model formulation and experimental validation [J]. PLOS computational biology, 2011, 7 (5): e1002061.

[30] RAJAMOHAN D, MATSA E, KALRA S, et al. Current status of drug screening and disease modelling in human pluripotent stem cells [J]. Bioassays, 2013, 35 (3): 281-298.

[31] RAMPE D, BROWN A M. A history of the role of the hERG channel in cardiac risk assessment [J]. Journal of pharmacological and toxicological methods, 2013, 68 (1): 13-22.

[32] REDFERN W S, CARLSSON L, DAVIS A S, et al. Relationships between preclinical cardiac electrophysiology, clinical QT interval prolongation and torsade de pointes for a broad range of drugs: evidence for a provisional safety margin in drug development [J]. Cardiovascular research, 2003, 58 (1): 32-45.

[33] SADRIEH A, MANN S A, SUBBIAH R N, et al. Quantifying the origins of population variability in cardiac electrical activity through sensitivity analysis of the electrocardiogram [J]. The journal of physiology, 2013, 591 (17): 4207-4222.

[34] SAGER P T, GINTANT G, TURNER J R, et al. Rechanneling the cardiac proarrhythmia safety paradigm: a meeting report from the cardiac safety research consortium [J]. American heart journal, 2014, 167 (3): 292-300.

[35] SAGER P T. Key clinical considerations for demonstrating the utility of preclinical models to predict clinical drug-induced torsades de pointes [J]. British journal of pharmacology, 2008, 154 (7): 1544-1549.

[36] SCOTT C W, PETERS M F, DRAGAN Y P, Human induced pluripotent stem cells and their use in drug discovery for toxicity testing [J]. Toxicology letters, 2013, 219 (1): 49-58.

[37] SPECTOR P S, CURRAN M E, KEATING M T, et al. Class III antiarrhythmic drugs block HERG, a human cardiac delayed rectifier K^+ channel. Open-channel block by methanesulfonanilides [J]. Circulation research, 1996, 78 (3): 499-503.

[38] STOCKBRIDGE N, MORGANROTH J, SHAH R R, et al. Dealing with global safety issues: was the response to QT-liability of non-cardiac drugs well coordinated? [J]. Drug safety, 2013, 36 (3): 167-182.

[39] TRENOR B, GOMIS-TENA J, CARDONA K, et al. In silico assessment of drug safety in human heart applied to late sodium current blockers [J]. Channels (Austin), 2013, 7 (4): 249-262.

[40] TZEIS S, RIKOPOULOS G. Antiarrhythmic properties of ranolazine: from bench to bedside [J]. Expert opinion investigational drugs, 2012, 21 (11): 1733-1741.

[41] VANDENBER J I, PERRY M D, PERRIN M J, et al. hERG K (+) channels: structure, function, and clinical significance [J]. Physiological reviews, 2012, 92 (3): 1393-1478.

[42] VANDERSICKEL N, KAZBANOV I V, NUITERMANS A, et al. A study of early afterdepolarizations in a model for human ventricular tissue [J]. PLOS one, 2014, 9 (1): e84595.

[43] VARRO A, BACZKO I. Cardiac ventricular repolarization reserve: a principle for understanding drug-related proarrhythmic risk [J]. British journal of pharmacology, 2011, 164 (1): 14-36.

[44] VIJAYAKUMAR R, SILVA J N, DESOUZA K A, et al. Electrophysiologic substrate in congenital long QT syndrome: noninvasive mapping with electrocardiographic imaging (ECGI) [J]. Circulation, 2014, 130 (22): 1936-1943.

[45] VOS M A, VAN OPSTAL J M, LEUNISSEN J D, et al. Electrophysiologic parameters and predisposing factors in the generation of drug-induced torsade de pointes arrhythmias [J]. Pharmacology & therapeutics, 2001, 92 (2-3): 109-122.

[46] WALLIS R M. Integrated risk assessment and predictive value to humans of non-clinical repolarization assays [J]. British journal of pharmacology, 2010, 159 (1): 115-121.

[47] WU L, RAJAMANI S, LI H, et al. Reduction of repolarization reserve unmasks the proarrhythmic role of endogenous late Na (+) current in the heart [J]. American journal of physiology-heart and circulatory physiology, 2009, 297 (3): H1048-H1057.

（胡晓敏　张子腾　宗英　马秀娟　袁伯俊　陆国才　王庆利）

第十章 安全药理学研究的其他关注点

第一节 核心组合试验的追加和补充

一、中枢神经系统与周围神经系统研究

新化合物或新生物制剂对中枢神经系统（CNS）的影响的评估包括中枢神经系统核心组合试验，其中 Irwin 改进筛选试验，也被称为功能观察组合试验（FOB），是通过一系列（通常为28种）无创式试验进行感觉、运动与自主功能评价来发现潜在的危及生命的药物作用。传统上，这类研究是在啮齿类动物模型中进行的。近年来，已经开发出非啮齿类动物模型，可更加广泛地测试 CNS 与周围神经系统（PNS）活性药物。筛选药物对一般行为、自主活动、运动协调性等方面影响的试验方法包括：评估空间与认知功能（如莫里斯水迷宫测试、被动回避测试、径向迷宫测试），评估操作性行为（如延迟交替测试、重复采集测试），评估步态与一般活动（户外测试），以及流泪、唾液分泌、对声音与动作的反应、握力与核心体温等测试。转棒仪测试是一种常用的 FOB 补充试验方法，用于评估药物对动物感觉运动协调的影响（大鼠或小鼠模型），对能够影响运动机能（平衡与协调）或能动性的药物其检测灵敏度极高。此外，还有一些后续开发的方法包括戊烯四唑（pentylenetetrazol，PTZ）诱发的癫痫测试、脑电图癫痫探测等。常见的 CNS 试验研究还包括药物引起的睡眠中断、睡眠脑电图，以及用于睡眠与镇静评估的体外模型测试。对 PNS 的影响，主要是通过检测药物对激动剂（如5-羟色胺、乙酰胆碱、去甲肾上腺素）作用的影响，更深入的研究可能会使用坐骨神经腓肠肌或膈神经膜进行神经肌肉接头的信号传递研究。

二、心血管系统研究

建立心血管系统核心组合试验比其他系统核心组合试验困难许多，原因主要在于尖端扭转型室性心动过速（TdP）的测量始终是一项难题，TdP 是一种低概率却致命的药物诱导的心脏副作用。若要通过非临床试验测试出临床上罕发的毒性反应非常困难，如

果这个毒性反应在动物身上出现的概率和人一样低，那么动物试验将面临同样的困境。鉴于这种情况，开发生物标记物变得非常重要。不过，这类罕发毒性的生物标记物的验证需要确定生物标记物和副作用之间的定量关系，分析假阳性和假阴性的出现概率，才能确定是否需要做补充试验，因此需要大量的阳性对照和阴性对照数据。假如在已经进入临床的药物上仍然存在某些副作用的非确定性风险，那么生物标记物的可靠性验证有可能会是一个无法完成的目标。

20世纪70年代以来，研究者逐渐意识到QT间期的延长在统计学上与药物引发的TdP有很强相关性，尤其是心血管靶向的药物。但是，人们也发现非心血管靶向的药物同样会引起TdP，这种情况在能够进一步诱导QT间期延长的药物中非常普遍。20世纪90年代，几个著名药物均是因为潜在的TdP诱发作用而退市，包括特非那定、阿司咪唑（第二代抗组胺药物）、西沙必利（一种促进肠道蠕动的介质，具有类胆碱和5-HT$_4$受体拮抗剂属性）、特罗地林（一种抗胆碱类、抗痉挛药物，用于治疗尿失禁），以及格雷沙星（一种氟喹诺酮类的抗生素）。

TdP的出现概率非常低，在非临床的一般毒理评价中往往监测不到，有些药物（如特非那定）是在上百万次的处方使用中才出现了相关不良反应，这个情况揭示了20世纪90年代中期之前的非临床安全评价的一些欠缺之处，同时也促使药企和监管部门进行合作并形成了相应指导原则，也就是现在我们熟知的ICH S7A和ICH S7B。借此，安全药理学正式形成并规范化为一个专业的研究领域。

在ICH S7A指导原则发布时，非临床评价TdP的试验方法并未建立起来。2001年，ICH S7专家工作组提议建立S7B指导原则，主题为"分析人用药物心室复极化延迟（QT间期延长）潜在风险的安全药理学指导原则"。心室复极化延迟被当作最合适的TdP风险生物标志物，相较于其他生物标志（如用IC_{50}预测钾离子通道阻滞），其假阳性或假阴性概率更低，而且试验方法易于操作且不需要过于复杂的技术设备，较在致敏动物上直接测定TdP简单。QT间期延长是目前评判风险的默认指标，因为该指标是唯一可以在人身上预测TdP出现风险的参数，所以在非临床动物试验中，也同样用该指标来评价心脏安全风险。然而，当采用QT间期延长作为风险提示因子时，需要进行定量，如QT间期延长5 ms或10 ms可否被判定为具有相关生物学作用，并且这个副作用是否在数倍于常用剂量下才出现。有观点认为，药物高剂量给药并吸收后，在达到常用剂量30倍的血浆药物浓度时，如果QT间期延长仍然少于10 ms，那么就可以排除TdP风险。

体内心血管安全药理主要采用清醒动物遥测技术来分析受试物对心血管系统的作用。在犬身上的标准测量指标包括血压、心率和心电，同时也可以纳入其他指标如左心室收缩力（+dP/dt$_{max}$）。补充试验包括用心脏灌流系统来分析药物作用，离体心脏灌流主要采用豚鼠和兔进行试验。Valentin曾尝试用Screenit^{TM}记录系统来采集离体心脏灌流数据。离体心脏灌流系统并非安全药理核心组合试验中的首选筛选方法，而是主要用于桥接体外生物标志物试验和体内清醒动物遥测试验（通过分析QT间期延长来预测TdP发生）。由于采用完整心脏进行试验，Langendorff离体心脏灌流系统相比细胞试验能够更好地进行预测，而且还能一定程度上揭示新化合物对心脏在电传导、物理收缩舒张和生化方面的作用。此外，自动化技术的不断发展（如全自动膜片钳系统），也使得毒副作用的筛查（如筛查 I_{Kr} 和其他离子通道）效率大大提高，这也为药物研发早期在心血管安全药理领域快速、准确地筛查离子通道提供了技术保障。在研究中期，对于 TdP 检测应该采用何种方法和模型，难点是明确试验的目。假如在药物前期毒性筛选中采用高通量 I_{Kr} 方法筛选，而在药物即将进入非临床的安全药理研究阶段用清醒大动物遥测方法，那么介于这两阶段间的研发任务应该是什么？或者说，研究者在研究中间阶段出现阳性结果或者全阴性结果时如何做出合理的下一步决策？CiPA 的初衷就是试图解决部分问题。例如，在筛选 I_{Kr} 的时候因为发现有 TdP 风险而停止开发一个有潜力的新药，那么今天临床上就不会有维拉帕米了。

三、呼吸系统研究

安全药理学核心组合试验还应关注呼吸系统，特别是呼吸频率和潮气量。虽然在安全药理试验中通常不会对试验动物进行麻醉，但是麻醉动物也可以用于这项试验。此外，还可以进行全身体积描记或者放置压力传感导管（在植入子上）于胸膜下进行长期测定，此方法已应用于清醒的大鼠试验，类似方法也被开发用于清醒的猴试验。这些方法可以测量药物对呼吸流量（呼吸体积和呼吸时间）、血气、pH、血氧饱和度、肺部感受器和肺功能（包括气道压力变化、气道阻力和肺动态顺应性）的影响。对于呼吸暂停或者过度通气的定量测量可以在这些埋入遥测植入子的动物身上实现，从而保证在低频率和高频率的呼吸状态下都可以准确测量呼吸指标。呼吸研究通常重点关注肺通气的测量，直到最近，人们才开始关注药物对呼吸节律的影响，这是因为慢性呼吸节律暂停可以因间歇性的低氧而产生一系列有害反应。呼吸节律紊乱的标志是出现呼吸末暂停或者呼吸末暂停时间延长。呼吸暂停期在呼吸节律里被定义为一段能有效引起低氧的呼吸停滞期（如降低血氧饱和度≥3%）。其对于安全药理学研究而言有必要得到更多的关注和研究。

四、药物对胃肠道系统作用的评价

ICH S7A 指导原则指出，药物对胃肠道系统功能的安全评价试验属于补充试验，或者是在新化学实体（new chemical entity，NCE）测试结果提示该化合物可能对胃肠功能有影响的时候才需要进行。对于胃肠功能的评价可以通过测定胃液分泌、胃肠损伤电位、胆汁分泌、体内运转时间、体外回肠收缩、胃 pH 测量和滞留检查等指标来进行。ICH S7A 指导原则还指出，当配体结合和酶检测的数据结果提示有潜在副作用时，应该在设计安全药理试验时考虑纳入胃肠道系统评价试验。体外胃肠道功能测试可以与体外定性试验平行进行，最大限度地检测非靶标器官的反应和 NCE 的潜在安全问题。检测药物对胃肠道功能影响的模型能获得胃肠动力、恶心和呕吐、分泌功能（如酸、离子、激素）和吸收方面的数据。试验方法可以是体外或体内试验，可以在独立的安全药理试验中进行或者是通过该测试获得一些特定的参数。选择不同的试验方法反映了不同项目的研究重点，可能还会涉及离体细胞、器官组织和（或）整体动物试验。下面就目前常用的评价试验方法进行简单的阐述。

（一）胃排空和肠蠕动试验

目前有多种技术和方法可以对药物引起的胃肠运动变化进行测试，包括传统的离体器官浴槽、被当作金标准的啮齿类动物碳粉餐试验法，以及较晚出现的无线遥测技术和成像技术等方法。

（二）胃分泌试验

胃分泌是指在激素、神经元和钙感知受体的控制下，胃壁细胞分泌浓酸使胃内 pH 接近 1 的生理过程。目前有多种用于胃分泌研究的体外和体内试验方法，这些方法主要是测定胃酸分泌，包括离体壁细胞、离体胃，以及较晚出现的无创在体遥测试验技术。

（三）眩晕和呕吐试验

呕吐是一个复杂的生理反应，它涉及多个器官系统（如中枢神经系统、胃肠道系统），目前还没有一套有效的体外模型来模拟这个反应。呕吐反应在所有具有呕吐反应的动物种属中表现都很相似，一般情况下用清醒动物模型直接测试。眩晕由于是一种主观感受，因此尽管一直在进行这类试验，但其有效性仍存在争议。呕吐一般发生在眩晕之后，但眩晕作为一种独立的不良反应并非一定会导致呕吐，呕吐相对比较容易评估。目前雪貂和犬被认为是适于评价呕吐反应的模型，并且犬类对呕吐刺激通常比人类更敏感，不过敏感性也跟刺激物的种类相关。此外，有些公司已经研发出了可以预测眩晕和呕吐的芯片技术。

（四）胃肠道吸收试验

胃肠道吸收试验一般是作为药物吸收—转运—代谢—排泄（absorption, distribution, metabolism, and excretion, ADME）整体试验的一个组成部分，而不是在安全性评价试验中单独进行。良好的口服生物利用度是研发新型口服小分子药物的一项重要评价指标，因此在研发过程中，用于评价胃肠道吸收的体外或体内模型均是评价候选药物如何在胃肠道被吸收，而非候选药物如何影响胃肠道对其他物质的吸收。胃肠道吸收依赖于胃肠道黏膜通透性和胃肠道转运率，因此，其体外和体内试验模型也都被用于检测胃肠道黏膜完整性的变化情况。

（五）胃肠道损伤生物标志物

很多血液、粪便和呼吸变化被认为是胃肠道损伤的潜在生物标志物，其中包括粪便和血清炎症标志物，以及使用瓜氨酸、C 反应蛋白、二胺氧化酶、胃泌素、钙蛋白和乳铁蛋白、粪便胆汁酸、排泄物 miRNA、^{13}C 呼气试验等评价小肠上皮细胞质量和功能的标记物。

五、药物对肾功能作用的评价

根据 ICH S7A 指导原则，安全药理学补充试验包括测量大鼠或犬的尿量和尿电解质来评价肾功能的试验，或者 NCE 测试结果提示该化合物可能对肾脏功能有影响时需要进行的试验。尿量、比重、渗透压、pH、体液电解质、蛋白质、细胞学、血液化学测定（如血尿素氮、肌酐、血浆蛋白）均可作为测定参数。根据已知原因和项目具体情况，肾功能试验可以在首次人体（first in human, FIH）试验前进行或是在临床试验过程中进行,这一测试的重要性对整个新药评价有着深远意义。

肾功能的评价需要在药物上市前完成,如果有必要的话,需要在上市前提供药物对肾功能系统影响的安全性证明。此外,ICH M3(R2)在重复给药的毒理试验中规定,需要对摄食量、一般行为学观察、体重、血液学、临床化学、尿液检查和眼科检查进行测量,并且还指出把临床病理和生化常规检查中获得的血清肌酐(serum creatinine,Scr)、血尿素氮(blood urea nitrogen,BUN)测试结果纳入非临床试验综合评估,用于支持临床试验。这样做有助于理解病理变化如何引起功能变化,临床医生和法规机构也都需要这些数据来指导临床安全用药。

药物对肾功能影响的评价内容包括对排泄、血流动力学,以及内分泌功能的检测。在体内试验中,肾功能检测通常是一项单独进行的安全药理学试验,其也是毒理试验的一部分。为了研究某个特定问题选择试验模型时,研究者需要考虑该试验方法和技术的可操作性、数据的可验证性、试验设计的局限性,物种在解剖学和生理学上的差异性,以及非临床数据向临床应用的可转化性。

大鼠、犬、猴,或者小型猪都是常见的用于进行肾脏排泄和血流动力学功能评价的动物模型。肾功能评价主要是对尿液和血浆样本的分析检测,通常理想情况下是选择清醒自由活动的动物模型,以尽可能模拟自然状态下的生理情况。

为了进行定量分析,尿液收集一般是通过膀胱插管(仅针对大动物)或使用代谢笼(一般适用于啮齿类动物,也可用于犬和猴子)收集并测定尿量,以及收集在规定时间区域内的尿量(如 $0 \sim 8$ h, $8 \sim 24$ h)。这种代谢笼一般装有尿液/粪便分离器,一些特殊代谢笼还能在一个动物身上同时进行尿液实时收集和自动采血,这样可以降低因反复抓持动物造成的应激反应。代谢笼还能和生理遥测设备相结合以同时进行心血管系统功能参数监测。虽然可以通过电解质排泄分数或通过测定尿液中葡萄糖、蛋白质、酶或其他新的生物标志物来评价肾小管功能,但 GFR 通常被认为是定量测量肾功能的最佳方法,因为它直接与功能性肾肿块有关,因此这个参数可以作为监测肾小球功能和肾损伤病程发展的一个良好指标。尿液分析一般很容易整合到毒理试验,但血流动力学和 GFR 测试(特别是在使用清除外源性标记物的时候)通常需要进行单独的安全药理试验。

在过去 20 年中,多种分离和培养肾脏细胞的体外试验技术取得了显著发展。由于肾小管上皮细胞由至少 15 种不同类型的细胞组成,从而形成了肾脏结构的多变性。大多数细胞类型可以通过显微切割技术获得,并进行原代培养。一些自发的永生性细胞系或永生化的肾细胞系也可供使用,这些细胞均被用于研究肾毒性药物的作用及影响。在细胞培养过程中,可以测量各种形态和生化参数,用于评价肾细胞增殖、黏附、极化和分化,其形态分析可通过各种功能特异性生物标志物进行辅助标记,并通过免疫组织化学方法检测。

第二节 评价新型中枢神经系统活性候选药物的滥用和潜在依赖性

新型候选药物非临床滥用和依赖性的评估主要从3个方面考虑。

（1）候选药物对精神状态的影响。这方面风险揭示了一个问题，即候选药物是否与已知的娱乐性药物产生相似或相同的中枢神经系统效应，这方面的药物潜在滥用性问题主要通过药物辨别试验来评估。

（2）确定候选药物是否产生有满足感的精神活性作用（正强化），其可能导致觅药行为或剂量递增。娱乐性滥用的可能性主要通过静脉自身给药（intravenous self-administration，IVSA）实验，或者条件性位置偏爱（CPP）试验来评估。

（3）反复给予候选药物后可能出现药理学耐受性和停药后的戒断综合征。评价候选药物的生理潜在依赖性须有试验规范，即在大鼠重复给予候选药物时，监测其特定行为、生理信号，以及评估突然停药后出现的与停药相关的指标改变。

非临床滥用和依赖性测试的目的是测试需要服药的患者（预期人群）和无须服药但误用或娱乐性滥用的人（非预期人群）的风险，包括：

（1）该药物引入处方集后，非预期人群在消遣和娱乐性滥用药物时的风险。

（2）由日益增加的患者自我用药所导致的药物递增和滥用所构成的风险。

（3）由患者自我用药和娱乐性滥用者剂量递增产生的药物耐受性所带来的风险，后者是成瘾发展的关键阶段。

（4）患者停止使用药物后因为有停药诱导的风险，在给药结束时需要逐渐减少治疗剂量。

（5）娱乐性滥用者对戒断诱导的身体依赖将会导致成瘾的风险。

当决定一种新药是否批准供临床使用时，候选药物的滥用和依赖性潜在风险，通常不会影响监管机构对其的效益和风险评估。当然，监管机构需要适度的额外监督和制约，以保证药物的滥用和依赖性风险受到适当管理。如果一个中枢神经系统活性新药有明显的滥用或依赖性风险，它会作为管控药物被标识和管理，通过在制造、分发和处方过程中施加不同水平限制的管控药物计划来进一步管理。

一、哪些候选药物需要评估

如果候选药物或它的主要活性代谢产物能够进入中枢神经系统，并具备潜在的药理作用，那么为了安全，设计非临床滥用和依赖性的评估是必需的。

二、一般原则

(一) 化学结构和药理分析

如果候选药物的化学结构和物理化学特征表明它有可能穿过血-脑屏障,则需要进行非临床滥用或依赖性评估。候选药物的化学结构应与已知的滥用物质(如阿片类、麦角碱、β-苯乙胺、大麻类、苯二氮䓬类、巴比妥类)的结构相比。如果候选药物与任何已知具有滥用倾向的精神活性物质存在结构上的相似性,这不仅可以强制进行非临床滥用或依赖性评估,同时也将有助于在试验方案中确定阳性对照和参比药物。

(二) 药物暴露水平

由于娱乐性滥用者自行用药的剂量总是高于最大推荐剂量的数倍,因此在对动物进行滥用和依赖性试验剂量设计时需要注意这点。在药物鉴别试验中,被选定用于评价的候选药物的剂量的血浆浓度应该不低于 3 倍人最高治疗剂量(C_{max})。同样的规则也适用于耐受性和依赖性试验,但是由于它们是重复给药试验,AUC 是一个比 C_{max} 更重要的药代动力学参数,只有 IVSA 实验除外,因为它的结果是由动物被注射药物的次数决定的。在这种情况下,候选药物的剂量应以临床 C_{max} 的某个比例为计算依据,防止由于候选药物单次给药剂量过高或饱和的即时效应而引起假阴性结果出现。

(三) 物种选择

由于伦理原因,FDA 及 EMA 的药物相互作用相关指南推荐使用大鼠作为滥用和依赖性试验选择的物种,只有存在至少一个充分的科学理由时,才会使用灵长类动物进行试验(如药物靶标只存在于灵长类动物中,或者候选药物在啮齿类动物中的代谢与人类不同)。

(四) 在滥用和依赖性评估中性别的影响

在啮齿类动物试验中通常使用雄性,因为雄性动物不会受到发情周期干扰。鉴于大多数在临床中使用的药物没有性别偏差,而且在雄性和雌性动物中都会进行研究,因此使用雄性啮齿类动物的倾向在科学层面似乎并不可靠。FDA 建议非临床滥用和依赖性试验应该也在雌雄动物身上进行。

三、药物辨别试验

药物辨别有多种方法,但对具有中枢神经系统活性的候选药物的安全性药理学评估,往往是依据一两种选择范式,即对杠杆按压或鼻子顶分配器的操作性的响应。大鼠和猴子通过初步训练,可操作杠杆来获得食物奖励,大多数情况下,如果大鼠被用作试验对象,它会被适度地剥夺食物,从而提高压杆次数。动物最初的训练杆按固定比率(fixed-ratio,FR)1 强化安排(1 次压杆提供 1 次食物奖励)。当动物熟练操作响应,且已培训没有偏向特定的杠杆,FR 从 1 逐渐增加到 5 或 10。此时一个杠杆被分配到成瘾药物组(阳性对照),其他杠杆被分配到溶媒组(阴性对照)。这个阶段的训练模式,动物只有压在正确的杠杆上才能获得奖励。一旦动物可以在给予的训练药物和溶媒中均可以熟练地找到正确的杠杆,那么可以交替给予候选药物和参比药物来进行药物辨别试验以确定它们是否会扩大由训练药物引起的感受性暗示所导致的滥用。

大鼠或猴子可识别由训练性药物滥用所产生的特定信号或积聚信号，然而这并不一定是相同的精神活性作用（药物具有娱乐性滥用的效果）。相反，产生的身体信号一般具有特定的药理学特异性。

四、静脉自身给药试验

许多种类的娱乐性药物在人类身上有奖励属性，同样在动物中也产生了精神奖励作用，因此，大剂量娱乐性物质可以作为动物试验的阳性强化剂。在单个动物身上以成瘾物质诱导，动物通过操作性反应（压杠杆、鼻子顶分配或触摸屏响应）来呈现自己想要获得药物注射的意愿而获得药物注射。静脉自身给药用于此类研究的原因：①严重的吸毒者经常是从不太危险的自身给药途径过渡到高风险的静脉注射，试图从每次尝试中获得最大快感。②在动物试验中，快速（小于5 s）静脉注射大剂量药物进入动物血液循环，并迅速进入中枢神经系统，这会使操作反应和反馈之间的间隔变短。

五、评价药物的耐受性和戒断诱导的依赖性

当长期服用药物时，候选药物长期给药是否产生药物耐受性和药物依赖戒断综合征的评价通常在大鼠身上进行，灵长类动物应用于耐受性或依赖性试验在伦理上无法被接受。候选药物通常检测2个剂量［一个剂量是在正常药理作用范围内，另一个剂量是在治疗剂量以上的范围（大鼠血浆中最大暴露量超过3倍人类最大临床暴露量）］。通常耐受性或依赖性试验的阳性对照药是阿片类药物（如吗啡），或者苯二氮䓬类药物（如地西泮），候选药物的溶剂作为阴性对照。根据候选药物和阳性对照药物的生物半衰期，这些药物的给药方案将根据每日最优暴露量进行调整。这些治疗方法的药理作用通过综合的行为学、病理性和生理性症状进行定期监测，以证明阳性对照和候选药物可产生明确的药理作用。

对新型中枢神经系统活性候选药物进行评估时，测定其在人类娱乐性滥用的潜力及诱导的耐受性或戒断引起的身体依赖性，是安全药理学研究的关键部分。这些试验设计很复杂，没有标准试验方案可供用于药物辨别、IVSA或耐受性和依赖性的检测试验。

第三节　生物制药安全药理学

生物技术产品是一类多样化且迅速发展的治疗药物，具有治疗多种疾病的潜力。生物药主要是由蛋白质、多肽、核酸、细胞和组织制品、单克隆抗体（monoclonal antibody，mAb）等制备而成，这些成分通常从天然来源的物质中分离提取。蛋白质通常对分子靶标具有很高的亲和力和特异性，其不良反应通常由放大的药理作用引起。制药公司和监管机构对生物制剂和小分子药物的安全药理学评价需求的迫切性是一致的。

第一个重组蛋白胰岛素在1982年被批准,到2014年年底已经有至少111种新的生物制剂被批准。这111个生物许可申请(biologic license application,BLA)在1980—2014年通过审查,有29%在开发过程中没有进行任何安全药理学研究,19%在毒理学研究中包括了安全药理学终点,28%进行了独立的安全药理学研究。制药公司根据生物制品或单克隆抗体的性质制订特异的安全评估方案并得到了各种结果,然而对于所有新化学实体(NCE)和生物制品,在临床开发阶段都需要进行QT评估。

靶点的特殊性可能限制试验动物种类的选择,如果靶点分子的氨基酸序列是特定物种(如人类),那么在大多数啮齿类动物中将无法可靠地对生物制剂进行安全评估。如果人源生物药物出现重大不良反应,将无法在非临床用啮齿类动物通过安全性试验进行评估,因此生物制品的开发很少使用啮齿类动物研究。

关于治疗性蛋白发展的特定信息,可以在ICH S6中找到;如果一个抗肿瘤药品正在开发,则必须参考ICH S9。总体上,此类指导原则为支持全球药物开发的非临床研究提供了最低限度的标准。同时,此类指导原则也主张将安全药理学研究终点纳入一般毒理学研究中,这样不仅可以减少动物使用,而且可最大限度地阐明不良反应。然而,hERG检测通常不用于生物制品,而进行NCEs的评价建议使用安全药理学研究的核心组合试验,并需要遵照临床给药途径。在大多数情况下,心血管安全研究需要使用相关性最高的物种(一般是非人灵长类动物),主要进行ECG监测,在某些情况下,心电图监测也可以在毒理学研究中进行和评价。

对于单克隆抗体,全程QT研究一直不被推荐,主要是因为单克隆抗体分子量(>1 000 kDa)太大且多具有靶向性,使它们无法通过离子通道进入hERG孔。然而,监管机构仍然担心蛋白治疗或单克隆抗体会对心肌细胞复极化产生影响,并通过脱靶或间接机制影响QT间期。除了蛋白质药物的安全药理试验的复杂性,单克隆抗体或蛋白的间接影响可能使检测QT信号的时间比化学小分子更加难以预测,因为小分子往往有紧密的浓度/QT关系。除了非临床研究,有多种方法可用于临床评估潜在的蛋白治疗法对心肌复极化的影响,包括ECG评价和早期QT评估。此外,在FIH研究中,使用高精度的QT(HPQT)技术进行ICH E14时间匹配分析或浓度效应模型和ECG评估等分析方法已被人们接受,并且制药公司也已承诺收集Ⅰ期临床研究的高质量QT数据。

需要注意的是,单克隆抗体类药物研究所产生的QT信号的缺失并不意味着不存在心血管系统安全问题。这些药物可能有其他的心血管副作用,如赫赛汀(注射用曲妥珠单抗)可产生心脏功能障碍和心力衰竭,安挺乐(托珠单抗)可使胆固醇、高密度脂蛋白和甘油三酯升高。

第四节 安全药理学的生物标志物

生物标志物或生物终点是一种实验室可测量的指标或者体征,用来代替临床试验中具有临床意义的终点,能通过直接方法测量并可反应患者的感官、功能及生存状态,从而可以用来在临床上预测疗效。生物标志物是诊断和预测疾病状态的指示剂。在药物研发过程中,生物标志物作为科学终点可以决定方案设计和决策制定。在临床试验中,生物标志物的作用进一步提高,达到可以评估治疗效果或作为潜在安全性定量测量的替代终点。

一、非临床研究、临床试验和临床治疗的内在联系

关于生物标志物在非临床研究、临床试验,以及将来在患者上的应用,监管机构和制药企业已经达成一致认识,这非常重要,因为在涉及疗效及安全问题时,非临床研究数据能够影响临床决策。例如,非临床研究中的肝毒性定量标志物,可以在临床试验中用于监测肝毒性。因此,生物标志物是非临床研究、临床试验及临床治疗的联合研究产物。

鉴于非临床研究中生物标志物的评价依赖于其对临床结果的预测能力,因此,已知临床效果的药物对非临床研究中寻找和验证生物标志物将非常重要。

二、生物标志物研究进展

尽管血清胆固醇可以作为生物标志物评价心血管系统的健康状况,但肌钙蛋白T(cardiac troponin T,cTnT)和肌钙蛋白I(cardiac troponin I,cTnI)则是心肌损伤的敏感和特异性指标。在临床疾病诊断中,生物标志物用于对疾病的危险因素进行评估(如通过组织活检对恶性肿瘤进行鉴别诊断);在临床试验中,生物标志物用于对疗效和安全性进行评估(如QT间期延长的评估);在临床治疗中,生物标志物则用于疗效及安全性的预测〔如cTnT和cTnI、低密度脂蛋白(low density lipoprotein,LDL)、GFR〕。利用代替生物终点对某项治疗措施的评估不能够确保反映治疗的真正效能。

替代的生物终点包括反映疾病直接损伤证据的生物标志物(肌钙蛋白),也包括经过验证的可以预测临床终点的生物标志物(如评价TdP综合征的QT间期延长)。QT间期被科学团体和管理机构公认为是用于从心室除极开始至复极结束评估TdP发生的生物标志物,但是由于多家研究单位发现QT间期延长受其敏感性和特异性的限制,过于依赖QT间期进行判断已不再可取。同时,像胺碘酮和戊巴比妥这类可以诱发QT间期延长,却不引起TdP综合征的药物,可能会在药物研发过程中,由于研究者选择了QT间期延长作为筛选指标来代替TdP,从而导致其在研发阶段就被终止。

三、联合生物标志物

临床上通常采用联合生物标志物而不是单一生物标志物来预测潜在的临床终点(死亡、发病和生命质量)。生物标志物的选择和验证过程已经发展为采用循证医学模式进行,得益于医学文献的Meta分析、风险评估及随机对照试验,研究人员可以更好地权衡联合生物标志物的预测水平。利用集成方法将多个生物标志物联合以提高其预测水平的方式已经被广泛用于多个医学领域的临床预后指数预测中。

现代医学面临的挑战之一是判断经过鉴定的关联性是否真正具有预测价值。其中,

基因组学和蛋白质组学深受影响，基于对染色体基因和蛋白质表达的深入研究，这些筛选技术可以将一个试验变量关联到一个或多个生物标志物上，从而衍生出大量数据，但是这样的关联性可能并没有医学意义。因此，对于关联性的评估就变得非常必要。临床上，患者基因组筛检技术已经商业化应用，单核苷酸多态性技术（multiple single-nucleotide polymorphisms，MSNPs）开始用于疾病易感性的预测。

四、关于使用生物标志物的考虑：验证是否可实施？

前列腺特异性抗原（prostate specific antigen，PSA）又名激肽释放酶Ⅲ或者P30抗原，是前列腺特异性表达蛋白，在正常人血清内含量很低，但是在前列腺癌患者体内大量表达。临床上，1983年就开始应用商品化的PSA检测方法来检查前列腺癌，但在30多年后的今天，PSA作为常规诊断工具的价值仍存在争议，部分原因是其较高的假阴性率（可达27%）。新一代生物标志物需要在灵敏性、特异性及经济因素等方面都在前一代基础上得到提高。乳酸脱氢酶（LDH）曾经被当作心肌缺血的生物标志物，现在已经被cTnT替代，目前心肌缺血又出现了更为敏感的早期生物标志物，心型脂肪酸结合蛋白（heart-type fatty acid-binding proteins，H-FABP）。作为替代终点的生物标志物，需要经过规范的临床验证，证明其优于已知药物或已知治疗手段。

五、法规的考虑

法规对于治疗的批准通常基于治疗手段对生存状态或疾病症状的显著改善效果，对于生物标志物的批准则是基于产品能够影响临床终点或替代终点，甚至能够预测临床受益。例如，美国FDA和欧盟EMA均接受用血压和胆固醇作为替代临床终点预测心脏病发作、卒中和死亡的发生。在心血管疾病方面，将临床转归作为主要终点并不可行，使用低密度胆固醇作为生物标志物则提供了合理的、可验证的替代终点。而罗格列酮是过氧化物酶体增殖物激活受体γ激动剂，因其能增加胰岛素敏感性、诱导胰岛素快速分泌而被用来治疗2型糖尿病，但Meta分析显示罗格列酮能诱发心肌缺血，这一案例揭示了仅凭借生物标志物批准药物的风险。

六、使用未验证生物标志物引发的问题

心律失常抑制试验（cardiac arrhythmia suppression trial，CAST）显示使用生物标志物作为替代终点可能导致错误的预测率。在此临床试验之前，心血管疾病的死亡率上升一直被认为与室性期外搏动（ventricular premature beats，VPB）有关。抗心律失常Ⅰ类药物——钠通道阻滞剂恩卡尼（Encainide）和氟卡尼（Flecainide）可以有效地抑制VPB的发生，被FDA批准用于治疗致命的室性心律失常。CAST证实，经过恩卡尼和氟卡尼治疗的心肌梗死患者其VPB发病率降低。但恩卡尼和氟卡尼同时又提高了室性心律失常的发生率和死亡率。这一案例揭示了药物研发过程中使用没有经过验证的替代终点的危害性。

无论现在还是未来，生物标志物都将在新药研发中占据核心位置，将为药物研发企业提供从研发到上市的战略支持。

第五节 安全药理学的药物动力学/药效学模型

临床试验通常利用暴露-反应关系模型来评价药物的疗效和安全。安全药理学研究模型对血药浓度-QTc的评估，被认为可以替代最早的浓度-时间，这将促使早期临床试验替代Ⅱ期临床试验中独立的QTc试验。

安全药理学中，理解暴露-反应关系对于将效应从动物外推到人的过程是非常重要的。现在的ICH S7A、ICH S7B强调观察到的任何结果都需要从量效关系考虑。临床药理学家们在使用安全药理学研究的信息时，通常最关注的是：预期如何？效应的阈值是多少？量效关系如何？最大极限是多少？效应持续时间是多长？是否可逆？所有这些问题都跟化合物暴露-反应关系相关。再看QTc评价这个案例，从清醒遥测犬得到的安全药理数据可以外推到人，如果在首次剂量试验中计划进行浓度-QTc分析，结果应该可以从先前进行的安全药理试验中相同的浓度-QTc结果中预测出来。

安全药理学试验研究中通常遇到的问题是：当阳性结果不明显时，该如何判断受试物毒理学意义？在这样的研究中，试验设计时主要考虑的是评价的剂量范围要宽，通常超过治疗剂量。因此，在进行这类试验设计的时候对于暴露-反应关系问题的关注就更加重要。剂量范围探索一般要包含药效范围，而且还要涵盖能够引起明显效应的剂量，观测的时间也要足够长，要包括化合物血浆浓度升高和下降的阶段，而且还要有额外的时间点观察迟发药理学效应。对于生物制品，药效动力学采集时间明显短于已知动力学参数，可通过增加剂量来保证足够的暴露范围，然后利用经典的药物动力学/药效学（pharmacokinetics/pharmacodynamics，PK/PD）模型将所有数据绘制成暴露-反应曲线。安全药理学研究中，PK/PD模型很多，特别是心血管研究方面，至少一半的研究中都能看到心血管效应。在心血管研究中进行PK/PD模型的设计非常必要，曾经有人呼吁为一系列化合物及其不同的生物终点设计模型，这不仅有助于对其暴露-反应关系的理解，而且提高了结局预测的敏感性。

使用PK/PD模型也可以包含机制内容。例如，在安全药理的心血管研究中，曾经发明过一个用于遥测大鼠血压和心率的模型，除了可以获得EC_{50}等常用参数，还可以检测到化合物对每搏输出量、心率、总外周阻力及其他一些复合参数的影响。这种机制研究模型既能用于筛选后续化合物，又能用于选择目标患者。

机制模型可以进一步扩展为定量系统药理学（quantitative systems pharmacology，QSP）模型或者生理药效（physiologically-based pharmacodynamic，PBPD）模型。这些模型以数学方法来表征生理学和药理学，要强于那些通过拟合试验数据衍生参数的仿生模型，依靠芯片技术发展起来的CiPA就是这样一个QSP模型。

PK/PD模型在安全药理研究中使用的一个关键要素是血浆暴露信息。进行安全药理试验检测经常会干扰药理学终点，如果确实需要采样则要尽量减少样本量，这就是安全药理学研究中 PK/PD 模型面临的首要问题。不同于临床浓度-QTc 分析，用于暴露分析的血样可以在心电图采集后立即取到。但是一些案例显示，在毒性研究课题中可以得到大量动物暴露量数据。安全药理试验通常和 28 天一般毒性试验一样，在试验开始和结束时取血样标本测量 PK。为了帮助选择剂量范围，通常会有 1~2 周的早期毒性试验。因此同一动物种属的 PK 试验也可以在合适的剂量组进行。这样，就可以弥补安全药理试验中标本量缺乏的问题，帮助构建 PK 模型。借助 PK 模型，可以评估任何时间点的暴露情况，那些高低剂量之间未曾检测的浓度，也可以借此推算出来。由此估算得到的浓度可以整合到各时间点的 PD 结果中。

与 PK 模型类似，利用 PD 模型可以评估中间时间点的药效情况。药效存在延迟或者滞后的现象时，PD 模型就更为重要了。心血管遥测试验中延长的采集时间，可获得丰富的数据，帮助候选化合物建立 PD 模型。

综上所述，PK/PD 模型可以帮助解决安全药理试验面临的关键难题。安全药理试验中观察到的效应跟药物浓度有关，而非由于暴露时间的延长。因此，大多数化合物均可进行此研究。

小　结

中枢神经系统、心血管系统与呼吸系统是维持生命的三大关键系统，对这 3 个系统的相关试验研究被定义为"安全药理学核心组合试验"。但根据一般药理学和 NCE/NCB 的预期治疗目标，还可能需要对其他系统进行补充试验以评估综合安全性表现，如肾脏系统、胃肠道系统、血液与免疫系统等。补充试验的进行与否往往是参照具体情况，通常会考虑非临床一般毒理急性试验显示的潜在问题、目标患者人群的特殊需求、类似结构或功能相关药物的已知不良反应，以及临床Ⅰ期、Ⅱ期、Ⅲ期试验的意外发现等。安全药理学致力于验证和优化用于研究 NCEs 非临床不良反应的方法，在符合 ICH 指导原则的策略下实施研究方法。随着科技发展不断加快，安全药理学的涵盖内容也将在未来不断拓展。

参考文献

[1] AL-SAFFAR A, NOGUEIRA DA COSTA A, DELAUNOIS A, et al. Gastrointestinal safety pharmacology in drug discovery and development [J]. Handbook of experimental pharmacology, 2015, 229: 291-321.

[2] AMOUZADEH H R, ENGWALL M J, VARGAS H M. Safety pharmacology evaluation of biopharmaceuticals [J]. Handbook of experimental pharmacology, 2015, 229: 385-404.

[3] ANON. Myocardial infarction redefined: a consensus document of The Joint European

Society of Cardiology/American College of Cardiology Committee for the redefinition of myocardial infarction [J]. European heart journal, 2000, 21 (18): 1502 – 1513.

[4] AUTHIER S, AREZZO J, DELATTE M S, et al. Safety pharmacology investigations on the nervous system: an industry survey [J]. Journal of pharmacological and toxicological methods, 2016, 81: 37 – 46.

[5] AUTHIER S, VARGAS H M, CURTIS M J, et al. Safety pharmacology investigations in toxicology studies: an industry survey [J]. Journal of pharmacological and toxicological methods, 2013, 68 (1): 44 – 51.

[6] BAKER S G, KRAMER B S. A perfect correlate does not a surrogate make [J]. BMC medical research methodology, 2003, 3: 16.

[7] BALDRICK P. Juvenile animal testing in drug development: is it useful? [J] Regulatory toxicology & pharmacology, 2010, 57 (2 – 3): 291 – 299.

[8] BALDRICK P. Safety evaluation to support first-in-man investigations II: toxicology studies [J]. Regulatory toxicology & pharmacology, 2008, 51 (2): 237 – 243.

[9] BARTER P J, CAULFIELD M, ERIKSSON M, et al. Effects of torcetrapib in patients at high risk for coronary events [J]. New England journal of medicine, 2007, 357 (21): 2109 – 2122.

[10] BASS A S, HOMBO T, KASAI C, et al. A historical view and vision into the future of the field of safety pharmacology [J]. Handbook of experimental pharmacology, 2015, 229: 3 – 45.

[11] BASS A S, VARGAS H M, KINTER L B. Introduction to nonclinical safety pharmacology and the safety pharmacology society [J]. Journal of pharmacological and toxicological methods, 2004, 49 (3): 141 – 144.

[12] BASS A, KINTER L, WILLIAMS P. Origins, practises and future of safety pharmacology [J]. Journal of pharmacological and toxicological methods, 2004, 49 (3): 145 – 151.

[13] BENJAMIN A, NOGUEIRA D A COSTA A, DELAUNOIS A, et al. Renal safety pharmacology in drug discovery and development [J]. Handbook of experimental pharmacology, 2015, 229: 323 – 352.

[14] BERGER V W. Does the Prentice criterion validate surrogate endpoints? [J] Statistics in medicine, 2004, 23 (10): 1571 – 1578.

[15] BIGGER JT J R, FLEISS J L, et al. The relationships among ventricular arrhythmias, left ventricular dysfunction, and mortality in the 2 years after myocardial infarction [J]. Circulation, 1984, 69 (2): 250 – 258.

[16] Biomarker Definition Working Group. "Biomarkers and surrogate endpoints: preferred definition and conceptual framework" [J]. Clinical pharmacology & therapeutics, 2001, 69: 89 – 95.

[17] BOILLAT S, GASCHEN F P. Assessment of the relationship between body weight and

gastrointestinal transit times measured by use of a wireless motility capsule system in dogs [J]. American journal veterinary research, 2010, 71 (8): 898 – 902.

[18] Cardiac Arrhythmia Suppression Trial (cast) Investigators. Preliminary report: effect of encainide and flecainide on mortality in a randomized trial of arrhythmia suppression after myocardial infarction [J]. New England journal of medicine, 1989, 321: 406 – 412.

[19] CARTER H B. Prostate cancers in men with low PSA levels: must we find them? [J] New England journal of medicine, 2004, 350 (22): 2292 – 2294.

[20] CARUSO A, FRANCES N, MEILLE C, et al. Translational PK/PD modeling for cardiovascular safety assessment of drug candidates: methods and examples in drug development [J]. Journal of pharmacological and toxicological methods, 2014, 70 (1): 73 – 85.

[21] CHEN Y, BROTT D, LUO W, et al. Assessment of cisplatin-induced kidney injury using an integrated rodent platform [J]. Toxicology and applied pharmacology, 2013, 268 (3): 352 – 361.

[22] CHIBA T, BHARUCHA A E, THOMFORDE G M, et al. Model of rapid gastrointestinal transit in dogs: effects of muscarinic antagonists and a nitric oxide synthase inhibitor [J]. Neurogastroenterology and motility, 2002, 14 (5): 535 – 541.

[23] CURTIS M J, PUGSLEY M K. Attrition in the drug discovery process: lessons to be learned from the Safety Pharmacology paradigm [J]. Expert review of clinical pharmacology, 2012, 5 (3), 237 – 240.

[24] CURTIS M J, PUGSLEY M K. Attrition in the drug discovery process: lessons to be learned from the safety pharmacology paradigm [J]. Expert review of clinical pharmacology, 2012, 5 (3): 237 – 240.

[25] CURTIS M J. Characterisation, utilisation and clinical relevance of isolated perfused heart models of ischaemia-induced ventricular fibrillation [J]. Cardiovascular research, 1998, 39 (1), 194 – 215.

[26] DARPO B. Clinical ECG assessment [J]. Handbook of experimental pharmacology, 2015, 229: 435 – 469.

[27] DAVIES S M. Pharmacogenetics, pharmacogenomics and personalized medicine: are we there yet? [J] Hematology: the American society of hematology education program, 2006, 1: 111 – 117.

[28] DE CLERCK F, VAN D E WATER A, D'AUBIOUL J, et al. In vivo measurement of QT prolongation, dispersion and arrhythmogenesis: application to the preclinical cardiovascular safety pharmacology of a new chemical entity [J]. Fundamental & clinical pharmacology, 2002, 16 (2): 125 – 140.

[29] DE PONTI F, POLUZZI E, CAVALLI A, et al. Safety of non-antiarrhythmic drugs that prolong the QT interval or induce torsade de pointes: an overview [J]. Drug safety, 2002, 25 (4): 263 – 286.

[30] DIRECTOR A, BUSCHAK W. Challenge and opportunity on the critical path to new medical products [EB/OL]. (2004-01-01). https://www.eurofound.europa.eu/sites/default/files/ef_files/pubdocs/2003/111/en/1/ef03111en.pdf.

[31] DODDAREDDY M R, CHO Y S, KOH H Y, et al. In silico renal clearance model using classical Volsurf approach [J]. Journal of chemical information and modeling, 2006, 46 (3): 1312-1320.

[32] DOGTEROM P, ZBINDEN G, REZNIK G K. Cardiotoxicity of vasodilators and positive inotropic/vasodilating drugs in dogs: an overview [J]. Critical reviews in toxicology, 1992, 22 (3-4): 203-241.

[33] DOKMANOVIC M, KING K E, MOHAN N, et al. Cardiotoxicity of ErbB2-targeted therapies and its impact on drug development, a spotlight on trastuzumab [J]. Expert opinion on drug metabolism & toxicology, 2017, 13 (7): 755-766.

[34] DORATO M A, ENGELHART J A. The no-observed-adverse-effect-level in drug safety evaluations: use, issues and definition (s) [J]. Regulatory toxicology and pharmacology, 2005, 42 (3): 265-274.

[35] ECKARDT L, BREITHARDT G, HAVERKAMP W. Electrophysiologic characterization of the antipsychotic drug sertindole in a rabbit heart model of torsade de pointes: low torsadogenic potential despite QT prolongation [J]. Journal of pharmacology and experimental therapeutics, 2002, 300 (1): 64-71.

[36] EMEA/CHMP. Committee for Proprietary Medicinal Products (CPMP): points to consider on adjustment for baseline covariates [J]. Statistics in medicine, 2004, 23 (5): 701-709.

[37] EMEA/CHMP. Guideline on the non-clinical investigation of the dependence potential of medicinal products [EB/OL]. (2006-03-23). https://www.ema.europa.eu/en/documents/scientific-guideline/guideline-non-clinical-investigation-dependence-potential-medicinal-products_en.pdf.

[38] EWART L, AYLOTT M, DEURINCK M, et al. The concordance between nonclinical and phase I clinical cardiovascular assessment from a cross-company data sharing initiative [J]. Journal of toxicological sciences, 2014, 142 (2): 427-435.

[39] EWART L, GLAB J, REDFERN R W, et al. A potential algorithm for predicting drug-induced nausea in man [J]. Journal of pharmacological and toxicological methods, 2011, 64: e57.

[40] FDA/CDER. Assessment of abuse potential of drugs. Guidance for industry [EB/OL]. (2017-01-21). https://www.fda.gov/regulatory-information/search-fda-guidance-documents/assessment-abuse-potential-drugs.

[41] FDA/CDER. FDA Guidance for industry: nonclinical safety evaluation of pediatric drug products [EB/OL]. [2022-01-20]. https://www.federalregister.gov/documents/2003/02/03/03-2376/draft-guidance-for-industry-on-nonclinical-safety-e-

valuation - of - pediatric - drug - products - availability#:~:text = The%20Food%20and%20Drug%20Administration%20%28FDA%29%20is%20announcing,therapeutics%20intended%20for%20the%20treatment%20of%20pediatric%20patients.

[42] FDA/CDER. Committee for Human Medicinal Products (CHMP). Guideline on the need for non-clinical testing in juvenile animals of pharmaceuticals for paediatric indications [EB/OL]. [2022-01-20]. https://www.fda.gov/regulatory-information/search-fda-guidance-documents/nonclinical-safety-evaluation-pediatric-drug-products.

[43] FDA/CDER. FDA Guidance for Industry, Investigators and Reviewers: Exploratory IND Studie [EB/OL]. [2022-01-20]. https://www.fda.gov/media/72325/download.

[44] FDA/CDER. Guidance for industry. Diabetes mellitus-evaluating cardiovascular risk in new antidiabetic therapies to treat type 2 diabetes [EB/OL]. [2022-01-20]. https://www.federalregister.gov/documents/2008/12/19/E8-30086/guidance-for-industry-on-diabetes-mellitus-evaluating-cardiovascular-risk-in-new-antidiabetic.

[45] FENICHEL R R, MALIK M, ANTZELEVITCH C, et al. Drug-induced torsades de pointes and implications for drug development [J]. Journal of cardiovascular electrophysiology, 2004, 15 (4): 475-495.

[46] FERMINI B, HANCOX J C, ABI-GERGES N, et al. A New perspective in the field of cardiac safety testing through the comprehensive in vitro proarrhythmia assay paradigm [J]. Journal of biomolecular screening, 2016, 21 (1): 1-11.

[47] FONCK C, EASTER A, PIETRAS M R, et al. CNS Adverse effects: from functional observation battery/irwin tests to electrophysiology [J]. Handbook of experimental pharmacology, 2015, 229: 83-113.

[48] FOULKES R. Preclinical safety evaluation of monoclonal antibodies [J]. Toxicology, 2002, 174 (1): 21-26.

[49] FRUEH F W, AMUR S, MUMMANENI P, et al. Pharmacogenomic biomarker information in drug labels approved by the United States Food and Drug Administration: prevalence of related drug use [J]. Pharmacotherapy, 2008, 28 (8): 992-998.

[50] GINTANT G, SAGER P T, STOCKBRIDGE N. Evolution of strategies to improve preclinical cardiac safety testing [J]. Nature reviews drug discovery, 2016, 15 (7): 457-471.

[51] GORMLEY M, DAMPIER W, ERTEL A, et al. Prediction potential of candidate biomarker sets identified and validated on gene expression data from multiple datasets [J]. BMC bioinformatics, 2007, 8: 415.

[52] GOTTA V, COOLS F, VAN AMMEL K, et al. Sensitivity of pharmacokinetic-pharmacodynamic analysis for detecting small magnitudes of QTc prolongation in preclinical safety testing [J]. Journal of pharmacological and toxicological methods, 2015, 72:

1 – 10.

[53] GRALINSKI M R. The assessment of potential for QT interval prolongation with new pharmaceuticals: impact on drug development [J]. Journal of pharmacological and toxicological methods, 2000, 43: 91 – 99.

[54] GRIGNASCHI G, REDAELLI V, LUZI F, et al. The bodies in charge of animal welfare: what they do and what they could do? [J] Frontiers in physiology, 2018, 9: 391.

[55] GUTH B D, BASS A S, BRISCOE R, et al. Comparison of electrocardiographic analysis for risk of QT interval prolongation using safety pharmacology and toxicological studies [J]. Journal of pharmacological and toxicological methods, 2009, 60 (2): 107 – 116.

[56] GUTH B D, CHIANG A Y, DOYLE J, et al. The evaluation of drug-induced changes in cardiac inotropy in dogs: results from a HESI-sponsored consortium [J]. Journal of pharmacological and toxicological methods, 2015, 75: 70 – 90.

[57] GUTH B D, GERMEYER S, KOLB W, et al. Developing a strategy for the nonclinical assessment of proarrhythmic risk of pharmaceuticals due to prolonged ventricular repolarization [J]. Journal of pharmacological and toxicological methods, 2004, 49 (3): 159 – 169.

[58] HALLOW K M, GEBREMICHAEL Y. A quantitative systems physiology model of renal function and blood pressure regulation: model description [J]. CPT: pharmacometrics and systems pharmacology, 2017, 6 (6): 383 – 392.

[59] HAMLIN R L, CRUZE C A, MITTELSTADT SW, et al. Sensitivity and specificity of isolated perfused guinea pig heart to test for drug-induced lengthening of QTc [J]. Journal of pharmacological and toxicological methods, 2004, 49 (1): 15 – 23.

[60] HAMMOND T G, CARLSSON L, DAVIS A S, et al. Methods of collecting and evaluating non-clinical cardiac electrophysiology data in the pharmaceutical industry: results of an international survey [J]. Cardiovascular research, 2001, 49 (4): 741 – 750.

[61] HAN S Y, CHIN Y W, CHOI Y H. A new approach for pharmacokinetic studies of natural products: measurement of isoliquiritigenin levels in mice plasma, urine and feces using modified automated dosing/blood sampling system [J]. Biomedical chromatography, 2013, 27 (6): 741 – 749.

[62] HARKIN A J, O'DONNELL J M, KELLY J P. A combined and comparative study of physiologic and behavioural parameters in a systemic toxicity test [J]. Journal of the American association for laboratory animal science, 2003, 42 (2): 31 – 38.

[63] HARRISON A P, ERLWANGER K H, ELBRØND V S, et al. Gastrointestinal-tract models and techniques for use in safety pharmacology [J]. Journal of pharmacological and toxicological methods, 2004, 49 (3): 187 – 199.

[64] HAVERKAMP W, BREITHARDT G, CAMM A J, et al. The potential for QT prolongation and proarrhythmia by non-antiarrhythmic drugs: clinical and regulatory implica-

tions. Report on a policy conference of the European Society of Cardiology [J]. European heart journal, 2000, 21 (15): 1216-1231.

[65] HERLICH J A, TAGGART P, PROCTOR J, et al. The non-GLP toleration/dose range finding study: design and methodology used in an early toxicology screening program [J]. Proceedings of the Western Pharmacology Society, 2009, 52: 94-98.

[66] HOLMES A M, RUDD J A, TATTERSALL F D, et al. Opportunities for the replacement of animals in the study of nausea and vomiting [J]. British journal of pharmacology, 2009, 157 (6): 865-880.

[67] HONDEGHEM L M. QT prolongation is an unreliable predictor of ventricular arrhythmia [J]. Heart rhythm, 2008, 5 (8): 1210-1212.

[68] HUGHES M D. Evaluating surrogate endpoints [J]. Controlled clinical trials, 2002, 23: 703-707.

[69] HWANG T, SICOTTE H, TIAN Z, et al. Robust and efficient identification of biomarkers by classifying features on graphs [J]. Bioinformatics, 2008, 24 (18): 2023-2029.

[70] ICH. ICH guidance for industry ICH M3 (R2): Guidance on non-clinical safety studies for the conduct of human clinical trials and marketing authorization for pharmaceuticals [EB/OL]. (2009-06-11). https://database.ich.org/sites/default/files/M3_R2 Guideline.pdf.

[71] ICH. ICH guidance for industry ICH S5 (R3): Detection of toxicity to reproduction for medicinal products and toxicity to male fertility [EB/OL]. (2020-02-18). https://database.ich.org/sites/default/files/S5-R3_Step4_Guideline_2020_0218_1.pdf.

[72] ICH. ICH guidance for industry ICH S6 (R1): Preclinical Safety Evaluation of Biotechnology-Derived Pharmaceuticals [EB/OL]. (1997-07-16) [2011-06-12]. https://admin.ich.org/sites/default/files/inline-files/S6_R1_Guideline.pdf.

[73] ICH. ICH guidance for industry ICH S7A: Safety Pharmacology Studies for Human Pharmaceuticals [EB/OL]. (2000-11-08). https://database.ich.org/sites/default/files/S7A_Guideline.pdf.

[74] ICH. ICH guidance for industry ICH S7B: safety pharmacology studies for assessing the potential for delayed ventricular repolarization (QT interval prolongation) by Human pharmaceuticals [EB/OL]. (2005-05-12). https://database.ich.org/sites/default/files/S7B_Guideline.pdf.

[75] ICH. ICH S9: Nonclinical Evaluation for Anticancer Pharmaceuticals [EB/OL]. (2009-10-29). https://database.ich.org/sites/default/files/S9_Guideline.pdf.

[76] IRWIN S. Comprehensive observational assessment: Ia. A systematic, quantitative procedure for assessing the behavioral and physiologic state of the mouse [J]. Psychopharmacologia, 1968, 13 (3): 222-257.

[77] ISHII J, OZAKI Y, LU J, et al. Prognostic value of serum concentration of heart-type fatty acid-binding protein relative to cardiac troponin T on admission in the early hours of

acute coronary syndrome [J]. Clinical chemistry, 2005, 51 (8): 1397 – 1404.

[78] IWANAGA Y, WEN J, THOLLANDER M S, et al. Scintigraphic measurement of regional gastrointestinal transit in the dog [J]. American journal of physiology-renal physiology, 1998, 275 (5): G904 – G910.

[79] JANG K J, MEHR A P, HAMILTON G A, et al. Human kidney proximal tubule-on-a-chip for drug transport and nephrotoxicity assessment [J]. Integrative biology (Camb), 2013, 5 (9): 1119 – 1129.

[80] Japan Pharmaceuticals and Cosmetics Division. Japanese guidelines for non-clinical studies of drugs manual [M]. Tokyo: Yakuji Nippo, 1995.

[81] JONES B J, ROBERTS D J. A rotarod suitable for quantitative measurements of motor incoordination in naive mice [J]. Naunyn-Schmiedebergs archives of pharmacology, 1968, 259 (2): 211.

[82] KAMENDI H, BARTHLOW H, LENGEL D, et al. Quantitative pharmacokinetic-pharmacodynamic modelling of baclofen-mediated cardiovascular effects using BP and heart rate in rats [J]. British journal of pharmacology, 2016, 173 (19): 2845 – 2858.

[83] KATZ R. Biomarkers and surrogate markers: an FDA perspective [J]. NeuroRx: the journal of the American society for experimental neuro therapeutics, 2004, 1 (2): 189 – 195.

[84] KAUL S, DIAMOND G A. Diabetes: breaking news! Rosiglitazone and cardiovascular risk [J]. Nature reviews cardiology, 2010, 7 (12): 670 – 672.

[85] KINTER L B, GOSSETT K A, KERNS W D. Status of safety pharmacology in the pharmaceutical industry-1993 [J]. Drug development research, 1994, 32: 208 – 216.

[86] KINTER L B, SIEGL P K, BASS A S. New preclinical guideline on drug effects on ventricular repolarization: safety pharmacology comes of age [J]. Journal of pharmacological and toxicological methods, 2004, 49 (3): 153 – 158.

[87] KODAMA I, KAMIYA K, TOYAMA J. Cellular electropharmacology of amio darone [J]. Cardiovascular research, 1997, 35: 13 – 29.

[88] LESKO L J. Personalized medicine: elusive dream or imminent reality? [J] Clinical pharmacology and therapeutics, 2008, 81 (6): 807 – 816.

[89] LEWINGTON S, CLARKE R, QIZILBASH N, et al. Age-specific relevance of usual blood pressure to vascular mortality: a meta-analysis of individual data for one million adults in 61 prospective studies [J]. The lancet, 2002, 360 (9349): 1903 – 1913.

[90] LI Z, DUTTA S, SHENG J, et al. Improving the in silico assessment of proarrhythmia risk by combining herg (human Ether-à-go-go-Related Gene) channel-drug binding kinetics and multichannel pharmacology [J]. Circulation: arrhythmia and electrophysiology, 2017, 10 (2): e004628.

[91] LIN K, LIPSITZ R, MILLER T, et al. Preventive Services Task Force, Benefits and harms of prostate-specific antigen screening for prostate cancer: an evidence update for

the U. S. preventive services task force [J]. Annals of internal medicine, 2008, 149: 192-199.

[92] LITWIN D C, LENGEL D J, KAMENDI H W, et al. An integrative pharmacological approach to radio telemetry and blood sampling in pharmaceutical drug discovery and safety assessment [J]. Biomedical engineering online, 2011, 10: 5.

[93] LUFT J, BODE G. Integration of safety pharmacology endpoints into toxicology studies [J]. Fundamental & clinical pharmacology, 2002, 16 (2): 91-103.

[94] LUFT J, BODE G. Integration of safety pharmacology endpoints into toxicology studies [J]. Fundamentals of clinical pharmacology, 2002, 16 (2): 91-103.

[95] MACPHAIL R C. Observational batteries and motor activity [J]. International journal of microbiology and hygiene, 1987, 185 (1-2): 21-27.

[96] MALIK M, CAMM A J. Evaluation of drug-induced QT interval prolongation: implications for drug approval and labelling [J]. Drug safety, 2001, 24 (5): 323-351.

[97] MARFINO B J, PUGSLEY M K. Commercial development considerations for biotechnology-derived therapeutics [J]. Cardiovascular toxicology, 2003, 3 (1): 5-12.

[98] MARTIN P L. Safety pharmacology of anticancer agents [J]. Handbook of experimental pharmacology, 2015, 229: 405-431.

[99] MATSUZAWA T, HASHIMOTO M, NARA H, et al. Current status of conducting function tests in repeated dose toxicity studies in Japan [J]. Journal of toxicological sciences, 1997, 22 (5): 375-382.

[100] MCCANN C J, GLOVER B M, MENOWN I B, et al. Novel biomarkers in early diagnosis of acute myocardial infarction compared with cardiac troponin T [J]. European heart journal, 2008, 29 (23): 2843-2850.

[101] MEHTA S, CHEN H, JOHNSON M, et al. Risk of serious cardiac events in older adults using antipsychotic agents [J]. Journal of the American geriatrics society, 2011, 9 (2): 120-132.

[102] MISNER D L, FRANTZ C, GUO L, et al. Investigation of mechanism of drug-induced cardiac injury and torsades de pointes in cynomolgus monkeys [J]. British journal of pharmacology, 2012, 165 (8): 2771-2786.

[103] MURPHY D J, RENNINGER J P, COATNEY R W. A novel method for chronic measurement of respiratory function in the conscious monkey [J]. Journal of pharmacological and toxicological methods, 2001, 46 (1): 13-20.

[104] MURPHY D J. Apneic events: a proposed new target for respiratory safety pharmacology [J]. Regulatory toxicology and pharmacology, 2016, 81: 194-200.

[105] MURPHY D J. Respiratory safety pharmacology-current practice and future directions [J]. Regulatory toxicology and pharmacology, 2014, 69 (1): 135-140.

[106] NISSEN S E, WOLSKI K. Effect of rosiglitazone on the risk of myocardial infarction and death from cardiovascular causes [J]. New England journal of medicine, 2007,

356（24）：2457-2471.

[107] O'HARA T, VIRÁG L, VARRÓ A, et al. Simulation of the undiseased human cardiac ventricular action potential: model formulation and experimental validation [J]. PLOS computational biology, 2011, 7（5）：e1002061.

[108] PARKINSON J, MUTHAS D, CLARK M, et al. Application of data mining and visualization techniques for the prediction of drug-induced nausea in man [J]. Journal of toxicological sciences, 2012, 126（1）：275-284.

[109] POLLARD C E, VALENTIN J P, HAMMOND T G. Strategies to reduce the risk of drug-induced QT interval prolongation: a pharmaceutical company perspective [J]. British journal of pharmacology, 2008, 154（7）：1538-1543.

[110] PORSOLT R D, LEMAIRE M, DURMULLER N, et al. New perspectives in CNS safety pharmacology [J]. Fundamentals of clinical pharmacology, 2002, 16（3）：197-207.

[111] PRENTICE R L. Surrogate endpoints in clinical trials: definition and operational criteria [J]. Statistics in medicine, 1989, 8（4）：431-440.

[112] PUGSLEY M K, AUTHIER S, CURTIS M J. Principles of safety pharmacology [J]. Britain journal of clinical pharmacology, 2008, 154（7）：1382-1399.

[113] PUGSLEY M K, CURTIS M J, HAYES E S. Biophysics and molecular biology of cardiac ion channels for the safety pharmacologist [J]. Handbook of experimental pharmacology, 2015, 229：149-203.

[114] PUGSLEY M K, DALTON J A, AUTHIER S, et al. Safety pharmacology in 2014: new focus on non-cardiac methods and models [J]. Journal of pharmacological and toxicological methods, 2014, 70（2）：170-174.

[115] PUGSLEY M K, DALTON J A, AUTHIER S, et al. Safety pharmacology in 2014: new focus on non-cardiac methods and models [J]. Journal of pharmacological and toxicological methods, 2014, 70（2）：170-174.

[116] PUGSLEY M K. An overview of some pharmacological methods used in safety pharmacology studies [J]. Journal of pharmacological and toxicological methods, 2004, 47：18-22.

[117] RANDALL D C, JONES D L. Eliminating unnecessary lactate dehydrogenase testing. A utilization review study and national survey [J]. Archives of internal medicine, 1997, 157（13）：1441-1444.

[118] REDFERN W S, CARLSSON L, DAVIS A S, et al. Relationships between preclinical cardiac electrophysiology, clinical QT interval prolongation and torsade de pointes for a broad range of drugs: evidence for a provisional safety margin in drug development [J]. Cardiovascular research, 2003, 58（1）：32-45.

[119] REDFERN W S, VALENTIN J P. Trends in safety pharmacology: posters presented at the annual meetings of the safety pharmacology society 2001-2010 [J]. Journal of

pharmacological and toxicological methods, 2011, 64 (1): 102 – 110.

[120] REDFERN W S, WAKEFIELD I D, PRIOR H, et al. Safety pharmacology: a progressive approach [J]. Fundamental & clinical pharmacology, 2002, 16 (3): 161 – 173.

[121] REDFERN W S. Inclusion of safety pharmacology endpoints in repeat-dose toxicity studies [J]. Handbook of experimental pharmacology, 2015, 229: 353 – 381.

[122] RODRIGUEZ I, ERDMAN A, PADHI D, et al. Electrocardiographic assessment for therapeutic proteins: scientific discussion [J]. American heart journal, 2010, 160 (4): 627 – 634.

[123] RUFFIN J B. Functional testing for behavioural toxicity: a dimension in experimental environmental toxicity [J]. Journal of occupational medicine, 1963, 5: 117 – 121.

[124] SAGER P T, GINTANT G, TURNER J R, et al. Rechanneling the cardiac proarrhythmia safety paradigm: a meeting report from the cardiac safety research consortium [J]. American heart journal, 2014, 167 (3): 292 – 300.

[125] SANTOSH P J, SATTAR S, CANAGARATNAM M. Efficacy and tolerability of pharmacotherapies for attention-deficit hyperactivity disorder in adults [J]. CNS drugs, 2011, 25 (9): 737 – 763.

[126] SCHEEN A J. Cardiovascular risk-benefit profile of sibutramine [J]. American journal of cardiovascular drugs, 2010, 10 (5): 321 – 334.

[127] SCHEIMAN J M, HINDLEY C E. Strategies to optimize treatment with NSAIDs in patients at risk for gastrointestinal and cardiovascular adverse events [J]. Clinical therapeutics, 2010, 32 (4): 667 – 677.

[128] SELLERS R S, MORTON D, MICHAEL B, et al. Society of toxicologic pathology position paper: organ weight recommendations for toxicology studies [J]. Toxicologic pathology, 2007, 35 (5): 751 – 755.

[129] SHAH R R. Drug-induced prolongation of the QT interval: regulatory dilemmas and implications for approval and labelling of a new chemical entity [J]. Fundamental & clinical pharmacology, 2002, 16 (2): 147 – 156.

[130] SHODA L K, WOODHEAD J L, SILER S Q, et al. Linking physiology to toxicity using DILIsym®, a mechanistic mathematical model of drug-induced liver injury [J]. Biopharmaceutics & drug disposition, 2014, 35 (1): 33 – 49.

[131] SMECUOL E, BAI J C, SUGAI E, et al. Acute gastrointestinal permeability responses to different non-steroidal anti-inflammatory drugs [J]. Gut, 2001, 49 (5): 650 – 655.

[132] SNELDER N, PLOEGER B A, LUTTRINGER O, et al. Drug effects on the CVS in conscious rats: separating cardiac output into heart rate and stroke volume using PKPD modelling [J]. British journal of pharmacology, 2014, 171 (22): 5076 – 5092.

[133] SNELDER N, PLOEGER B A, LUTTRINGER O, et al. PKPD modelling of the inter-

relationship between mean arterial BP, cardiac output and total peripheral resistance in conscious rats [J]. British journal of pharmacology, 2013, 169 (7): 1510 – 1524.

[134] SPARROW S S, ROBINSON S, BOLAM S, et al. Opportunities to minimise animal use in pharmaceutical regulatory general toxicology: a cross-company review [J]. Regulatory toxicology and pharmacology, 2011, 61 (2): 222 – 229.

[135] STRAND V, YAZICI Y. Interleukin-6 inhibition: tolerability profile and clinical implications [J]. Bulletin of the NYU hospital for joint disease, 2007, 65 (Suppl 1): S21 – S24.

[136] TESTAI L, CALDERONE V, SALVADORI A, et al. QT prolongation in anaesthetized guinea-pigs: an experimental approach for preliminary screening of torsadogenicity of drugs and drug candidates [J]. Journal of applied toxicology, 2004, 24 (3): 217 – 222.

[137] THOMAS S R, BACONNIER P, FONTECAVE J, et al. SAPHIR: a physiome core model of body fluid homeostasis and blood pressure regulation [J]. Philosophical transactions of the royal society A: mathematical, physical and engineering sciences, 2008, 366 (1878): 3175 – 3197.

[138] THOMPSON I M, PAULER D K, GOODMAN P J, et al. Prevalence of prostate cancer among men with a prostate-specific antigen level < or = 4.0 ng per milliliter [J]. New England journal of medicine, 2004, 350 (22): 2239 – 2246.

[139] TORRE B G, ALBERICIO F. The Pharmaceutical Industry in 2016. An analysis of FDA drug approvals from a perspective of the molecule type [J]. Molecules, 2017, 22 (3): 368 – 370.

[140] VALENTIN J P, HOFFMANN P, DE CLERCK F, et al. Review of the predictive value of the Langendorff heart model (Screenit system) in assessing the proarrhythmic potential of drugs [J]. Journal of pharmacological and toxicological methods, 2004, 49 (3): 171 – 181.

[141] VARGAS H M, AMOUZADEH H R, ENGWALL M J. Nonclinical strategy considerations for safety pharmacology: evaluation of biopharmaceuticals [J]. Expert opinion on drug safety, 2013, 12 (1): 91 – 102.

[142] VARGAS H M, BASS A S, BREIDENBACH A, et al. Scientific review and recommendations on preclinical cardiovascular safety evaluation of biologics [J]. Journal of pharmacological and toxicological methods, 2008, 58 (2): 72 – 76.

[143] VOS M A, VAN OPSTAL J M, LEUNISSEN J D, et al. Electrophysiologic parameters and predisposing factors in the generation of drug-induced torsade de pointes arrhythmias [J]. Pharmacology and therapeutics, 2001, 92 (2 – 3): 109 – 122.

[144] YÁÑEZ J A, TENG X W, ROUPE K A, et al. Chemotherapy induced gastrointestinal toxicity in rats: involvement of mitochondrial DNA, gastrointestinal permeability and cyclooxygenase-2 [J]. Journal of pharmaceutical sciences, 2003, 6 (3):

308-314.

[145] ZBINDEN G. Predictive value of animal studies in toxicology [J]. Regulatory Toxicology & Pharmacology, 1991, 14 (2): 167-177.

(Simon Authier、Michael J. Curtis、Jane Gosden、David Heal、John E. Koerner、Derek J. Leishman、Michael K. Pugsley、William S. Redfern、Sharon L Smith、Jean-Pierre Valentin；郭健敏　张文强　马仁强　苏晓琳　苏丹　汪巨峰　张娜）

第十一章 安全药理学研究的现状与进展

第一节 安全药理学相关指导原则研究进展

ICH 是一个国际性非营利组织，该组织依照瑞士法律成立于 2015 年 10 月。其发布的技术指南已经成为国际药品注册领域的核心规则制订机制。

2017 年 6 月，我国国家食品药品监督管理总局成为 ICH 正式成员。2018 年 6 月，中国当选为 ICH 管理委员会成员。中国将逐步全面适应并实施 ICH 的各级指导原则。

一、ICH 对安全药理学研究的总体要求

安全药理学作为新药非临床安全性评价系统中一项重要组成部分，一直受到各国药品监督管理部门和新药研发人员的重视和关注。1997 年 7 月，ICH 发布了 ICH M3 和 ICH S6。ICH M3 指出，安全药理学研究包括对重要生命功能（如心血管系统、中枢神经系统和呼吸系统）的评估。ICH S6 提出，安全药理学研究应采用合适的动物模型，考察药物对生理机能潜在的非预期作用。ICH M3 和 ICH S6 均要求在非临床安全性评价中必须进行安全药理学研究，用于支持药物的人体临床研究。

2000 年 11 月，ICH 正式发布了 ICH S7A。该指导原则统一和规范了安全药理学研究的定义、目的、试验设计、试验内容和相应的技术方法，在全世界范围内促进了新药安全药理学这一学科的形成和发展。

2014 年 5 月，我国国家食品药品监督管理总局紧跟国际前沿，参照 ICH S7A 要求，颁布了《药物安全药理学研究技术指导原则》，旨在进一步提升我国安全药理学的研究规范和技术要求。

二、ICH 对于非临床评价 QT 间期延长的特别要求及最新进展

（一）ICH S7B

药物延长心电图 QT 间期引发心律失常，特别是致命性的尖端扭转型室性心动过速（TdP）的风险已被新药研发行业广泛认知。2005 年 5 月，ICH 正式颁布 ICH S7B。该指导原则主要提供了关于药物 QT 间期的非临床研究及综合风险评估策略，制订心室复极化延迟和 QT 间期延长研究方案，是关于心脏非临床安全性评价的框架性指南。鉴于药物对快激活延迟整流钾电流（I_{Kr}）的抑制作用是药物引发人 QT 间期延长的主要机制，所以 ICH S7B 中体外试验主要推荐采用原代心肌细胞或表达 hERG 钾离子通道的人源细胞来评价药物对 I_{Kr} 的影响。同期，ICH 还发布了与 ICH S7B 相关的临床试验指南 ICH E14，规范了在临床研究中如何确定新药的心脏安全性。ICH S7B 和 ICH E14 中关于非临床和临床研究评价的结合，有助于促进人们对新药致心律不齐的危险做出整体性的判断。

2014 年 5 月，我国国家食品药品监督管理总局参照 ICH S7B 要求，颁布了《药物 QT 间期延长潜在作用非临床研究技术指导原则》，保证了我国药品监管部门对安全药理学研究要求与国际要求的一致性。

（二）ICH E14/ICH S7B Q&A 及其修订进展

近年来，以 hERG 钾通道阻断和 QT/QTc 延长为核心的评估策略逐渐暴露出其局限性，与此同时，借助各种电生理、分子生物学及光成像等技术手段，人们对心律失常机制认识不断深入。2014 年，FDA 提出了综合性离体致心律失常风险评估（CiPA），并推动 ICH E14/S7B 的修订。新的 CiPA 评价策略主要根据药物对多通道的影响，由计算机模拟系统预测致心律失常的风险高低。CiPA 建议研究内容包括三部分：①在体外可利用表达克隆的人各种离子通道蛋白的细胞系评价药物对心肌 Na^+、K^+（包括 I_{Kr}、I_{Ks} 及 I_{K1}）、Ca^{2+} 等多种离子通道的影响；②运用计算机模拟系统预测药物对上述各种通道的作用将如何影响心肌细胞动作电位（action potential，AP）；③在人源干细胞分化心肌细胞（hSC-CMs）上验证药物对电生理的影响。

2018 年 11 月，ICH 大会正式核准成立 E14/S7B 实施工作组（Implementation Working Group，IWG）来修订 ICH E14/ICH S7B Q&A，其分别于 2018 年 11 月 11—17 日的美国夏洛特会议和 2019 年 6 月 3—6 日的荷兰阿姆斯特丹会议上，制定了相关技术文件草案。美国夏洛特会议的主要内容：计算机模拟技术、离子通道技术、数据的分析方法及标准化，细胞的来源、对照、参考化合物、人源干细胞（induced pluripotent stem cells，iPS）在 CiPA 中的作用，人诱导多能心肌干细胞的方法学验证，人体心肌细胞模型预测心律失常等。荷兰阿姆斯特丹会议主要内容：体外试验的回顾及试验方法、数据质量的一致性、心律失常模型、风险评估的 Q&A 及决策树、大分子药物进行 QT 研究的方法、ICH E14 风险评估的 Q&A、低生物利用度/高心率药物的风险评估、综合风险评估等方面。

根据 ICH IWG 会议精神，ICH E14/ICH S7B Q&A 的具体内容主要包括：①离体实

验/数据收集、分析及解释规范。②ICH S7B 核心组合在体试验的考虑。③计算机模型、离体及在体试验等促心律失常模型的原理，以及在体试验设计的标准化及敏感性、浓度-QT 分析。④结合 ICH S7B 和 ICH E14 进行综合风险评估的实例回顾。⑤对心律有影响的药物、不能进行 QT 研究的抗肿瘤药物的要求。⑥大分子药物的考虑：确定不需要进行 QT 评估的"大分子"的阈值等。⑦心电图指标数据：临床和非临床生物学指标，回顾性、前瞻性分析，数据来源、分析与解释。⑧建立决策树等。

ICH 后续将进行征求意见的审议并修订 ICH E14/ICH S7B 的 Q&A。修订工作具体分两阶段完成：

（1）明确如何将体外（*in vitro*）、计算机模型（*in silico*）和体内（*in vivo*）试验标准化并应用的 Q&A；并考虑这些推荐方法对临床评价的影响（当 ICH E14 临床评价方法有疑问时），如临床 QT 评估受心率变化影响、临床不能检测超治疗浓度、无安慰剂组等。

（2）主要包括对 ICH S7B 和 ICH E14 创建预测算法或模型结果的 Q&A，标准化的试验方法（计算机模型和体外人心肌细胞研究中，提供实验条件、数据质量和报告标准），预测心律失常模型的指标，提供心电图和/或不良事件数据的临床试验设计和解释信息，使用人心肌细胞评估药物的电生理效应，心律失常模型及心电图生物标志物数据，详细定义可能不需要 QT 重点临床评估的低/或无风险测试项目，并对需要额外数据的建议等方面进行确定。ICH E14/S7B Q&A 修订工作目前尚处于阶段一，已于 2022 年 6—9 月完成阶段二的讨论和审议，预计最终 Q&A 的发布时间在 2023 年。

第二节　中枢神经系统安全药理学研究进展

近年来，随着对药物神经系统毒性的越发重视，CNS 安全药理的早期筛查也越来越受到关注，其中，以细胞培养、组织培养等试验方法为基础，利用生物化学、分子学、电生理学、形态学检验及各种组学技术，使得毒物暴露致神经系统结构或功能损伤的体外评价系统得到了很好的发展。例如，细胞模型，除了常用的 LUHMES、PC12 细胞，诱导性多能干细胞近年来已被广泛用于神经疾病发病机制和神经发育毒性的研究，神经干细胞模型则能通过药物对神经干细胞体外生长发育指标的影响来评价其可能存在的神经毒性等。

ICH S7A 要求的哺乳动物体内 CNS 评价测试方法主要包括 Irwin 或 FOB 试验，一般以大鼠或小鼠为测试系统。近年来，随着生物技术药物持续的研发热潮，非人灵长类动物作为许多抗体或蛋白类药物的药理相关实验动物种属，是非临床安全性评价中的重要实验动物。对于将猴作为唯一药理学相关种属的药物，猴 FOB 试验在评价药物对 CNS 的潜在作用时具有重要意义。Gauvin 等于 2008 年报道了猴 FOB 试验方法，目前已有多个国际和国内药物研发外包服务公司（contract research organization，CRO）在其基础上建立了自己的猴 FOB 试验系统。由于非人灵长类动物的药效或毒性反应易受到社会变量的影响，因此，群居条件下所获得的数据更接近人类精神神经行为和疾病过程。而应用视频跟踪系统获得图像后定量分析神经系统指标变化，将获得更为准确的评估结果，因此，利用人工智能学习技术进一步发展对试验中的视频结果（如动物行为学变化，甚至是面部特征变化）进行记录和评价等成为该领域的拓展方向。

一、计算毒理学与人工智能技术在综合评估的应用

21 世纪，毒性测试和风险评估的愿景旨在通过定量体外-体内外推（quantitative in vitro to in vivo extrapolation，QIVIVE）增加人类相关体外模型系统的使用，以减少、完善并最终取代动物模型的使用。20 世纪初，神经网络模型已被报道用于化合物神经系统毒性的高通量早期筛查，随后越来越多的计算模型被应用到安全风险的预测和评估中，并得到快速发展和应用。用建模和仿真来实现毒理评估的转化，能够观察到毒性效应的相关浓度从体外到体内的情况。例如，分布生物动力学建模可以从体外细胞测定系统中测试化合物的合成，可以预测游离培养基的浓度和细胞内浓度。相应的理化性质（如 logPow、pKa、溶解度）和体外测定的条件（如细胞类型、细胞数、培养基组成），均被认为与推动体外到体内定量的转化毒理学终点密切相关。基于全身的生理学药代/生理学毒代动力学（PBPK/PBTK）的建模和仿真可以预测人体对化合物的全身和组织暴露的非临床动物模型。因此，PBPK/PBTK 模型不仅可以告知体外毒物动力学到体内的转化，也有助于动物到人类的种属间的转化。整合这 2 个模型方法，体外确定的有效浓度可以被校正为与体内相关的驱动浓度，然后，通过反向剂量法将其转换为人等效剂量下的血浆浓度或目标组织浓度，通过模拟可以预测被鉴定为有害的体外 PBTK 模型。Bal-Price A 等应用不良结局路径（adverse outcome pathway，AOP）概念，对已知对于 CNS 和 PNS 的正常功能至关重要的多种细胞和分子过程进行了总结，由于 CNS 和 PNS 的生物学和功能复杂性，在化学暴露导致神经系统不良结局的途径之间建立因果关系和定量关系一直具有挑战，而这种作用机制明确的综合测试和评估方法（integrated approach to testing and assessment，IATA）可能具有开发前景。

二、中枢神经系统核心组合安全药理试验

CNS 核心组合试验是一些常规的标准化的快速测试，这些测试通常也可在药物研发的早期阶段被用于测试先导化合物是否有潜在的 CNS 风险。这类早期测试通常在大鼠上进行。ICH S7A 主要建议的核心组合试验包括临床观察、自发活动和运动协调。日本《药物非临床试验指导原则手册》的第一级研究中除了 ICH S7A 的建议外，还包括了惊厥阈值、与安眠药的相互作用和疼痛阈值的测定。ICH S7A 中建议这类核心组合试验均应参照 GLP 法规执行。

实际上，类似 Irwin 试验这种利用标准化方式对药物进行系统观察的方法原则上可以用于其他动物种类（甚至可以用于人）。而 ICH S7A 中也提到可以使用功能组合试验作为 CNS 核心组合试验。

三、中枢神经系统补充和追加安全药理试验

中枢神经系统补充和追加安全药理试验的范围涉及更广泛，通常会涵盖认知功能（学习、记忆和注意力）、脑功能和药物依赖/滥用测试。由于这类研究的复杂性，目前还没有办法将其标准化，故没有要求其必须遵循 GLP，但必须按照国际公认的科学的方法进行。

四、脑电图研究

电生理学范围广泛，涵盖从体外研究（如细胞内和细胞外动作电位）到整个动物的体内研究（如脑电图）。脑电图研究本身是一个非常宽泛的概念，涉及大脑电活动的各个方面，从头盖骨外的表层记录到脑内的深度电极记录（自发性生物电位）。而作为追加的 CNS 安全药理研究，脑电图研究主要涉及清醒自由活动动物的定量脑电图和睡眠/觉醒周期。

五、评价新技术

脑成像、神经递质监测、脑电监测等方面的新技术在近 20 年来被广泛地运用于脑科学研究中。例如，脑电监测是一个长期持续性的过程，从 24 h 到几个星期，并且需要避免在测试过程中引入麻醉剂、应激反应等干扰因素，故植入式遥测技术在中枢神经系统研究中有着天然的技术优势——使用清醒自由活动的动物进行长期监测。遥测技术已被广泛地应用于基础脑电研究、睡眠研究、癫痫研究，辅助研究者做出了许多高质量创新研究，并取得了重大成果。

此外，还可以将遥测系统和视频监测系统与动物行为学系统联合使用。例如，通过优化手术方法，联合视频技术，建立可长期连续监测清醒自由活动下大鼠大脑皮质、海马的脑电图、肌电图和行为活动度的动物模型。该模型首次将遥控监测动物脑电图技术和视频技术结合起来，同步研究药物对动物行为活动和脑电图的影响，且动物可在清醒自由活动状态下被长期连续监测，这为中枢神经系统药理学和新化合物安全性评价提供了一个新的强有力的动物模型。

未来中枢神经系统安全药理学的研究趋势主要体现在以下几个方面：

(1) FOB 试验的不断完善和标准化：与人类一样，动物也具有社会行为，群养的动物间会形成从属关系，不同阶级的成员之间会表现出不同的社交行为。与自然界不同的是，在实验室条件下饲养的动物，一般以单性别为一个群体，动物的社会行为会发生改变。因而，在 FOB 试验的笼内观察中，不应只是单纯检查动物的一般生理状态，更应该关注药物对于动物行为学的影响，并增加相应的观察和描述标准。例如，社会行为包括玩耍、顺从、威胁和攻击。另外，随着社会行为视频分析手段的不断发展，大鼠和小鼠步态分析系统、视频追踪、射频识别（radio frequency identification，RFID）和行为学自动分析软件的应用能更好地满足行为学观察的时间要求和指标量化，对社会行为的描述变得更加客观。同时，FOB 试验观察指标、评价标准和统计方法也逐渐统一。未来，更多的实验动物种属（如食蟹猴、比格犬等）的 FOB 模型也会越来越完善，更多

地被应用于药物的中枢神经系统安全药理学核心组合试验。

（2）中枢神经系统追加的安全药理学实验技术会越来越成熟，高架十字迷宫、长时程增强效应测定及动物脑电图测定等实验技术也将会更多地用于行为、学习记忆、神经生化、视觉、听觉和/或电生理等指标的检测。

（3）近年来，随着神经生理、神经生化、神经内分泌等研究的不断深入，新的神经毒性生物标志物（如髓鞘碱性蛋白等）也会逐渐应用到药物对神经系统的影响的研究中。

第三节　心血管系统安全药理学研究进展

一、心脏安全药理学评价新技术

目前，国际上心血管安全药理方面的发展方向正朝着 CiPA 的方向努力。且从新药评价技术的发展趋势看，体外综合评价技术在未来的新药评价中最终将占据主导地位。

（一）体外离子通道研究

在新药早期筛选阶段，首先要进行体外 hERG 电流试验。然而参与心肌动作电位复极有多种外向和内向电流，并非所有药物引发的心律失常都来自阻断 hERG 钾离子通道，并且药物可能同时影响多种离子通道，对其他通道的作用将改变 hERG 钾通道阻断带来的风险程度。例如，同时抑制晚 Na^+ 电流的失活将增加风险，而同时抑制晚 Na^+ 电流或 L－型 Ca^{2+} 电流将降低风险。据报道，大约 60% 具有潜在治疗作用的新化合物由于明显的 hERG 阻断，其开发在早期研发阶段即被中断，而这些化合物不一定具有致心律失常风险。因此，新的 CiPA 策略要求对多种离子通道的影响进行检测，我国国家药品监督管理局颁布的《药物 QT 间期延长潜在作用非临床研究技术指导原则》亦做出同样的要求，建议采用原代心肌细胞或异源表达细胞系评价药物对 $I_{Kr}/hERG$、I_{Ks}、I_{to}、I_{Na}（包括晚 Na^+）、I_{Ca-L} 等的影响。

（二）计算机模拟技术

计算机模拟毒理学主要通过建立定量结构活性关系计算机模型（quantitative structure-activity relationship，QSAR models）来预测、阐明化学物质的毒副作用及作用机理。在心脏安全性评价中，可通过计算机模拟模型，利用药物对多个离子通道的影响来预测药物对动作电位的影响及致 TdP 风险。美国 FDA 正在致力于促进用于心脏安全性评价的可靠且经过验证的计算机模型的发展。

（三）人源干细胞分化心肌细胞技术及应用

人源干细胞（包括胚胎干细胞和诱导多能干细胞）分化心肌细胞技术的出现使药物敏感心律失常细胞模型的建立得以实现。研究表明，尽管人类干细胞来源的心肌细胞

(hSC-CMs) 为不成熟的心肌细胞，但这些细胞具有对药物反应比较敏感、无种属差别、急性或慢性孵育、高通量测定等优势，并且人诱导多能干细胞分化的心肌细胞（human induced pluripotent stem cell-derived cardiomyocytes，hiPSC-CMs）无伦理问题，患者来源的 hiPSC-CMs 携带疾病特有的遗传突变特征，为心律失常机制的研究广为采用。在体外培养的单层 hSC-CMs 上可直接观察到药物诱发早后除极（early after-depolarizations，EAD）和触发电活动，这为评价药物潜在致心律失常风险提供了良好的细胞模型。CiPA 工作组成立以来，不断发布相关的工作进展，以 28 种临床验证的高、中、低三类风险致心律失常药物为验证药物，系统研究了其对各种离子通道的影响，比较了其对多中心不同来源 hiPSC-CMs、不同记录方式下（微电极阵列场电位记录、电压敏感染料记录 AP）的电生理的影响。相信在不久的将来，CiPA 工作组将建立起药物对 hiPSC-CMs 电生理终点评价参数的实验规范流程及系统验证方案。hiPSC-CMs 实际应用的主要挑战是其不成熟性，不同来源及不同的诱导分化、培养条件等可造成细胞电生理特性的差异，目前，国内研发的 hiPSC-CMs 尚无系统的实验验证资料。

除评价药物致心律失常风险外，hiPSC-CMs 还用于检测药物导致的心肌细胞损伤。目前，已有多种中、高通量商业化技术平台（包括基于视频分析、Ca^{2+} 内流、细胞阻抗分析等不同原理设计的实验平台）测定药物对 hiPSC-CMs 的收缩影响。另外，这些平台还可测定细胞存活率（cell viability）、线粒体膜电位、Ca^{2+} 瞬变、细胞膜通透性等多种参数，从而全面评价药物的潜在心脏毒性风险。

细胞微电子芯片技术是基于检测电子传感器阻抗变化以反映细胞生理状态的新型实时心肌细胞分析系统，其核心是把微电子细胞传感器芯片整合到表面适于细胞贴附与生长的细胞检测板的底部或细胞浸润迁移板的微孔膜。微电子芯片主要通过测定电阻抗来反映细胞生长、伸展、形态变化、死亡和贴壁程度等一系列生理状态。实时心肌细胞分析系统所具备的实时数据采集、搏动周期的短期及长期检测优势，以及系统的高通量，使这一技术非常适合应用于候选药物和各种材料的非临床心脏安全性评估。目前，该系统已被广泛用于心肌细胞搏动、收缩、场电位等方面的研究。

二、清醒动物遥测技术

目前主要有 2 种遥测技术：马甲式遥测系统（JET）和全植入式遥测系统。JET 系统接收动物的实验数据，主要检测 ECG 和体表温度，多用于毒理实验中的安全药理数据采集；全植入式遥测系统可以同时监测 ECG、血压、体温、心收缩力和血液学指标等。通过遥测技术可以采集到心率和 ECG 相关指标，如 QRS 间期、QT 间期、ST 段和 PR 间期等。由于 PR 间期和 QT 间期容易受到心率的影响，根据实验设计和应用的动物种属的不同应使用合适的公式进行校准。一般来说，犬和小型猪用 Van de Water 公式校准，而猴（非人灵长类）或者豚鼠用 Fridericia 或者 Bazett 公式校准。

植入血压主要包括全植入血压（implanted blood pressure，IBP）和微创血压（minimum invasive blood pressure，MIBP）2 种。全植入血压是全植入式遥测系统的一部分，主要可以测量股动脉压或者腹主动脉压，以及左心室压。左心室压力的检测不仅可以反映血压的变化，而且还可以间接反映左心室肌收缩力的情况。因此，全植入血压可以较为完整地评价心血管系统中的血压和心收缩力的状况。

微创血压植入技术是针对 JET 系统不能监测血压而研究设计的。JET 系统主要用来监测 ECG 和体表温度而不能监测血压等重要的心血管功能指标。最近出现的微创血压植入技术使 JET 系统不仅能够监测 ECG 和体表温度，而且可以监测药物是否对血压造成影响。微创血压植入技术通过手术将监测血压的植入子插入动物的一侧股动脉或者腹主动脉（如果加长导管）中，然后再将植入子的头部即发射器部分缝合在皮肤下的肌肉中。这样血压信号就可以通过导管传入植入子的发射器内，再通过信号转换将血压信号转换成无线电信号并通过接收器传入采集的电脑中。这种技术弥补了 JET 系统不能采集血压数据的缺陷，同时它与 JET 系统结合在一起能够采集较为完整的心血管安全药理数据。这对将安全药理整合到毒理实验中的实验方式有着重要的意义。

三、心血管安全药理追加试验

（1）血流动力学检测：对比格犬、食蟹猴、巴马猪的血流动力学检测方法进行优化，提出行业规范化意见。促进血流动力学试验在相关药物评价中的应用，全面评估药物对心血管系统的作用特点。

（2）规范并推广离体血管肌张力试验、微血管肌张力试验在新药评价中的应用，开展药物对血管直接作用的评价能力建设。

（3）离体心脏模型可以直接评价药物对心电、心肌收缩力等的综合作用，目前在不少实验室中有所应用，应加强推广和应用。

第四节　呼吸系统安全药理学研究进展

目前，非临床安全性评价多采用清醒动物以无创的方式进行呼吸功能检测。通过无线遥测技术检测实验动物在清醒状态下不受麻醉药物干扰的各项呼吸参数，所得数据更为真实，常用方法为体积描记法，其优点是操作简便，缺点是检测指标单一且数据易受动物活动和环境的影响。另外，由于动物驯化机制不完善，应激反应导致不同研究机构获得的数据差异大、重复性差，因此，无创方式一般用于核心组合试验及快速筛选。有创方式包括呼吸电极植入子及麻醉状态下的气管插管术，前者可以在清醒无干扰的情况下测量动物的呼吸，但检测指标单一；后者检测指标丰富、灵敏度高但麻醉药剂量及时间对呼吸功能的影响较难把握。

近年来，随着肺功能检测手段的不断进步，用于临床呼吸系统功能检测的强迫振荡技术（forced oscillation technique，FOT）也逐步应用于非临床评价过程。FOT 是将工程学强迫振荡技术用于呼吸力学方面测定的技术。2007 年，欧洲呼吸协会提出了针对 FOT 临床应用的技术规范，标志着该技术走向成熟期。FOT 使得气道阻力及肺顺应性的改变易于检测，从而提高了药物对呼吸系统毒性检测的灵敏度。且 FOT 设备本身可作为呼吸机进行机械通气,帮助试验人员实施开胸术测量肺动脉压,同时结合血气检测,可以获得较为完整的呼吸系统追加试验数据。总之,通过该技术,我们可以在吸入药物评价、肺纤维化模型、气道高反应性及肺动脉压等检测上获得灵敏度高、一致性好、重复性佳的数据。

一、肺功能检测方法

全身体积描记法(whole body plethysmograph,WBP)由于对动物无束缚,其在数据的稳定性上具有很大的优势。除了常用的检测指标(如潮气量、呼吸频率和每分通气量外),还可以检测吸气和呼气时间、吸气和呼吸时的峰流量、呼吸暂停时间(apneic time)和呼吸暂停计数及 Penh 值等。全植入式的呼吸遥测技术是通过将电极埋置在胸廓相应位置,在动物呼吸运动时,胸廓的体积变化引起不同电极间的电势发生改变,从而演算得到呼吸波形,经过校准后,同样可以测量主要呼吸参数,且只需要定期进行校准,和 JET 系统相比,手术恢复后的动物适应性更好。不过该方法需要手术且对电极的埋置位置的精确度要求较高,在操作上具有一定难度。

近年来,随着新版《药物安全药理学评价研究技术指导原则》的颁布,使用清醒动物进行遥测实验是大势所趋,目前,国内多数实验室已能实现生物信号遥测系统在实验动物清醒状态下检测其自由活动时的多种生理指标的变化,且准确性得到大幅提升,但获得的指标仍仅限于呼吸频率及呼吸幅度,并未对呼吸深度进行量化,且不能全面反映动物肺功能和气道的反应性情况。近年来,随着 GLP 在我国的严格执行,安全药理学的研究发展也异常迅速,呼吸系统指标的检测手段也在不断进步。

二、肺功能检测指标

目前,动物呼吸系统功能研究中常用测量指标包括潮气量、呼吸频率、气道阻力、肺顺应性、肺动脉压力、呼气容积、呼气流速、弥散系数等,通过不同的指标反映呼吸系统功能的变化。例如,在实验性动物哮喘实验中,主要对动物的胸膜腔内压、气道流速、潮气量、气道阻力和肺顺应性等进行研究。动物的胸膜腔内压一般通过麻醉动物胸腔插管的方式,将带有压力传感器的压力探针刺入动物胸腔,通过压力探针获得。气道流速一般是通过气管插管的方式获取,在动物麻醉过程中通过动物手术将流速传感器插入动物的气管,通过流速传感器获得动物的气道流速。潮气量一般是通过封闭体积描记箱技术测得,把动物放置在密封体积描记箱中,动物胸腔的变化对体积描记箱空气会产生挤压效果,通过对箱体内气体的压力或流速进行分析,即可得到动物的潮气量。根据动物的呼吸状态进行分类,又可分为自由呼吸和强制呼吸 2 种。自由呼吸是在动物自主呼吸时测量肺功能指标,强制呼吸是在动物麻醉后接上呼吸机时测量肺功能指标,前者一般测得的是动态肺顺应性,后者测得的是静态肺顺应性。

第五节 补充安全药理学研究进展

一、胃肠道系统

体内试验的检测指标主要包括胃排空和肠道推进、胃液分泌、胃蛋白酶活性等,胃排空和肠推进试验中所用的指示剂种类繁多,如5%活性炭粉、半固体营养指示剂(明胶、羧甲基纤维素钠、糖、淀粉、着色剂等)、酚红或伊文思兰溶液。其中半固体营养指示剂在胃肠道内运动相对较慢,可用于对有促进胃肠道运动作用的药物进行评价。酚红或伊文思兰溶液较适用于非禁食状态下的胃排空试验,以排除食物对试验结果的影响。另外,^{13}C-辛酸呼吸法同样可检测胃排空功能,此方法是一种非侵入式的检测方法,可排除麻醉、生理应激状态对胃动力的影响。除此之外,还有报道用清醒自由活动动物模型进行胃肠慢波监测,并测试给药后的药物反应。

胃肠道补充安全药理学的研究趋势如下:

(1)发现并验证能够诊断胃肠道损伤的特异性好、灵敏度高的生物标志物。例如,瓜氨酸有可能作为分析小肠吸收功能的生物标志物等。另外,胃泌素、胃动素、胆囊收缩素、生长抑素、血管活性多肽、促胰液素及P物质等胃肠激素水平可反映胃肠功能情况。

(2)应用新的胃肠道功能检测方法,包括超声诊断、放射学、核素显像、核磁共振、胃肠电图、生物电阻抗、胶囊内镜、腔内测压等。尽管这些方法已在临床应用,作为临床诊断胃肠功能的客观手段,但是在动物试验中应用较少,未来可针对实验动物开发不同的检测仪器和诊断标准,用于实验动物胃肠道功能的测定。

二、泌尿系统

药源性肾损伤是肾脏毒理学研究的重要内容,评估药物对肾脏功能的影响是药物非临床评价安全药理学的研究内容之一。体内试验的检测指标可包括排尿量、比重、渗透压、pH、尿液电解质、尿蛋白质、肌酐排泄量、肾小球滤过率(菊粉)。近年来,对肾脏损伤的研究热点主要集中在早期损伤标志物的探索,如尿NAGL、血清半胱氨酸蛋白酶抑制C、肾脏损伤分子-1(KIM-1)、β2微球蛋白等。

此外,由于物种间肾脏药物转运体和代谢酶的表达及功能差异,动物试验和人临床试验数据结果之间常常出现不一致的情况,因此,人类肾脏体外模型作为整体试验的重要补充,得以广泛应用。这些体外模型能够在新药研发早期进行较高通量的筛选,更为经济和高效。目前使用的体外肾脏毒理学研究方法主要有离体肾脏灌流、离体肾单位灌流、肾组织切片、离体肾小球和肾小管节段模型、体外细胞模型及芯片肾(kidney-on-a-chip)等。近些年,毒理基因组学和3D细胞培养等新技术的出现也为体外模型的研究和应用开辟了新的方向。肾脏泌尿功能的检测主要通过尿液分析和基于血清的参数的测量来评估，包括肾排泄功能、电解质和代谢物等常规检测指标。这项研究需要让动物待在有温控的代谢笼中，并收集其尿液。在预定的时间间隔内，收集尿液用于尿量、电解质、尿生化指标及代谢物的分析。此外，近期研究发现较为敏感和稳定的肾损伤的标志物可用于肾功能指标的检测，如 KIM-1 等蛋白类生物标志物及 microRNA 等核酸类生物标志物。这些检测方法和指标的发现为提高非临床肾脏泌尿功能损伤的检测与筛选提供了支持。

（一）诱导多能干细胞来源的人肾脏近曲小管细胞

近年来，利用干细胞技术，将胚胎干细胞或诱导性多能干细胞诱导分化产生的肾脏近端小管细胞用于体外肾脏毒理学研究，展现出了良好前景。

（二）芯片肾

基于微芯片制作技术和微流控技术的芯片肾，构建了体外的肾脏仿生环境，为研究药物对肾脏功能的影响和损伤作用提供了崭新的平台。芯片肾的大小约 2 cm^2，芯片用微通道模仿了肾单位的近端小管到远端小管部分，在体外重现了肾脏的滤过作用和重吸收作用。微通道内多种细胞共培养，包括肾上皮细胞、足细胞、血管内皮细胞等，均是基本的肾单位细胞类型，借助微流控技术模拟肾脏中的灌注，不仅可用来研究药物的肾毒性，还可以通过与其他组织类型的模型连接，研究药物暴露后组织间的相互作用。

（三）肝胆系统

药物性肝损伤（drug-induced liver injury，DILI）的危害性受到越来越多研究者的关注，亟须合适的体内外 DILI 模型，为新药的研发和筛选、DILI 的发病机制及药物发挥药效的机制研究提供条件。目前可以模拟 DILI 的模型包括体外和体内两类模型，它们各有利弊，从不同的层面为 DILI 的研究提供基础。

（四）DILI 的体外研究模型

（1）亚细胞水平模型：肝微粒体是肝组织匀浆后得到的内质网碎片所形成的小型囊泡，富含各种肝药酶，代表肝中一个酶系统。它可以代谢各种化学药、中草药等各种异物小分子，代表肝代谢能力的亚细胞单位。药物通过与肝微粒体共孵育，结合体外细胞学实验，可为特异性 DILI 的体外研究提供一定的方法。

（2）单层细胞培养模型：单层培养，或可称为 2D 平面培养，是指将肝细胞种到预先铺有细胞外基质（如胶原、纤连蛋白或人工基底膜等）的平面上进行培养。单层培养的肝细胞一般都能保持肝功能几小时到几天。然而，单层细胞培养模型去分化现象严重，肝药酶代谢能力容易变弱或消失，功能蛋白表达不完整，只适用于较短期内初步筛选可能导致肝损伤的药物。常用于单层细胞培养模型的细胞有原代肝细胞、L-02 细胞系、Hep G2 细胞系等。

（3）"三明治"培养模型："三明治"培养，介于 2D 培养和复杂的 3D 培养之间，肝细胞被夹在两层基质膜（如胶原蛋白或人工基底膜）之间，可以长时间（可达数周）维持细胞活力、形态及药物代谢酶功能，在无血清培养基中会有更多的胆小管结构形成，是研究胆汁淤积型肝损伤较好的体外模型。但是，肝特异性的功能基因表达随时间增加而减弱，肝细胞去分化过程不能克服。

（4）3D 培养模型：3D 培养模型更加接近体内肝脏模型。目前，研究人员研发出了一系列 3D 肝脏细胞培养模型，且肝细胞的种类不局限于人源肝细胞和原代肝细胞。例如，3D 多细胞球体模型，将细胞重悬在液体基质（水凝胶）中进一步聚合或采用悬浮滴注技术产生多细胞球体，球体直径一般为 50～100 μm。由原代肝细胞所形成的球体模型可长时间维持细胞活力和形态，适用于慢性蓄积性致肝损伤药物的体外筛选的研究。

（5）肝芯片体外模型：人体器官芯片（human organs-on-chips）是一种可以在芯片上构建器官生理微系统的技术，是近几年快速发展起来的一门前沿科学技术。通过微流控芯片技术、细胞生物学、生物材料和工程学等多种方法手段的结合，在体外模拟构建含有多种活体细胞、功能组合界面、生物流体和机械刺激等复杂因素的组织器官微环境，可更加真实地反映人体组织器官的主要结构和功能特征。

近年来，研究者已成功构建人工肝窦芯片，通过高渗透性的内皮间隙结构将原代肝细胞与外部血窦样区域分离，在保持肝脏特异性功能的同时，最大限度上接近人体内的真实形态。也有研究显示，在构建肝芯片模型时，将成纤维细胞、肝星形细胞及人诱导性多能干细胞来源的血管内皮细胞等其他细胞及流体因素等考虑进来，可以促进肝细胞发育、白蛋白分泌、糖原合成及药物代谢等肝脏功能的发挥。

第六节　体外安全药理学研究进展

体外安全药理学研究在药物的早期研发中具有极其重要的意义，其研究内容包括化合物对受体、酶、转运体及离子通道的作用。体外安全药理学研究和传统安全药理学研究的结合已经对药理临床后期开发的成功率显示积极影响，而在药物发现过程中，开展体外安全药理学研究也能够产生显著影响，包括：①在先导化合物的合成、选择阶段鉴定出安全风险并辅助决策；②在先导化合物的优化阶段指导降低安全风险；③在先导化合物优化的末期阶段，结合已经获得的治疗剂量下的血药浓度，评估该暴露量下的安全风险并辅助确定候选化合物；④在非临床和临床开发阶段协助风险管理。

早期的体外安全药理学研究主要集中在与药物靶点密切相关的少数几个蛋白种类，随着科技水平和筛选技术的提高，研究范围逐渐覆盖了涉及重要生理系统（心血管、呼吸及中枢神经系统）的多个蛋白种类。这些蛋白种类的确定是通过对上市药物不良反应的深入研究而实现的——通过研究与这些不良反应相关联的靶点蛋白的作用，确证哪些蛋白具备药物安全预测能力。基于阿斯利康公司、葛兰素史克公司、辉瑞公司及诺华公司 4 家跨国制药企业的相关数据，一个最小筛选组合已经被确认，这个组合中的蛋白大部分源自 G 蛋白耦联受体超家族，其包括 12 个亚家族中的 24 个蛋白，此外还有 7 个离子通道相关蛋白、6 个胞内酶类蛋白、3 个神经递质转运体蛋白、2 个核内激素受体蛋白,以及1个激酶蛋白,这44个蛋白被推荐作为化合物的体外安全药理学早期评价组合。筛选采用的试验方法主要包括配体结合试验和功能评价试验,通常情况下,这两类试验会先后进行,从而形成互补以避免错误判断。截至目前,已经有一些实际案例显示,早期体外安全药理学研究结果可直接影响甚至改变药物开发历程。

从上述内容可以看出,体外安全药理学研究方向可以大致分为2个:①以ICH指导为主的标准化研究,以hERG试验和未来推行的CiPA方案为代表;②制药公司主导的在新药早期开发阶段进行的筛选研究。前者将按照规划稳步推行,后者则处于相对灵活的情形,直到相关经验累积成熟至形成共识。

小 结

在新药研发和管理药物批准过程中,安全药理学是一个被重新引起重视的学科,当代安全药理学具有全新的内容和研究范围。它被认为是整个药物安全性评价的重要组成项目之一,是为病理学、生物化学和毒理学评价提供补充的关键项目,是制药工业在药物研发中对药物安全的一个新认识。

参考文献

[1] AUTHIER S, PAQUETTE D, GAUVIN D, et al. Video-electroencephalography in conscious non human primate using radiotelemetry and computerized analysis: refinement of a safety pharmacology model [J]. Journal of pharmacological and toxicological methods, 2009, 60 (1): 88 - 93.

[2] AZZAOUI K, HAMON J, FALLER B, et al. Modeling promiscuity based on in vitro safety pharmacology profiling data [J]. ChemMedChem, 2007, 2 (6): 874 - 880.

[3] BAL-PRICE A, LEIN P J, KEIL K P, et al. Developing and applying the adverse outcome pathway concept for understanding and predicting neurotoxicity [J]. Neurotoxicology, 2017, 59: 240 - 255.

[4] BERNARD F, JULES C H, NAJAH A, et al. A new perspective in the field of cardiac safety testing through the comprehensive in vitro proarrhythmia assay paradigm [J]. Journal of biomolecular screening, 2016, 21 (1): 1 - 11.

[5] BOVE G M. A non-invasive method to evaluate gastrointestinal transit behavior in rat [J]. Journal pharmacological toxicological methods, 2015, 74: 1 - 6.

[6] BOWES J, BROWN A J, HAMON J, et al. Reducing safety-related drug attrition: the use of in vitro pharmacological profiling [J]. Nature reviews drug discovery, 2012, 11 (12): 909 - 922.

[7] CARR D F, AYEHUNIE S, DAVIES A, et al. Towards better models and mechanistic

biomarkers for drug-induced gastrointestinal injury [J]. Pharmacology therapeutics, 2017, 172: 181-194.

[8] DEATON A M, FAN F, ZHANG W, et al. Rationalizing secondary pharmacology screening using human genetic and pharmacological evidence [J]. Toxicological sciences, 2019, 167 (2): 593-603.

[9] DELAUNOIS A, DEDONCKER P, HANON E, et al. Repeated assessment of cardiovascular and respiratory functions using combined telemetry and whole-body plethysmography in the rat [J]. Journal pharmacological toxicological methods, 2009, 60 (2): 117-129.

[10] DU C, NARAYANAN K, LEONG M F, et al. Induced pluripotent stem cell-derived hepatocytes and endothelial cells in multi-component hydrogel fibers for liver tissue engineering [J]. Biomaterials, 2014, 35 (23): 6006-6014.

[11] FISHER C P. Incorporating QIVIVE and PBTK into toxicity testing and assessment [J]. Toxicology letters, 2019, 314: S1-S22.

[12] GARG P, GARG V, SHRESTHA R, et al. Human induced pluripotent stem cell-derived cardiomyocytes as models for cardiac channelopathies: a primer for non-electrophysiologists [J]. Circulation research, 2018, 123 (2): 224-243.

[13] GAUVIN D V, BAIRD T J. A functional observational battery in non-human primates for regulatory-required neurobehavioral assessments [J]. Journal of pharmacological and toxicological methods, 2008, 58 (2): 88-93.

[14] GODOY P, HENGSTLER J G, ILKAVETS I, et al. Extracellular matrix modulates sensitivity of hepatocytes to fibroblastoid dedifferentiation and transforming growth factor beta-induced apoptosis [J]. Hepatology, 2009, 49 (6): 2031-2043.

[15] ICH. Final concept paper ICH S7B and E14 Q&A [EB/OL]. (2018-11-15). https://database.ich.org/sites/default/files/E14S7B_ IWG_ Concept_ Paper.pdf.

[16] ICH. ICH E14/S7B IWG work plan [EB/OL]. (2022-02-15). https://database.ich.org/sites/default/files/E14-S7B_ IWG_ WorkPlan_ 2022_ 0215.pdf.

[17] ICH. ICH E14: The clinical evaluation of QT/QTc interval prolongation and proarrhythmic potential for non-antiarrhythmic drugs [EB/OL]. (2005-05-12). https://database.ich.org/sites/default/files/E14_ Guideline.pdf.

[18] ICH. ICH M3 (R2). Nonclinical safety studies for the conduct of human clinical trials and marketing authorization for pharmaceuticals [EB/OL]. (2000-11-08). https://database.ich.org/sites/default/files/M3_ R2 Guideline.pdf.

[19] ICH. ICH S6 (R1): Preclinical safety evaluation of biotechnology-derived biopharmaceuticals [EB/OL]. (2011-06-12). https://database.ich.org/sites/default/files/S6_ R1_ Guideline_ 0.pdf.

[20] ICH. ICH S7A: Safety pharmacology studies for human pharmaceuticals [EB/OL]. (2000-11-08). https://database.ich.org/sites/default/files/S7A_ Guideline.pdf.

[21] ICH. ICH S7B: The non-clinical evaluation of the potential for delayed ventricular repolarization (QT interval prolongation) by human pharmaceuticals [EB/OL]. (2005-05-12). https://database.ich.org/sites/default/files/S7B_ Guideline.pdf.

[22] KESERU G M, MOLNAR L, GREINER I. A neural network based virtual high throughput screening test for the prediction of CNS activity [J]. Combinatorial chemistry & high throughput screening, 2000, 3 (6): 535-540.

[23] LASSILA R. Platelet function tests in bleeding disorders [J]. Seminars in thrombosis and hemostasis, 2016, 42 (3): 185-190.

[24] LAWRENCE C L, POLLARD C E, HAMMOND T G, et al. Nonclinical proarrhythmia models: predicting torsades de pointes [J]. Journal of pharmacological and toxicological methods, 2005, 52 (1): 46-59.

[25] LEE P J, HUNG P J, LEE L P. An artificial liver sinusoid with a microfluidic endothelial-like barrier for primary hepatocyte culture [J]. Biotechnology & bioengineering, 2007, 97 (5): 1340-1346.

[26] LEE S A, NODA Y, KANG E, et al. Spheroid-based three-dimensional liver-on-a-chip to investigate hepatocyte-hepatic stellate cell interactions and flow effects [J]. Lab on a chip, 2013, 13 (18): 3529-3537.

[27] LIU N C, ADAMS V J, KALMAR L, et al. Whole-body barometric plethysmography characterizes upper airway obstruction in 3 brachycephalic breeds of dogs [J]. Journal of veterinary internal medicine, 2016, 30 (3): 853-865.

[28] LUNDBLAD L K, IRVIN C G, HANTOS Z, et al. Penh is not a measure of airway resistance [J]. European respiratory journal, 2007, 30 (4): 805.

[29] MCDUFFIE J E. Brief overview: assessment of compound-induced acute kidney injury using animal models, biomarkers, and in vitro platforms [J]. Toxicologic pathology, 2018, 46 (8): 978-990.

[30] MURPHY D J, RENNINGER J P, COATNEY RW, et al. A novel method for chronic measurement of respiratory function in the conscious monkey [J]. Journal of pharmacological and toxicological methods, 2001, 46 (1): 13-20.

[31] NABITY M B. Traditional renal biomarkers and new approaches to diagnostics [J]. Toxicologic pathology, 2018, 46 (8): 999-1001.

[32] NARAYANAN K, SCHUMACHER K M, TASNIM F, et al. Human embryonic stem cells differentiate into functional renal proximal tubular-like cells [J]. Kidney international, 2013, 83 (4): 593-603.

[33] PHILIP T S, GARY G, J. RICKR T, et al. Rechanneling the cardiac proarrhythmia safety paradigm: a meeting report from the cardiac safety research consortium [J]. American heart journal, 2014, 167 (3): 292-300.

[34] SHAHEEN N, SHITI A, HUBER I, et al. Human induced pluripotent stem cell-derived cardiac cell sheets expressing genetically encoded voltage indicator for pharmaco-

logical and arrhythmia studies [J]. Stem cell reports, 2018, 10 (6): 1879–1894.

[35] STRAUSS D G, GINTANT G, LI Z, et al. Comprehensive in vitro proarrhythmia assay (CiPA) update from a cardiac safety research consortium / health and environmental sciences institute/FDA meeting [J]. Therapeutic innovation & regulatory science, 2019, 53 (4): 519–525.

[36] SZUCS K F, NAGY A, GROSZ G, et al. Correlation between slow-wave myoelectric signals and mechanical contractions in the gastrointestinal tract: Advanced electromyographic method in rats [J]. Journal pharmacological toxicological methods, 2016, 82: 37–44.

[37] TALAVERA J, KIRSCHVINK N, SCHULLER S, et al. Evaluation of respiratory function by barometric whole-body plethysmography in healthy dogs [J]. The veterinary journal, 2006, 172 (1): 67–77.

[38] TANKERSLEY C G, FITZGERALD R S, LEVITT R C, et al. Genetic control of differential baseline breathing pattern [J]. Journal of applied physiology, 1997, 82 (3): 874–881.

[39] USUI T, MISE M, HASHIZUME T, et al. Evaluation of the potential for drug-induced liver injury based on in vitro covalent binding to human liver proteins [J]. Drug metab-dispos, 2009, 37 (12): 2383–2392.

[40] VALENTIN J P, HAMMOND T. Safety and secondary pharmacology: successes, threats, challenges and opportunities [J]. Journal of pharmacological toxicological methods, 2008, 58 (2): 77–87.

[41] VAN DER LINDE H J, VAN DEUREN B, SOMERS Y. et al. EEG in the FEAB model: measurement of electroencephalographical burst suppression and seizure liability in safety pharmacology [J]. Journal of pharmacological and toxicological methods, 2011, 63 (1): 96–101.

[42] VRIJLANDT E J, BOEZEN H M, GERRITSEN J, et al. Respiratory health in prematurely born preschool children with and without bronchopulmonary dysplasia [J]. Journal of pediatrics, 2007, 150 (3): 256–261.

[43] WILMER M J, NG C P, LANZ H L, et al. Kidney-on-a-chip technology for drug-induced nephrotoxicity screening [J]. Trends in biotechnology, 2016, 34 (2): 156–170.

[44] WOLF K K, VORA S, WEBSTER L O, et al. Use of cassette dosing in sandwich-cultured rat and human hepatocytes to identify drugs that inhibit bile acid transport [J]. Toxicology in vitro, 2010, 24 (1): 297–309.

[45] YAMADA M, UTOH R, OHASHI K, et al. Controlled formation of heterotypic hepatic micro-organoids in anisotropic hydrogel microfibers for long-term preservation of liver-specific functions [J]. Biomaterials, 2012, 33 (33): 8304–8315.

[46] YANG X, PAPOIAN T. Moving beyond the comprehensive in vitro proarrhythmia assay: use of human-induced pluripotent stem cell-derived cardiomyocytes to assess con-

tractile effects associated with drug-induced structural cardiotoxicity [J]. Journal of applied toxicology, 2018, 38 (9): 1166–1176.

[47] YAO L, ZAY Y O, SHU Y C, et al. An in vitro method for the prediction of renal proximal tubular toxicity in humans [J]. Toxicology research, 2013, 2 (5): 352–365.

[48] YASUKOUCHI A. Breathing pattern and subjective responses to small inspiratory resistance during submaximal exercise [J]. The annals of physiological anthropology, 1992, 11 (3): 191–201.

(王三龙　杨威　陆国才　扈正桃　赵斌　张雪峰
张颖丽　胡晓敏　苏丹　汪巨峰)